DES
EAUX GAZEUSES ALCALINES
DE SOULTZMATT (HAUT-RHIN).

HISTOIRE ET TOPOGRAPHIE DES BAINS DE SOULTZMATT ET DE SES ENVIRONS. ANALYSE DES EAUX, LEUR ACTION PHYSIOLOGIQUE, LEUR APPLICATION DANS DIFFÉRENTES MALADIES ET LEUR MODE D'ADMINISTRATION. CONSEILS AUX BAIGNEURS, DES CURES AU PETIT LAIT, DES CURES PAR L'EAU BALSAMIQUE.

PAR M. LE Dr BACH,

PROFESSEUR AGRÉGÉ, ANCIEN CHEF DES TRAVAUX ANATOMIQUES ET DE CLINIQUE A LA FACULTÉ DE MÉDECINE DE STRASBOURG, MÉDECIN EN CHEF ADJOINT A L'HOSPICE CIVIL, MEMBRE DE LA SOCIÉTÉ DE MÉDECINE DE STRASBOURG;

suivi

D'UNE NOUVELLE ANALYSE DES EAUX DE SOULTZMATT

PAR M. BÉCHAMP,

Licencié ès-sciences, professeur agrégé à l'école supérieure de pharmacie de Strasbourg;

et

DE LA FLORE DES ENVIRONS DE SOULTZMATT

PAR M. KIRSCHLEGER,

Docteur en médecine, professeur à l'école supérieure de pharmacie de Strasbourg.

Multa renascentur quæ jam cecidere, cadentque
Quæ nunc sunt in honore.
HOR , *Ars poetica.*

———————

1853.

Strasbourg, imprimerie Huder.

PRÉFACE.

Les eaux minérales, dit ALIBERT, *sont une richesse dont on doit compte à l'humanité*. Ces paroles pleines de philanthropie, adressées à tout le corps médical, ont trouvé de l'écho ; car chaque année voit paraître quelque nouvel ouvrage sur les eaux minérales. Tous ces matériaux seront, je l'espère, un jour coordonnés et serviront à édifier l'hydrologie, dont les fondements sont à peine posés. J'ai voulu, en publiant cette notice sur les eaux de Soultzmatt, apporter ma modeste part à cette œuvre si utile. Enfant de l'Alsace, né dans un endroit qui touche à la vallée où sont ces sources importantes, je m'estime heureux de pouvoir payer ce tribut à mon pays natal. MÉGLIN, mon compatriote, ce célèbre médecin dont la science a conservé le souvenir, a fait ressortir autrefois le mérite des eaux de Soultzmatt. J'ai cherché à continuer l'œuvre qu'il a si dignement commencée. M. BÉCHAMP, professeur agrégé à l'école de pharmacie, a bien voulu se charger d'une nouvelle analyse de ces eaux, notre savant botaniste alsacien, M. le professeur KIRSCHLEGER, de la flore des environs de Soultzmatt ; et enfin M. ARNOLD[*], médecin des bains, m'a communiqué des observations qui m'ont été fort utiles. Je tiens à leur témoigner publiquement ma reconnaissance. Qu'ils partagent avec moi la satis-

---

[*] Les observations marquées de la lettre A ont été recueillies par M. ARNOLD ; celles marquées de la lettre B me sont propres.

faction d'avoir fait mieux connaître et apprécier une des sources les plus bienfaisantes de notre pays.

Les ouvrages publiés sur les eaux minérales ne sont le plus souvent qu'une réclame en faveur de l'établissement qu'ils préconisent et n'ont aucun caractère scientifique. Ils sont écrits pour le public, et non pour les médecins. Dans cet opuscule, tout en sacrifiant à la nécessité de mettre mon travail à la portée de tous les lecteurs, j'ai cherché dans quelques chapitres à aborder les questions les plus ardues sur l'action physiologique et thérapeutique des principes minéralisateurs contenus dans les eaux de Soultzmatt, et essayé d'en déduire des conséquences pratiques.

Je ne sais si les idées que j'émets seront généralement partagées par tous les médecins ; mais je crois du moins avoir été utile en attirant leur attention sur plusieurs points de la science hydrologique qui sont encore aujourd'hui en litige.

Bien des imperfections, sans doute, se sont glissées dans cet ouvrage ; mais elles seront facilement excusées par ceux qui se livrent, comme moi, à l'exercice si pénible de la médecine pratique. Ils savent que les seules heures non interrompues que nous donnons à l'étude et à la méditation sont celles que les autres hommes consacrent au repos et au sommeil.

Strasbourg, avril 1853.   **J. A. BACH.**

A l'exemple de MÉGLIN, je me suis souvent servi de locutions qui pourraient faire croire que je suis médecin des bains de Soultzmatt ; je n'y ai recouru que pour rendre la rédaction de l'ouvrage plus claire et plus facile.

TABLE DES MATIÈRES.

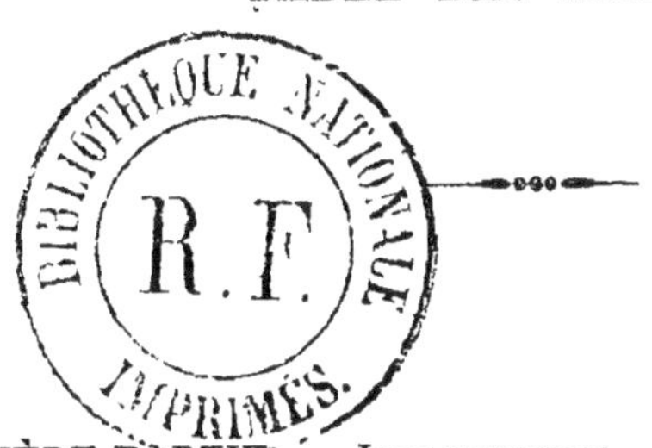

EAUX GAZEUSES ALCALINES DE SOULTZMATT.

PREMIÈRE PARTIE.

Nous avons en France plusieurs sources minérales, dont les propriétés bienfaisantes sont loin d'être appréciées à leur juste valeur. Soultzmatt a jusques dans ces derniers temps été de ce nombre. Mais depuis une dizaine d'années, grâce aux améliorations faites par le nouveau propriétaire, ce bain paraît sur le point d'atteindre le rang qu'il mérite à juste titre. En raison de la puissance thérapeutique de ces eaux, j'ai cru de mon devoir de contribuer à étendre leur réputation, en publiant sur cet établissement une notice où je ferai connaître au public et au monde médical le fruit de mes observations et de mon expérience. Lorsqu'on saura mieux les avantages qu'on peut retirer de ces eaux, nous n'en pouvons douter, on verra chaque année affluer à Soultz-matt un grand nombre de baigneurs venant de divers points de la France et d'autres pays. Les nouveaux moyens de locomotion ayant aujourd'hui, pour ainsi dire, effacé les distances, on pourra sans peine arriver dans cette vallée. Ainsi se réalisera une espérance bien légitime : ce sera de voir grandir la réputation d'une source indigène que ses propriétés médicales semblent appeler à un brillant avenir, et cesser ces migrations annuelles à des eaux étrangères pour payer un tribut qui de droit appartient à notre pays.

Ce n'est pas que Soultzmatt soit une source jusqu'ici à peu près ignorée, il en est question dans différents ouvrages d'hydrologie. Vers le milieu du siècle dernier, un médecin distingué, M. le docteur MÉGLIN, publia une notice sur ces eaux, ouvrage remarquable pour l'époque à laquelle il parut. Il établit, dans des recherches faites dans SCHENCK, que la découverte de ces eaux date du xv siècle, vers le même temps que les eaux de Gueberschwihr ont été perdues. (Ces eaux sortaient du côté opposé de la même montagne et d'un terrain riche en mines de fer.) .

La chronique de l'établissement rapporte qu'autrefois Soultzmatt était le rendez-vous de tout ce que la province et les pays environnants possédaient de gens riches et titrés. Les membres du conseil souverain d'Alsace quittaient leur résidence, les seigneurs leurs châteaux, pour venir à Soultz-matt, où ils étaient attirés par une société d'élite qui trouvait dans notre charmante vallée le plaisir et la santé. Dans ces derniers temps, l'analyse de nos sources a été faite par le célèbre chimiste PERSOZ ; ce travail consciencieux fait pressentir, d'après les principes minéralisateurs qu'elles contiennent, les ressources que la médecine peut en retirer.

MM. les professeurs RAMEAUX et TOURDES, l'un dans une notice d'un style brillant, l'autre dans un feuilleton de la *Gazette médicale* de Strasbourg, font l'éloge des eaux de Soultzmatt, et indiquent ses propriétés médicales. Nous avons largement puisé dans ces deux écrits, dont nous avons littéralement reproduit plusieurs passages.

Enfin, le docteur BIÉCHY, ce digne représentant de la médecine italienne en Alsace, a, dans un feuilleton récemment publié à Colmar, prouvé que les eaux de Soultzmatt ont des propriétés médicales analogues à l'eau de Selters.

Il est un fait qui fera encore mieux ressortir le mérite réel de nos sources. Par suite de mauvaise administration, l'établissement des bains, déchu et presqu'abondonné, avait été mis en vente. Les médecins les plus distingués du Haut-Rhin s'étaient formés en société pour l'acquérir, parce qu'ils le regardaient comme destiné à obtenir un jour une réputation méritée. Des circonstances particulières les empêchèrent de réaliser leur projet, et l'établissement fut acquis par M. Nessel. Le nouveau propriétaire, doué d'une grande sagacité et du désir bien arrêté de faire prospérer l'établissement à la tête duquel il était placé, ne négligea rien pour le relever, et tout nous fait espérer que sous peu, grâce aux améliorations nombreuses qu'il a déjà introduites et à celles qu'il se propose de faire encore, il pourra lutter avantageusement avec les autres établissements de ce genre le plus en renom.

Autrefois les bains de Soultzmatt eurent pour protecteurs éclairés les docteurs Ostertag, Méglin et Morel, ces praticiens si regrettables, et dont le souvenir vivra encore longtemps en Alsace par les services qu'ils ont rendus à la science et à l'humanité. Que nos médecins alsaciens, fidèles à cette tradition, continuent à nous accorder leur bienveillant concours. Ils prouveront ainsi qu'ils savent apprécier une richesse dont la nature a gratifié notre pays, et ils acquerront un droit bien légitime à notre vive reconnaissance.

CHAPITRE PREMIER.

Topographie des bains de Soultzmatt.

La jolie vallée de Soultzmatt commence au pied de la pente orientale des Vosges, se dirige de l'Ouest à l'Est, et vient s'ouvrir sur le vaste bassin de l'Alsace, entre Rouffach et Guebwiller, à quatre lieues Sud-Ouest de Colmar. Les montagnes qu'elle sépare et qui de chaque côté bornent son horizon ne s'étendent pas en deux chaînes continues et parallèles. Coupées d'espace en espace, elles forment un groupe de collines éparses et comme semées irrégulièrement entre les cimes les plus élevées et la plaine. A leurs pieds, de riches prairies en reçoivent les eaux et l'ombrage. Dé chaque côté et dans toutes les directions, l'œil s'égare avec plaisir sur ce riant tapis de verdure, dont l'immense et souple cordon s'enroule autour de chaque mont isolé et dessine en cet admirable réseau le creux des vallons frais et tranquilles.

Liée à ce capricieux labyrinthe par des communications nombreuses, la vallée de Soultzmatt paraît en être simplement la coupure principale. Tour à tour rétrécie entre deux montagnes, ou élargie au niveau des vallées secondaires, elle est arrosée dans toute sa longueur par les eaux pures, rapides, intarissables de la rivière l'Ombach.

Le bourg populeux qui lui a donné son nom est assis presque tout entier le long de deux quais d'inégale largeur, séparés par le lit encaissé de la rivière, dont les eaux coulent en bouillonnant sous les nombreux ponts et passerelles qui en réunissent les bords.

A quelques centaines de pas, à l'Ouest de ce bourg, la vallée se resserre entre deux montagnes qui s'élèvent à son origine et semblent en défendre l'entrée. Ces deux monts opposés, qui se dressent, pour ainsi dire, côte à côte, et qui, par l'égalité de leurs proportions et la symétrie de leurs formes, se présentent comme deux gigantesques jumeaux, paraissent avoir reçu jadis des consécrations bien différentes. L'un, au Nord, est le *Heidenberg*, ou *montagne des Païens;* l'autre, couvrant la vallée au Midi, porte le nom de *Grospfingtsberg, montagne de la Pentecôte.*

Au pied de ces deux montagnes, sur un étroit espace horizontal qui couvre la jonction de leurs bases, l'établissement des bains s'élève solitairement au fond de la vallée et détache ses blanches murailles sur un magnifique rideau de verdure. Les bâtiments qui le composent s'étendent sur les quatre côtés d'une cour spacieuse et rectangulaire.

Ceux du Nord sont consacrés aux loges des bains et recouvrent les bassins des sources. (RAMEAUX. *)

Du côté opposé est le bâtiment principal : il est large, spacieux et commode ; son exposition au Midi est des plus favorables aux malades. Une vaste salle à manger, un salon élégant occupent le rez-de-chaussée.

A l'Est, une avenue d'arbres grands et touffus annoncent et semblent voiler cette délicieuse retraite.

A l'Ouest, au centre d'un jardin bien distribué, des vignes sauvages, entrelaçant leurs pampres vigoureux, forment une galerie verte et ombreuse autour du bassin d'un jet d'eau, qui entretient dans ce lieu une agréable fraîcheur.

Après avoir arrosé une partie du vallon de Blumenstein, dans lequel elle prend sa source, la rivière d'Ombach se glisse entre le Heidenberg et la montagne opposée, et semble ne se frayer un passage qu'en déchirant leurs racines. Bientôt elle se partage en deux branches, roulant un égal volume d'eau. L'une, suivant une pente rapide, descend dans le creux de la vallée, en occupant toujours la partie la plus profonde, et dirige sa course sinueuse et saccadée vers le pavillon des baigneurs. L'autre, s'écartant moins du niveau primitif, coule avec une vitesse plus uniforme, et se trouve bientôt comme suspendue sur le flanc de la montagne du Midi, entre la forêt qui monte vers son sommet et la nappe de prairie qui s'incline doucement et descend jusqu'au ruisseau inférieur. Vis-à-vis les bains, un bosquet semé de gazon s'étend entre ces deux courants si étrangement étagés. D'innombrables canaux conduisent les eaux du ruisseau supérieur au ruisseau inférieur, et dans

---

* Une grande partie de cette description est extraite littéralement de l'ouvrage de M. Rameaux (*Notice sur les eaux minérales de Soulzmatt ; Strasbourg, 1838*). J'ai cru n'y devoir rien changer de peur de l'altérer.

leur trajet de l'un à l'autre, ils s'éloignent, se rapprochent, se croisent de mille façons, et forment un merveilleux réseau déployé sur le premier plan du paysage. Ce bosquet, renfermé comme une île entre les deux bras de la rivière, se trouve lié par deux ponts jetés sur leur courant, d'un côté par les bains, de l'autre avec la forêt qui couvre le Grospfingtsberg et en couronne le sommet.

Si l'art n'a rien fait pour livrer la montagne du Midi aux courses des baigneurs, il a, pour ainsi dire, aplani le Heidenberg sous leurs pas. Des chemins tracés avec une rare intelligence, et sablés avec un soin extrême, commencent à l'entrée même de l'établissement des bains. Toujours couchés sous des taillis de chêne, ils grimpent et serpentent sur le revers méridional du mont, et conduisent jusqu'à son sommet, sans fatigue et sans effort. A mesure qu'on s'élève, et à chaque repli du chemin, la scène change, les détails se dessinent plus distinctement, et le panorama s'agrandit. Mais rien ne peut se comparer au tableau qui se déroule sous les yeux, lorsqu'on atteint le plateau qui s'étend sur le sommet de la montagne. On se trouve alors sur un des points d'une immense circonférence, formée par les Vosges, le Jura, les Alpes et les montagnes de la Forêt-Noire. La plaine, enfermée dans cette vaste ceinture, est coupée par le lit du Rhin en deux parties inégalement étendues, mais également riches et fertiles. L'œil suit la ligne éclatante du fleuve depuis les montagnes de la Suisse, d'où il débouche dans la plaine, jusqu'au point où les collines des Vosges vont, par de graduelles dépressions, se terminer à l'un de ses bords. Des deux côtés, sur les rives, et au loin sur toute l'étendue de la plaine, des villes populeuses, de beaux villages, de nombreuses manufactures, deux noirs cordons de chemin de fer, sur lequel des machines à vapeur se croisent incessamment, annoncent la richesse, le travail et l'industrie. C'est un des plus magnifiques points de vue des montagnes par l'immensité du tableau, dont on peut suivre les détails et embrasser l'ensemble.

Si on descend le Heidenberg par son revers occidental, ou si de l'établissement des bains on suit sur la base de la montagne le chemin qui remonte le long de la vallée, on arrive en peu d'instants au pittoresque vallon de Blumenstein. C'est un cirque évasé, au centre duquel s'élève gracieusement le hameau du Wintzfelden et où l'Ombach prend sa source. Le bloc de rocher d'où jaillissent les eaux forme un léger pli de terrain à peine saillant sur la face ondulée du vallon.

Toutes les collines qui environnent Soultzmatt, tous les vallons qui se déploient à leurs pieds, peuvent devenir le but d'une course quotidienne.

Mais il est des excursions plus longues, entre lesquelles se distingue celle qui a pour terme le ballon de Guebwiller. Comme tous les points les plus élevés des Vosges, il doit son nom à sa forme arrondie en portion de sphère et comme eux encore il est accessible jusqu'à son sommet ; sa croupe blanchie de neige se découvre à peine pendant quelques mois de l'année, et montre alors une terre végétale, froide mais riche. Aussi nul arbre n'y étend ses racines ; la végétation se borne à quelques plantes alpines qui semblent retrouver en ces hautes régions leur sol et leur climat naturels.

Cette montagne, qui domine sans exception toutes les sommités de la chaîne des Vosges, s'élève à 1432 mètres au-dessus du niveau de la mer. Sur l'un de ses flancs, à 801 mètres au-dessus de Colmar, les eaux d'un lac dorment paisibles dans le vaste entonnoir qui les contient, et dont les parois se dressent en quelques points à plusieurs centaines de mètres au-dessus de la surface de l'eau. La superficie du lac a été évaluée à 75,000 mètres carrés, et sa profondeur moyenne à 33 mètres.

Quelqu'imposante que soit ici la nature, quelque variés que soient les tableaux qu'elle présente à nos yeux, il est encore un intérêt plus puissant, plus attractif, plus durable; c'est celui qu'inspire l'industrie, sous toutes ses formes, à tous les degrés de développement, avec tous ses perfectionnements actuels et ses espérances d'avenir. Les plus beaux établissements industriels du Haut-Rhin se trouvent à une faible distance de Soultzmatt, distance que le chemin de fer vient encore de diminuer. Mulhouse, Colmar, Wesserling, Thann, Cernay, Guebwiller, Bühl, Münster, peuvent être successivement visités pendant une saison.

A côté du mouvement et de l'activité qui animent les générations actuelles, en présence de leurs travaux, de leur industrie, de leurs sciences, de leurs arts, il est curieux d'évoquer les souvenirs d'un autre âge, d'interroger les monuments qui nous en restent, de fouiller dans les ruines que le temps n'a pas encore entièrement rongées.

Peu de pays offrent à l'antiquaire plus de richesses que les Vosges. Plusieurs de leurs sommités sont encore environnées de longues murailles qui nous paraissent des œuvres de géants, et qui, dans leur nom de murs païens, rappellent l'ancienneté de leur origine. Ici des autels druidiques, seuls restes de la religion des Gaulois ; là d'antiques abbayes, symboles d'un culte plus récent et d'une civilisation plus avancée. Partout les débris des vieux donjons du moyen âge, avec leurs traditions guerrières et les souvenirs des temps barbares de la féodalité. (RAMEAUX.)

CHAPITRE II.

Géologie. Flore des environs. Météorologie.

Les montagnes de cette région sont composées de *trappe*, de *porphyre*, de *diorite* et d'*eurite*.

L'alternance des trappes et des eurites compactes constitue une grande partie du massif dont le ballon de Guebwiller est le centre.

Le grès bigarré ne se présente qu'à Osenbach, au Nord-Ouest du Heidenberg. Là se trouvent aussi d'abondantes carrières de chaux et de plâtre, dont l'exploitation ne se ralentit jamais.

Le muschelkalk recouvre le granit à Wintzfelden, et il est lui-même recouvert par le keuper.

La Flore des environs comprend une grande partie des plantes qui composent celle d'Alsace, laquelle a plus de 70 familles et près de 1500 espèces. Soultzmatt étant situé près de la plaine et au voisinage des plus hautes cimes des Vosges, on doit y trouver et l'on y trouve, en effet, dans un faible rayon, des plantes appartenant à la France méridionale, et la végétation des Alpes et de la Laponie. Une autre cause de cette immense variété de plantes rassemblées sur un même point, c'est qu'un grand nombre d'espèces se trouvent uniformément distribuées sur une vaste étendue. Elles ne semblent pas avoir, dans ces contrées, un lieu d'élection, une demeure invariable, et cette circonstance qui distingue essentiellement la Flore d'Alsace de celle de la Suisse, la rapproche au contraire de la Flore italienne.

La position des bains semble avoir été choisie d'après toutes les règles de l'hygiène. Protégés contre les vents du Nord par le Heidenberg, ils sont à couvert de ceux du Midi par la montagne opposée, et ces deux circonstances y rendent la température moins variable et ses variations moins brusques.

Les vents occidentaux et méridionaux l'emportent en fréquence sur ceux de l'Est et du Nord; mais comme ils passent sur de hautes montagnes presque toujours couvertes de neige, ils ne soufflent sur la vallée qu'après avoir perdu une partie de leur température et de leur humidité, et ils ne causent pas alors cette chaleur humide et accablante qu'on ressent trop souvent dans les plaines.

La température moyenne des quatre mois de *mai, juin, juillet* et *août*, pris ensemble, oscille, suivant les années, entre 16 et 17 degrés centigrades : elle s'abaisse à mesure qn'on gravit les montagnes, à peu près d'un degré par 150 mètres d'élévation.

Outre les vents principaux, il en existe qui appartiennent à cette localité, comme à tous les revers orientaux des Vosges. Pendant les beaux jours, et dans la saison des fortes chaleurs, un vent régulier se dirige le matin des montagnes vers la plaine, et le soir il souffle de celle-ci vers les premières. La vallée de Soultzmatt s'étendant de l'Est à l'Ouest, elle est sans cesse balayée doucement, dans toute sa longueur, par ce léger et double courant qui renouvelle et rafraîchit l'air pendant toute la durée du jour.

CHAPITRE III.

Conseils hygiéniques aux baigneurs.

Les règles de conduite que nous allons tracer sont à la fois dans l'intérêt du baigneur et de l'établissement. Notre prospérité dépend du succès de nos cures, et pour qu'elles puissent réussir, il faut que celui qui vient réclamer les effets bienfaisants de nos eaux, soit atteint de maladies pour lesquelles elles peuvent être utiles. Avec quelle légèreté les malades, et souvent les médecins, ne donnent-ils pas la préférence à telle ou telle source! La proximité d'un établissement de bain, la société qu'on doit y rencontrer, le plaisir, la réputation de confortable, sont souvent les seules raisons déterminantes de votre choix. Un médecin trop complaisant sanctionne avec une facilité coupable un caprice que vous payez au détriment de votre santé. Nos eaux, pas plus que toute autre, ne conviennent à tous les tempéraments, à toutes les maladies.

Les avantages qu'on peut retirer de nos sources étant reconnus, il est indispensable que la cure soit dirigée par un homme de l'art. S'il y a quelques règles générales à suivre dans la manière de prendre les eaux, il y a une foule de modifications à apporter dans leur application; celui-là seul qui pendant de longues années a suivi les effets des eaux sur un grand nombre d'individus et dans diverses maladies, peut donner des conseils utiles. On devra donc, en arrivant dans l'établissement, s'adresser au médecin, pour lui faire connaître la maladie dont on est atteint. Il serait bien plus avantageux encore que chaque baigneur fût muni d'une espèce de bulletin, que tout médecin, au moment de son départ pour les eaux, se ferait un plaisir de lui délivrer. Notre tâche alors deviendrait bien plus facile et nos succès plus constants ; car nous pourrions tracer sans tâtonnements la marche à suivre.

L'époque la plus favorable pour les cures dans notre établissement commence au mois de juin et finit à la fin de septembre. Il n'est pas rare cependant de voir, depuis quelques années, nos bains s'ouvrir plus tôt et se fermer plus tard, depuis que nous avons organisé les cures au petit lait, et surtout les traitements par l'eau balsamique. Le mois de mai, pour peu que l'année soit favorable, est le plus beau dans notre vallon si bien abrité. Les premiers rayons d'un soleil chaud et réparateur des forces attire les malades, qu'une trop longue séquestration obligée par les intempéries de l'hiver a si souvent étiolés. Que de fois déjà nous avons été l'heureux témoin de véritables métamorphoses opérées en peu de temps par l'air bienfaisant et pur qu'on respire dans ces lieux où on venait par anticipation prendre le lait d'ânesse, le petit lait et l'eau de Soultzmatt !

On fixe ordinairement à trois semaines le temps qu'on

doit rester aux eaux. Cette limite ne repose que sur l'intervalle que les femmes ont à leur disposition pour prendre les bains et boire l'eau entre deux époques menstruelles. On conçoit combien cette règle, basée sur un pareil motif, est souvent infidèle. C'est là peut-être une des causes les plus fréquentes des échecs que l'on essuie dans les traitements par les eaux minérales. Car combien de personnes rencontre-t-on, chez lesquelles on peut franchement et immédiatement appliquer la cure dans toute sa vigueur?

Qu'arrive-t-il? On cesse le traitement au moment où il serait le plus important de le continuer, alors que la tolérance et la *saturation* médicamenteuse et thermale commencent à se produire, et que le travail moléculaire qui doit anéantir la maladie n'est pas arrivé à son apogée? Il n'y a donc pas de limite fixe pour une cure ; la seule qu'on puisse admettre, est celle que pose le médecin qui a suivi le malade pendant tout son traitement. Que penser après cela de ceux qui se traitent par eux-mêmes, ou qui n'ont pour conseillers que d'autres baigneurs aussi peu expérimentés qu'ils le sont eux-mêmes ?

Généralement les personnes qui prennent les eaux sont, à quelques exceptions près, douées d'un excellent appétit ; car la cure par elle-même est déprimante, surtout quand elle a été continuée pendant un certain temps. Nos organes digestifs acquièrent alors un degré d'activité remarquable ; ce qui tient aux déperditions abondantes que nous éprouvons. Joignez à cela les promenades, le lever matinal, le séjour dans un air plus pur et plus excitant que celui qu'on respire habituellement ; enfin, l'absence de préoccupations ou d'un travail sérieux, et on comprendra combien le moment où on est appelé à réparer ses forces sera considéré par la plupart des baigneurs comme un acte important de la journée.

Que chacun choisisse avec discernement et prudence les mets qui ne peuvent lui être nuisibles ; qu'il n'oublie pas les avis du médecin, et se rappelle qu'un écart de régime pourrait compromettre les bons effets qu'il est en droit d'attendre de la cure qu'il a entreprise. Mais, je dois le dire, une nourriture substantielle est la plupart du temps indispensable. L'expérience s'est prononcée à cet égard. On supporte sans inconvénient aux bains un dîner copieux qui, hors des conditions dans lesquelles vous vous trouvez, n'aurait pas manqué de vous incommoder.

Pour guider nos malades dans le choix des aliments, nous extrayons de l'ouvrage de M. le docteur KUHN, de Niederbronn, le passage suivant :

La nourriture la plus simple mérite la préférence ; ce sera du bouillon, du bœuf tendre, de la moutarde fine ou autre hors-d'œuvre propre à favoriser la digestion : le melon, les concombres, doivent être proscrits comme froids et indigestes. Après le bœuf, ce seront les légumes frais et légers, tels que carottes, chicorée, salsifis, pommes de terre farineuses, asperges, pois verts, artichauts, choux-fleurs, etc. Les épinards, les choux, les haricots, ne conviennent pas à tous les estomacs. Parmi les entrées, on évitera toutes celles aux sauces piquantes et grasses. Les viandes rôties sont surtout aussi à recommander : ainsi le veau, le mouton, la volaille, le gibier tendre ; mais on évitera toutes les viandes dures ou trop peu cuites, salées ou marinées, fumées ou trop épicées, la viande de porc, le foie, en général, le rognon, l'oie, le canard, la charcuterie, à l'exception cependant du jambon qui, privé de son gras, possède d'excellentes qualités stomachiques et digestives. Les pâtés froids sont en général trop lourds pour les personnes qui prennent les eaux. En fait de poisson, on donnera la préférence à celui dont la chair est sèche, comme le brochet, la truite, la perche, etc. L'anguille est trop grasse, et peut rarement être permise. Les écrevisses sont un mets de distinction en même temps que léger et agréable. Quant à la salade, nous avons observé que son usage ne contrarie pas toujours l'effet de nos eaux, et qu'elle peut être prise toutes les fois que l'état de l'estomac ou la nature de la maladie ne s'y opposent pas. Les entremets et le dessert sont ordinairement pour le luxe de la table. Le baigneur doit d'autant plus se défier de lui-même lors de ce service, que déjà rassasié il pourrait céder à des apparences séduisantes et commettre quelques excès. Les différentes espèces de pâtisseries, gâteaux, tartes, baignets, sont en général peu à recommander. Les crêmes et blancs mangers ne peuvent être permis que quand ils sont légers et convenablement aromatisés. Les crêmes aux fraises, aux framboises, et toutes celles dans lesquelles il entre des substances froides et indigestes, doivent être soigneusement évitées. Les poudings sont à préférer aux crêmes. Le baigneur peut encore se permettre des œufs à la neige, des meringues, du biscuit, des macarons, et surtout de la croquante ou du nougat. Les compotes de fruits sont plus convenables que les fruits crus : parmi ces derniers on évitera surtout les fraises, les groseilles et les poires. Après le dîner, une tasse de café à l'eau est permise à toutes les personnes qui en ont l'habitude et chez lesquelles cette boisson n'agite pas trop le système nerveux. (KUHN.)

Presque tous les malades boivent du vin : nous croyons pouvoir le permettre et même l'ordonner, pour faire cesser momentanément l'effet hyposthénisant des eaux. Beaucoup de personnes boivent à table l'eau minérale mêlée au vin : c'est une boisson fort agréable, et qui peut aider à la cure, à la condition qu'elle soit bien supportée ; elle communique au vin un pétillant très-agréable, qui le rapproche jusqu'à un certain point du vin de Champagne. D'après la manière de voir de l'École italienne, notre eau gazeuse détruirait en partie l'effet trop excitant du vin. Il est cependant certaines affections dans lesquelles on devra défendre ce mélange.

Nous tenons autant que possible à ce que le souper soit très-léger : c'est ce qui nous a fait proscrire les soupers en commun, car nous avons pu constater qu'ils étaient préjudiciables. Une collation, composée d'un potage, de quelques légumes, d'une côtelette ou de poisson, est plus que suffisante : l'estomac n'est point surchargé, le sommeil est plus calme, et le malade plus apte à retirer le lendemain de bons effets des eaux.

On doit, dans notre bain, généralement se coucher de bonne heure, parce que la plupart des malades ont besoin de plus de repos que dans la vie ordinaire : les bains, les eaux qu'on boit, fatiguent, dépriment. D'ailleurs, il est indispensable d'être assez matinal pour suivre exactement le traitement prescrit.

On devra toujours, en se rendant aux eaux, se munir de vêtements chauds ; car, pendant les cures, qui sont déprimantes, la sensibilité au froid est bien plus grande, et pourrait avoir de funestes effets.

Ces détails pourront peut-être paraître fastidieux à quelques personnes, mais ils ont une véritable importance, puisque, comme on le voit d'après le passage que nous avons cité, ils ont mérité l'attention du docteur Kuhn, l'un des médecins les plus instruits, et par sa position le plus capable de porter un jugement en pareille matière.

Une des principales distractions aux bains de Soultzmatt, sont des promenades variées, et qui presque toutes ont pour but des sites délicieux. Quelques-unes sont assez éloignées pour qu'elles ne puissent être faites à pied. On les fait alors à âne. Nous avons pris toutes les précautions pour que cet exercice, qui est salutaire dans certaines affections, puisse n'avoir aucun danger. Il est cependant à désirer que la plupart des personnes consultent le médecin pour savoir si des promenades de ce genre ne peuvent leur être nuisibles.

CHAPITRE IV.

Analyse des eaux minérales de Soultzmatt.

Les sources, au nombre de six, rassemblées dans un étroit espace, vont se rendre dans autant de bassins de pierre dont le trop plein s'écoule dans la rivière d'Ombach. L'usage a consacré les qualifications qui leur furent anciennement données ; mais on a senti le besoin d'ajouter un numéro particulier à chacune de ces dénominations primitives. Cette double désignation se lit dans le tableau suivant :

Numéros des sources.	NOMS ANCIENS	
1	Source acidule................	*Sauerwasser.*
2	Source cuivreuse...............	*Kupferwasser.*
3	Source sulfureuse.............	*Schweffelwasser.*
4	Source purgative..............	*Purgierwasser.*
5	Source d'argent...............	*Silberwasser.*
6	Source d'or...................	*Goldwasser.*

De tous ces noms, le premier seul ne ment pas sur la nature ou les propriétés des eaux ; mais comme il convient également à toutes les sources, on ne peut le donner à l'une d'elles en particulier, sans faire supposer une différence qui, en réalité, n'existe pas.

Les *numéros*, au contraire, ont l'avantage d'être purement indicateurs des bassins ou réservoirs, et d'être complétement insignifiants à tous autres égards ; à cause de ce dernier caractère, on pourra toujours s'en servir sans rappeler des idées inexactes.

La première analyse régulière des eaux de Soultzmatt est due au docteur Méglin, qui en publia la marche et les résultats, en 1779, dans un mémoire dédié au baron de Spon.

Il est difficile de se livrer à plus de recherches, de tenter plus d'essais, de montrer plus de sagacité que ne l'a fait cet habile médecin : aussi les erreurs qui nous frappent aujourd'hui dans son travail doivent-elles être imputées, non pas au savant, mais à l'état d'imperfection dans lequel la science se trouvait alors.

Il résulte de son analyse que les cinq premières sources contiendraient :

1° Du gaz méphitique.

2° Du sel alcali minéral.

3° Une terre absorbante, de nature calcaire.

4° De la sélénite.

5° De la terre vitrifiable.

6° Un vestige de matière bitumineuse.

La sixième source, outre les principes précédents, tiendrait encore du fer en dissolution par le moyen du gaz méphitique, et devrait l'odeur d'œufs pourris, qui la caractérisait à ses yeux, à un gaz inflammable dont on ignorait, à cette époque, la vraie nature.

Il suffit de jeter un coup d'œil sur ces résultats pour se convaincre qu'ils ne sont pas au niveau de la science actuelle.

La présence du soufre et du fer, dans la sixième source, ne peut plus être admise. Le docteur MÉGLIN lui-même l'ayant fait vider et nettoyer, on y trouva plusieurs substances putréfiées et du fer tombé par hasard. Après cette opération, les eaux perdirent leur odeur hépatique, et il ne fut plus possible d'y démontrer l'existence de principes ferrugineux. Il est vrai que plus tard l'auteur y décéla de nouveau ces principes, mais il est très-probable que l'eau qui lui fut envoyée avait séjourné dans les tuyaux de la pompe.

En effet, si, après avoir fait nettoyer les bassins, on y puise directement l'eau qu'on veut soumettre aux analyses, on ne peut y démontrer ni soufre ni fer. Il en est tout autrement lorsque les réservoirs sont mal tenus, ou que l'eau a séjourné dans les corps de pompe. Le fer est sans doute fourni, dans ce cas, par la tige du piston ou par les divers scellements soumis à l'action de l'eau, tandis que l'hydrogène sulfuré s'expliquerait par là réduction des sulfates mis en présence de corps hydrogénés. Cette opinion est d'autant plus vraisemblable que l'eau fournie par les premiers coups de piston dégage une forte odeur d'hydrogène sulfuré et qu'on n'en trouve plus aucune trace dans celle que l'on obtient ensuite.

Non-seulement le docteur MÉGLIN n'a pas déterminé les proportions relatives de chacun des principes qu'il a reconnus dans les eaux de Soultzmatt, mais il n'a pas même assigné, d'une manière exacte, la quantité totale, la somme de leurs éléments minéralisateurs. Les résultats auxquels il est arrivé, à cet égard, sont trop variables pour inspirer quelque confiance. On peut en juger par le tableau suivant, dans lequel nous avons exprimé en *grains* les quantités de résidus fournies à l'auteur par des évaporations diverses :

NUMÉROS des sources.	ÉVAPORATIONS diverses.	POIDS de l'eau évaporée.	POIDS du résidu.	DIFFÉRENCES pour la même eau.	APPAREIL évaporatoire.
1	1re	12 livres.	303 grains.	1497 grains.	Alambic de verre.
	2e	12 —	1800 —		
2	1re	12 —	298 —	154 —	Alambic de verre pour les deux premières.
	2e	12 —	144 —		
	3e	12 —	72 —	72 —	Vaisseau de terre vernissé p^r la troisième.
3	1re	12 —	120 —	96 —	Vase de verre.
	2e	12 —	24 —		Vase de grès vernissé.
4	1re	12 —	87 —	73 —	Vase de verre.
	2e	12 —	14 —		Vase de terre vernissé.
5	1re	12 —	120 —	. . . . . .	Vase de verre.
6	1re	12 —	288 —	. . . .	Vase de verre.

ACTION DES RÉACTIFS SUR L'EAU MINÉRALE DE SOULTZMATT.

NUMÉROS DES SOURCES.	CHOUX ROUGE.	CHOUX ROUGE dans L'EAU BOUILLIE.	NOIX DE GALLES.	SULFURE AMMONIQUE.	CYANURE FERROSO-POTASSIQUE.	ACIDE HYDROCHLORIQUE.	CARBONATE SODIQUE.	CARBONATE AMMONIQUE.	AMMONIAQUE.	POTASSE.	EAU DE CHAUX dans l'eau ACIDULÉE PAR N.	EAU DE BARYTE.	CHLORURE BARYTIQUE.	OXALATE AMMONIQUE.	NITRATE ARGENTIQUE.	ACÉTATE PLOMBIQUE.
1	2	3	4	5	6	7	8	9	10	11	12	13	14	15	16	17
1	o	verdit forte-ment.	o	nuage blanc.	léger trouble.	o	nuage blanc.	précipité peu abondant.	trouble.	trouble.	précipité très-abondant avec un excès de réactif.	précipité très-abondant.	précipité peu sensible.	précipité abondant immédiat.	précipité abondant.	précipité blan-châtre.
2	o	Id.	o	Id.	Id.	o	Id. au bout d'un certain temps.	Id.	trouble léger.	Id.	Id.	Id.	Id.	Id. moins prompt.	précipité plus fort.	Id.
3	o	un peu moins.	o	Id.	o	o	o	Id.	o	Id.	Id.	Id.	Id.	Id.	comme n° 1.	Id
4	o	Id. forte-ment.	o	Id.	louchit.	o	comme n° 2.	Id.	trouble léger.	Id.	Id.	Id.	Id.	Id.	comme n° 2.	Id.
5	o	Id. moins.	o	Id.	o	o	o	Id.	o	Id.	Id.	Id.	Id.	Id.	comme n° 1.	Id.
6	o	Id.	o	Id.	léger trouble.	o	nuage blanc.	Id.	trouble.	Id.	Id.	Id.	Id.	Id.	comme n° 1.	Id.

(Page 19.)

Le docteur Méglin avait été lui-même frappé des différences que nous venons de signaler ; mais ne croyant pas pouvoir les attribuer à des erreurs d'expériences, il fut conduit à penser que la composition des eaux minérales variait non-seulement selon les saisons, mais encore chaque jour de l'année et à toute heure du jour.

Cette conclusion serait rigoureuse si les expériences sur lesquelles elle s'appuie étaient irréprochables, mais il n'en est pas ainsi : on peut, on doit même supposer que les vases évaporatoires dont se servait l'auteur furent attaqués à des degrés divers par les eaux minérales soumises à une chaleur plus ou moins violente ; de là toutes les différences observées dans les poids des résidus.

Une preuve irrécusable de la justesse de cette opinion, c'est que les quantités de résidus qu'on obtient, en évaporant dans une bassine d'argent, sont presque tous rigoureusement identiques, si l'on opère sur l'eau d'une même source, prise en égale quantité.

En résumé, malgré les efforts et l'habileté de son auteur, le travail du docteur Méglin est fautif et incomplet.

1° Il indique dans les eaux de Soultzmatt des principes qui n'y existent pas : le *fer*, le *soufre*, le *bitume*.

2° Il en omet qu'elles possèdent : la *magnésie*.

3° Il ne donne pas les proportions relatives des substances réellement rencontrées dans ces eaux.

4° Enfin, il laisse dans la plus grande incertitude sur la quantité totale de leurs éléments minéralisateurs.

Une nouvelle analyse était donc indispensable et pressante. MM. Persoz et Coze l'ont entreprise, et les noms de ces deux chimistes nous sont un sûr garant de l'exactitude et de la précision de leur travail. Nous allons donner la marche qu'ils ont suivie et les résultats auxquels ils sont arrivés.

Le tableau ci-contre représente d'une manière synoptique

l'action des réactifs sur les eaux. Il faut maintenant l'interpréter, en tirer toutes les conséquences qu'il peut fournir, et les formuler nettement, puisqu'elles doivent être l'expression de l'*analyse qualitative*.

1° Les 4ᵉ, 5ᵉ, 6ᵉ, 7ᵉ et 17ᵉ colonnes indiquent qu'il n'y a, dans ces eaux, ni *fer, ni argent*, ni *bitume,* ni *acide hydrosulfurique ou combiné.*

a. Dans les circonstances où l'on s'est placé, les sels de fer auraient manifesté leur présence par un *précipité vinassé* avec la noix de galle, *noir* avec le sulfure ammonique, *bleu* avec le cyanure ferroso-potassique.

b. Malgré le beau nom donné à la cinquième source, la présence de l'argent dans ses eaux n'était pas vraisemblable : aussi l'acide hydrochlorique n'en a-t-il fait reconnaître aucune trace.

c. Si une matière bitumineuse avait été tenue en dissolution à l'aide d'une base alcaline, cette matière aurait été précipitée par l'acide hydrochlorique, qui se serait emparé de la base.

d. Nous avons déjà dit que, puisées directement dans les bassins ou réservoirs, les eaux n'offrent ni l'odeur ni la saveur des œufs pourris. Cette circonstance prouve à elle seule que l'hydrogène sulfuré n'y existe pas à l'état libre ; mais le tableau fait voir, en outre, qu'elles ne précipitent pas les dissolutions de plomb en noir, et que par conséquent l'acide hydrosulfurique n'y existe ni à l'état libre, ni à l'état de combinaison.

2° Les eaux de Soultzmatt contiennent des *carbonates,* des *hydrochlorates* et des *sulfates.* Ces sels ont pour bases la *potasse,* la *soude,* la *chaux* et la *magnésie.*

a) *Carbonates.* Elles laissent déposer, par l'action de la chaleur, une *poudre blanche faisant effervescence avec les acides :* le gaz recueilli est l'acide carbonique. Ce gaz se dégage encore lorsqu'on verse un acide dans les eaux bouillies et filtrées.

b) *Hydrochlorates*. Le nitrate argentique fournit un pré-cipité abondant, et indique par là une assez forte proportion d'*hydrochlorates*.

c) *Sulfates*. Le chlorure barytique ne donnant qu'un pré-cipité très-léger, annonce qu'il n'existe qu'une faible quantité de *sulfates*.

d) *Potasse et soude*. Après l'ébullition, les eaux verdissent le sirop de choux rouge, et cette réaction est nécessairement due aux carbonates de potasse et de soude : notons qu'elles perdent d'abord, par l'action de la chaleur, les carbonates de chaux et de magnésie. La deuxième colonne du tableau, comparée à la troisième, fait voir qu'avant l'ébullition les carbonates alcalins sont saturés d'acide carbonique et existent alors à l'état de bi-carbonates.

e) *Chaux*. L'oxalate ammonique décèle une assez forte quantité de chaux : elle y est en partie à l'état de carbonate, dont l'existence se démontre par les réactions des 8ᵉ, 9ᵉ, 10ᵉ, 11ᵉ et 13ᵉ colonnes.

L'eau minérale légèrement acidulée par l'acide nitrique précipite par l'eau de chaux, ce qui démontre l'existence de la magnésie (12ᵉ colonne).

Si l'on examine maintenant, d'une manière générale, l'effet des réactions sur les eaux de toutes les sources, et si l'on compare ces réactions entre elles, on restera convaincu qu'il ne peut exister dans les diverses eaux, sous le rapport de la composition chimique, que de très-légères différences. MM. Persoz et Coze se sont assurés que les substances minéralisantes conservent à très-peu près dans toutes les sources les mêmes proportions relatives, de sorte que les différences qui s'observent entre les eaux les plus fortes et celles qui sont plus faibles s'expliqueraient parfaitement en supposant que ces dernières sont étendues simplement d'une certaine quantité d'eau douce.

Ce premier fait une fois constaté, ces deux chimistes ont

borné leur analyse quantitative à l'eau des sources n°s 1 et 6 , dont la composition est rigoureusement identique et dont les richesses sont peu différentes : les matières salines contenues dans le n° 1 sont à celles du n° 6 dans le rapport de 46 et 41.

Le tableau suivant renferme les résultats auxquels on est arrivé dans le dosage de chacun des éléments salins contenus dans les eaux :

Résultat de l'analyse quantitative des eaux de Soultzmatt.

EAU n° 1.		EAU n° 6.	
1000 grammes renferment :		1000 grammes renferment :	
	gr.		gr.
Acide sulfurique	0,071	Acide sulfurique	0,065
— hydrochlorique	0,041	— hydrochlorique	0,037
— carbonique	2,38	— carbonique	2,169
Chaux	0,198	Chaux	0,178
Magnésie	0,138	Magnésie	0,129
Soude	0,640	Soude	0,556
Potasse	0,072	Potasse	0,067

20 litres d'eau n° 1, évaporés, ont donné pour résidu 46 grammes de matière saline.

20 litres d'eau n° 6, évaporés, ont donné un résidu de 41 grammes.

Nous allons donner en peu de mots les procédés suivis pour obtenir ces résultats et la marche générale de l'analyse.

1° *Quantité d'acide carbonique.* Elle a été déterminée par la méthode de Murray : l'eau avait été recueillie sur les lieux et renfermée dans des vases parfaitement bouchés.

2° *Dosage de l'acide sulfurique.* On a acidifié une certaine quantité d'eau concentrée par évaporation, et on l'a traitée par le chlorure barytique : le sulfate barytique précipité ayant été lavé et calciné, on en a conclu la *quantité d'acide sulfurique.*

3° *Proportion du chlore.* Elle a été assignée par un procédé analogue : la liqueur réduite et acidifiée a été traitée par le nitrate d'argent, et le chlorure argentique précipité ayant été lavé et fondu, a permis de calculer la *proportion du chlore*.

4° *Chaux*. On a rendu acide une certaine quantité d'eau concentrée par évaporation, et on l'a traitée par l'oxalate ammonique : le précipité a été recueilli, lavé et calciné. Le résidu a été transformé en sulfate calcique, duquel on a déduit par le calcul la quantité de chaux.

5° *Magnésie*. Les eaux ayant été concentrées et privées de chaux par l'oxalate ammonique, on les a traitées par la baryte caustique. Le précipité qui en est résulté contenait tout à la fois du sulfate et de l'oxalate barytique et de la magnésie. Pour séparer cette base, on a traité par l'acide sulfurique, lequel a donné naissance à du sulfate de magnésie soluble. La liqueur filtrée a donné, par le phosphate d'ammoniaque, un phosphate ammoniaco-magnésien qui, après avoir été calciné, a fait *évaluer la magnésie*.

6° *Potasse et soude*. Les liqueurs provenant de la précipitation par la baryte dans l'opération précédente furent réunies aux eaux de lavage et concentrées, puis traitées par l'acide sulfurique ; il en résulta du sulfate barytique, insoluble, et des sulfates de potasse et de soude en dissolution : ceux-ci furent évaporés à sec et calcinés pour en connaître le poids. Le résidu, exactement pesé, fut de nouveau dissous dans l'eau et traité par le nitrate de baryte ; il en résulta un sulfate barytique qui, lavé et calciné, fit connaître la quantité d'acide sulfurique contenue dans les deux sulfates de potasse et de soude.

Les quantités relatives de ces deux bases furent alors calculées en ayant égard à la différence qui existe dans leurs capacités de saturation.

Un vice de cette analyse est de ne pas indiquer si réellement ces eaux contiennent des bicarbonates. M. BÉCHAMP, professeur à l'école de pharmacie, a eu l'obligeance de combler en partie cette lacune.

D'après ses recherches, lorsqu'on soumet l'eau de Soultz-matt à l'action de la chaleur dans un ballon de verre, il se dégage de nombreuses bulles de gaz, en même temps que l'eau se trouble : ce qui indique que la magnésie ou la chaux existaient dans l'eau dissoute à la faveur de l'acide carbonique, ou bien qu'il existait du bicarbonate de soude, lequel, en se décomposant par l'ébullition, devient carbonate neutre, et précipite ainsi les sels de chaux et de magnésie à l'état de carbonates insolubles.

Une nouvelle analyse des eaux de Soultzmatt était néces-saire ; elle a été entreprise par M. Béchamp. Dans un ta-bleau comparatif, il met en regard l'analyse des sources gazeuses alcalines les plus en renom, pour démontrer que celles de Soultzmatt ne leur sont pas inférieures par les principes minéralisateurs qu'elles contiennent.

CHAPITRE V.

Considérations générales sur l'action médica-menteuse des eaux minérales de Soultzmatt.

Les eaux minérales occupent la première place parmi les remèdes dont l'efficacité n'a jamais été démentie depuis l'an-tiquité. Leur renommée, loin de diminuer, n'a fait qu'aug-menter de plus en plus ; et de nos jours l'on peut dire qu'il est peu de maladies chroniques dans lesquelles on ne les prescrive, et le plus souvent avec avantage. Celui, cependant, qui voudrait rechercher la raison de la propriété sa-lutaire des eaux minérales dans les nombreuses théories jusqu'ici professées par la plupart des écrivains d'hydrologie, ou qui voudrait essayer de trouver dans leurs écrits une méthode sûre pour déduire ses indications curatives en rap-port avec les eaux, nous ne savons s'il se trouverait satis-fait à la fin de ces recherches.

Cette imperfection capitale sur une branche aussi importante de la matière médicale aurait, ce nous semble, dû
attirer l'attention de ceux qui, dans nos écoles, sont chargés de cet enseignement, et, à leur défaut, tous ceux qui
écriront sur les eaux minérales devront chercher à combler cette lacune.

L'action que l'on obtient de l'usage des eaux minérales,
prises aux sources mêmes, est due en partie à des circonstances accessoires au traitement, en partie aux eaux, de sorte
que, pour l'apprécier convenablement, il importe d'examiner la valeur des unes et des autres.

1° Par *circonstances accessoires*, nous entendons le voyage,
le changement de domicile et quelquefois de climat, l'air
pur des régions des sources, la société qu'on y rencontre,
les nouvelles connaissances qu'on y fait, les passions qu'on
y éprouve, l'oubli des soucis et des occupations. Les praticiens savent parfaitement combien ces diverses circonstances influent sur la santé des malades. Lisez ce que dit
Bordeu à ce sujet : « Le traitement des eaux minérales em-
« ployées à leur source est, sans contredit, de tous les se-
« cours de la médecine, le mieux en état d'opérer pour le
« physique et le moral les révolutions nécessaires et possibles
« dans les maladies chroniques. Tout y concourt : le voyage,
« l'espoir de réussir, la diversité de nourriture, l'air surtout
« qu'on respire et qui baigne et pénètre le corps, l'étonne-
« ment où l'on se trouve sur les lieux, le changement de
« sensations habituelles, les connaissances nouvelles qu'on
« fait, les petites passions qui naissent dans ces occasions,
« l'honnête liberté dont on jouit, tout cela change, boule-
« verse, détruit les habitudes d'incommodités et de maladies,
« auxquelles sont sujets les habitants des villes. »

Ces circonstances sont si puissantes, que quelques personnes les exagèrent à ce point, qu'elles leur attribuent tout
dans les cures hydro-minérales, et refusent toute influence

aux eaux elles-mêmes. Cette fausse opinion est cependant facilement combattue, si l'on veut bien réfléchir que ces mêmes circonstances se rencontrent pareillement dans beau-coup de localités, sans qu'elles y produisent aucune de ces cures presque prodigieuses de maladies graves et rebelles aux autres secours de l'art comme les eaux. En effet, la longue série des rhumatismes chroniques, des affections ar-ticulaires, des obstructions viscérales et d'autres, qu'on ap-pelait autrefois l'opprobre de la médecine, sont loin de su-bir des modifications sérieuses, et encore moins de guérir par la seule influence de l'air et de la vie champêtre et par la distraction, tandis que les douches, les bains, les bois-sons d'eaux minérales produisent tous les jours des gué-risons. (BERTINI.)

2° L'*action médicatrice* des eaux est une question plus délicate et plus difficile à résoudre. Puissions-nous, en l'a-bordant, ne pas rester trop au-dessous de notre sujet; car de sa solution doivent découler toutes les applications thé-rapeutiques. Nous nous demanderons donc : *Comment agis-sent physiologiquement les eaux gazeuses alcalines du genre de celles de Soultzmatt; comment agissent-elles dans le traitement des maladies?*

Au point de vue de leurs éléments, toutes les eaux gazeuses alcalines se ressemblent, à part, bien entendu, leur température, la nature et les proportions de ces élé-ments. C'est de l'acide carbonique d'une part, de l'autre, une solution parfaite de sels sodiques, additionnée de quelques composés de magnésie, de chaux de silice, quelque-fois de potasse, et presque toujours de fer. L'état actuel de nos connaissances chimiques ne nous en apprend pas da-vantage. Cette science n'a pas encore répondu à toutes nos exigences, car une eau, composée artificiellement avec ces éléments, est loin d'avoir les mêmes propriétés qu'une eau naturelle.

Il y a ici quelque chose qui échappe à la chimie, car on voit souvent les plus petites quantités d'un élément contenu dans les eaux agir avec beaucoup d'efficacité et de force, tandis que d'autrefois les éléments minéralisateurs sont très-abondants, et devraient produire des empoisonnements, s'ils étaient pris en même quantité dans nos pharmacies. C'est là un secret de la nature que nous n'avons pas encore pu pénétrer.

Les trois groupes primitifs de sels (sodique, magnésique, calcique) dominent généralement, et parmi eux les composés de sodium ou de soûde. La soude, la magnésie et la chaux n'affectent ordinairement que trois formes.

Dans les eaux de cette espèce, la forme de carbonate, d'hydrochlorate, de sulfate, est immanquable. On peut en dire autant des autres éléments accessoires, qui paraissent subir eux-mêmes l'action des acides carbonique, hydrochlorique et sulfurique.

L'acide carbonique est le dissolvant le plus général des principes contenus dans ces eaux; cependant on ne lui a pas donné, dans la plupart des ouvrages qui s'occupent de ces sources, toute l'importance qu'il mérite.

Si l'on est d'accord sur les éléments constituants, on est loin de l'être sur leur mode d'action. Pour donner une idée de la manière contradictoire dont les auteurs l'ont appréciée, nous croyons devoir citer quelques passages de leurs écrits.

Les eaux gazeuses stimulent les nerfs et l'organe encéphalique. (ALIBERT, p. XIV.)

Étant toutes plus ou moins excitantes, ces eaux minérales ne conviennent pas pendant les maladies aiguës, ni dans celles qui sont accompagnées d'une irritation un peu vive ou d'un excès d'irritabilité. (PATISSIER, p. 42.)

L'expérience m'a appris que nos eaux sont toniques, apéritives, légèrement fondantes, onctueuses, calmantes.

Elles stimulent, éveillent l'oscillation des fibres, poussent avec force vers la circonférence. (Boirot – Desserviers, *Recherches sur les eaux de Néris*, p. 102.)

Les eaux gazeuses ne conviennent pas dans les lésions organiques du système artériel. Elles irritent vivement tout l'appareil sanguin, augmentent la disposition hémorrhagique, la produisent même chez ceux qui ne l'ont pas, et déterminent souvent l'anévrisme du cœur. (Chenu, p. 129.)

D'autre part, des idées diamétralement opposées se trouvent établies par des faits cités par les mêmes auteurs, et par d'autres non moins recommandables.

Dissous dans l'eau, le gaz acide carbonique forme une boisson agréable, rafraîchissante, regardée comme tempérante dans les maladies inflammatoires. (Mérot et Dellens.)

Nulle eau n'est plus convenable dans les affections des voies urinaires, et même dans certaines maladies aiguës. (Mérot et Dellens.)

L'eau de Selters est digérée facilement, occasionne rarement des congestions, ou la détermination du sang vers les organes particuliers, qui, ordinairement sont imprégnés d'eau minérale. Cela fait qu'on l'administre souvent avec avantage dans quelques affections inflammatoires fébriles; son action est généralement rafraîchissante, exhilariante, altérante; elle améliore les sécrétions morbides des membranes muqueuses, donne de la tonicité aux glandes, provoque l'absorption. On la prescrit généralement, sans danger, aux sujets pléthoriques et robustes. (Lée.)

C'est dans les maladies chroniques des poumons, en particulier dans la phthisie pulmonaire, que l'eau de Selters est d'une grande efficacité. Dans cette maladie, on voit même, lorsque les autres remèdes ont cessé d'exercer une influence favorable, cette eau produire d'excellents effets. Elle modifie heureusement les tubercules, sans augmenter l'irritation inflammatoire qui les accompagne, et si la maladie est compliquée d'inflammation, le liquide régularise les sécrétions anormales, et prévient souvent la suppuration (Hufeland).

Vetter parle très-avantageusement de l'eau de Selters contre les fièvres gastriques de l'été, contre les inflammations de la vessie.

M. Chenu, qui dans un passage précédent imputait aux eaux gazeuses des propriétés qui devaient les faire rejeter dans les affections du cœur et des gros vaisseaux et du cerveau, s'exprime dans la page suivante en ces termes : Il est évident que l'usage de ces eaux modère l'activité du cœur, tempère la chaleur générale, régularise la circulation capillaire et ralentit les battements du cœur. (Page 333.)

Je me bornerai à ces citations, que je pourrais, au besoin, multiplier bien davantage. Comment le médecin pourra-t-il se retrouver au milieu d'idées si divergentes ? Comment sortira-t-il de ce cahos ? Où trouvera-t-il quelque lumière pour l'éclairer au milieu de ces ténèbres ? Car on ne peut en douter : tous ces passages si contradictoires sont empruntés à des hommes qui ont vu, qui ont observé. L'important cependant pour le praticien, lorsqu'il veut administrer ces eaux minérales, est de savoir si elles excitent et tonifient, ou bien si elles calment et agissent comme antiphlogistiques.

Ce n'est pas une affaire de pure théorie; car, s'il est vrai que les eaux gazeuses alcalines excitent, il faut s'en abstenir dans toutes les maladies d'excitation (goutte, fièvre, phlogoses viscérales, aiguës et chroniques, affections congestives de l'encéphale, de la moelle, etc.), et si, au contraire, elles sont calmantes et antiphlogistiques, si elles dépriment les forces, pourquoi les employer dans les affections asthéniques ?

Les eaux de Soultzmatt sont peut-être les plus favorables pour l'expérimentation ; car il est difficile de trouver une eau minérale dont la composition présente plus de simplicité. La nouvelle analyse de ces eaux, par M. Béchamp, qui sera publiée à la fin de cet ouvrage, fera encore mieux ressortir ce que j'avance. Nous n'avons réellement dans les eaux de Soultzmatt que deux éléments importants : des acides et surtout l'acide carbonique et des alcalis. Le fer y est en quantité impondérable ; il n'y a peut-être pas de source qui en renferme moins, de sorte qu'on peut dans la pratique considérer cette eau comme en étant privée : on n'y trouve aucun autre oxide métallique.

J'ai dû, pour bien apprécier l'action de ces eaux, étudier les théories des différentes écoles sur la manière d'agir des substances principales qui y sont renfermées.

Je vais, m'adressant à toutes les théories, puisant dans chacune d'elle ce qu'elle a de pratique et de positif, exposer ma manière de voir sur l'action des eaux de Soultzmatt ; de cette action je chercherai plus tard, m'appuyant sur des faits bien observés, à faire ressortir les cas dans lesquels elles pourront être utiles.

Les eaux minérales ont : 1° une action *vitale* qui s'exerce sur toute l'économie ; 2° une action spéciale, *spécifique* même, qui s'adresse à certains produits solides ou liquides de notre corps et à certains organes en particulier.

§ 1ᵉʳ. *Action vitale de l'acide carbonique et des autres acides contenus dans les eaux gazeuses alcalines, sur l'homme à l'état de santé et à l'état de maladie.*

L'École italienne a, ce nous semble, le mieux résolu ce problème. D'après ses recherches intéressantes, l'acide carbonique principalement exerce une action hyposthénisante, déprimante et calmante sur le système vasculaire et sur le système nerveux. Voici ce que dit Giacomini au sujet de cet élément :

Sous l'influence de l'acide carbonique, la circulation s'abaisse de suite et se ralentit; on éprouve comme un commencement d'ivresse et de confusion dans les idées, des vertiges et de la pesanteur à la tête. On ressent, en outre, une grande envie d'uriner; l'on urine effectivement souvent et en abondance. Si l'estomac est vide, on éprouve un sentiment de défaillance, un engourdissement, une pesanteur dans les membres, au point de ne pouvoir marcher ou agir qu'avec beaucoup de fatigue. Si l'on prend quelques aliments, ces phénomènes disparaissent aussitôt, et cela d'autant plus promptement qu'on boit quelque peu de vin ou d'alcool.

Certaines maladies dans lesquelles le principe d'irritation ou de phlogose est bien constaté, cèdent à l'action de l'acide carbonique, notamment celles qui sont le résultat des excès de table, d'une alimentation trop succulente, trop irritante, et qui consistent dans une sorte d'engorgement, de pléthore, de phlogose de l'estomac, même dans les cas où ces conditions morbides se déclarent sous la forme de dyspepsie, de faiblesse d'estomac, d'intolérance pour toutes sortes d'aliments, de sensibilité augmentée, de vomissements. La propriété déprimante et antiphlogistique du gaz acide carbonique se montre surtout d'une manière évidente dans les maladies de la vessie et des reins, dont la nature est inflammatoire. Le gaz acide carbonique est dangereux pour certaines personnes pléthoriques, parce qu'il détermine des congestions momentanées. Mais ces stases de sang sont toutes passives, et n'ont jamais, au début de la congestion au moins, rien qui les rapproche de l'inflammation. Cependant, pour éviter dans ces cas des accidents, il faut, avant d'en faire usage, combattre la pléthore.

L'action de l'acide carbonique sur le système nerveux n'est pas moins évidente que celle qu'elle exerce sur le système sanguin. Cette action est-elle directe ou n'est-elle que la conséquence de la première? c'est ce que nous ignorons.

Toujours est-il que l'acide carbonique est un des calmants les plus efficaces. Donnez le soir à un enfant une poudre ærophore, il dormira aussi bien que s'il avait pris de l'opium, et vous ne l'aurez pas exposé aux dangers que souvent détermine cette substance.

L'acide carbonique arrête, comme on le sait, les vomissements nerveux, les douleurs d'estomac, qui ne peuvent être attribués à aucune cause d'irritation.

Ce que nous disons ici n'est pas nouveau. Méglin, dans son ouvrage, s'exprime en ces termes : Je serais assez porté à croire que nos eaux ont une vertu vraiment calmante et antispasmodique, qu'elles agissent d'une manière particulière sur le genre nerveux, en diminuant cette sensibilité trop grande dont paraissent jouir les nerfs, lorsque, par l'effet d'une impression même légère, ils donnent lieu à des mouvements irréguliers et disproportionnés. Ne serait-il pas permis de soupçonner que c'est le gaz méphitique (acide carbonique) qui donne à nos eaux la vertu calmante que nous leur attribuons. Serait-il absurde de penser que ce gaz a la propriété d'agir immédiatement sur les nerfs, et de diminuer leur mobilité et leur sensibilité trop grande?

La vertu assoupissante et soporifique qu'ont différents corps dans le moment qu'ils laissent échapper leur gaz méphitique, tels que le charbon ardent, etc., la vertu excitante des liqueurs fermentantes, l'abolition presque subite du sentiment et du mouvement, lorsqu'on est frappé vivement par le gaz méphitique qui émane des corps dans l'état d'effervescence, de fermentation et de putréfaction, la vertu antiémétique de la potion de Rivière, qui n'est autre chose que le dégagement du gaz méphitique par l'effervescence d'un acide avec un alcali, me semblent autant de preuves sur lesquelles cette conjecture est fondée. Quoi qu'il en soit, il suffit que l'on sache que l'observation nous a transmis un grand nombre de guérisons surprenantes d'affections hystériques et autres maladies nerveuses guéries par ce moyen.

Les autres acides, contenus dans les eaux de Soultzmatt, ont, comme l'acide carbonique, des propriétés hyposthénisantes.

§ 2. *Action vitale des* alcalis *contenus dans les eaux gazeuses alcalines sur l'homme à l'état de santé et à l'état de maladie.*

Qu'elles soient à l'état de carbonates, de bicarbonates ou de sulfates, la soude, la chaux, la magnésie, la potasse qu'on rencontre dans les eaux gazeuses alcalines, n'exercent pas sur l'économie des actions dynamiques différentes. Pour l'École italienne, ces sels agissent intrinsèquement d'après un seul et même principe, soit qu'on les considère dans leurs effets généraux, soit dans leur action élective. Je m'explique : comme oxide métallique, la soude n'a pas par elle-même une action très-puissante, mais elle en emprunte beaucoup à l'acide qui la salifie. On peut même dire qu'une grande partie de son énergie dépend de celui-ci. Aussi cette école croit-elle pouvoir établir *a priori*, et sans crainte d'erreur, le degré proportionnel de chacun de ces sels d'après l'énergie connue et les proportions quantitatives que chacun des trois acides fournit à la composition des sels en question.

Considérés séparément, les acides des sels sodiques exercent une action hyposthénisante sur l'arbre vasculaire, tandis que la soude et les autres alcalis paraissent par eux-mêmes porter plus particulièrement leur action élective sur l'appareil digestif; cette action est elle-même hyposthénisante, comme celle de la plupart des produits métalliques. Il en résulte des sels à double action dynamique élective, l'une gastro-entérique, l'autre cardiaco-vasculaire, et dont le résultat définitif est toujours l'hyposthénisation à différents degrés.

D'après ces recherches, que nous admettons en partie au

moins, et dont nous ferons ressortir l'exactitude dans le cours de cet opuscule, il n'est plus question d'admettre toutes ces idées si disparates sur l'action des eaux gazeuses alcalines. Et nous concluons :

1° Que les eaux de Soultzmatt, par l'acide carbonique, les autres acides et les alcalis qu'elles contiennent, *dépriment le système sanguin, ralentissent le pouls, agissent comme hyposthénisantes et antiphlogistiques ;*

2° Que par ces mêmes principes elles *stupéfient, calment, dépriment le système nerveux.*

Ces conclusions reposent en grande partie, comme on le voit, sur les idées professées par l'École italienne ; là s'arrêtent malheureusement ses recherches. Mais nous, qui, comme praticiens, sommes éclectiques, nous avons, cherchant partout à nous éclairer, consulté les travaux des autres auteurs, les découvertes récentes de la physiologie et de la chimie organique, qui nous semblent à leur tour destinées à éclairer le sujet qui nous occupe.

§ 3. *De l'action spéciale et même spécifique des éléments (et principalement des* alcalis) *contenus dans les eaux de Soultzmatt sur certains produits solides ou liquides de notre corps et sur certains organes en particulier.*

Les eaux minérales versent dans le sang les éléments qu'elles renferment. Ces éléments y arrivent pour la plupart dans toute leur intégrité. Les recherches récentes faites en Allemagne et en France le prouvent d'une manière évidente. C'est d'après ces expériences que nous comprenons l'action puissante que nos eaux exercent sur les matériaux du sang, sur certains organes et sur certaines sécrétions.

Reprenant en sous-œuvre les errements de nos pères, que l'observation des faits avait conduits à des idées d'humorisme, nous allons, j'espère, prouver qu'ils n'étaient peut-être pas tellement loin de la vérité qu'on pourrait le croire : ils manquèrent seulement des connaissances nécessaires pour les étayer.

Je vais laisser parler Méglin, dans son ouvrage sur les eaux de Soultzmatt ; il représente les opinions de son temps sur certaines propriétés de nos sources :

«Après avoir démontré, par tous les moyens les plus ap-
«propriés, les principes qui constituent les eaux minérales
«de Soultzmatt, il est aisé de voir de quelle action la com-
«binaison de tous ces principes avec l'eau peut être suscep-
«tible dans l'économie animale; il est conséquemment
«facile de déduire de là les vertus médicinales de nos eaux,
«et d'assigner les différentes maladies où elles peuvent être
«employées avantageusement.

«Ces sources, comme éminemment alcalines et légère-
«ment savonneuses, ont ces deux propriétés principales : 1º de
«délayer, d'exciter et de résoudre les humeurs épaisses,
«visqueuses et contenues dans les premières voies, et arrê-
«tées dans les extrémités des vaisseaux et dans les différents
«viscères qui en sont composés; 2º de ramollir et de relâ-
«cher les fibres trop raides et trop tendues, et de les ra-
«mener à leur ton naturel. Elles conviendront donc dans
«tous les cas où il faut fondre et donner de la fluidité aux
«humeurs épaissies, et corriger la trop grande rigidité des
«fibres. Ainsi prises intérieurement, tant qu'en forme de
«bains, elles seront très-propres à lever les embarras qui
«ont leur siège dans le système de la veine-porte, à ré-
«soudre les obstructions des viscères, non-seulement du bas-
«ventre, mais aussi des autres cavités du corps, dépendantes
«d'une trop grande rigidité, et à guérir conséquemment la
«foule de maux qui naissent de la lésion plus ou moins con-
«sidérable des fonctions de ces viscères.»

Cherchons à rajeunir ces idées anciennes sur l'action des

eaux de l'espèce de celles de Soultzmatt ; car les faits sur lesquels elles reposent sont vrais : l'explication seule en est surannée.

Nous invoquerons souvent les lumières que nous donnent la physiologie et surtout la chimie. Sans doute, comme le dit M. le professeur RAMEAUX, il faut bien se garder d'expliquer le jeu des fonctions de l'organisme par l'application des principes que le chimiste déduit des expériences auxquelles il se livre dans son laboratoire, avec des instruments inertes et impassibles. Mais il n'en est pas moins vrai que les fonctions du corps vivant mettent en jeu la matière, que celle-ci porte en elle-même ses conditions d'existence et de réaction, et qu'ainsi elle ne peut décliner ses affinités avec d'autres matières, alors même qu'elle se trouve associée aux mystérieux produits de l'organisme. Ne voit-on pas, d'ailleurs, les effets des médicaments différer d'autant plus que la composition chimique de ceux-ci est plus différente ? Et réciproquement l'analogie d'action médicatrice ne conduit-elle pas logiquement à conjecturer l'analogie de composition chimique.

I. *Action des alcalis sur le sang, leur influence sur l'inflammation et ses produits.*

Les alcalis s'opposent à la coagulation du sang. Il suffit déjà pour cela d'un millième de soude caustique d'après PRÉVOT et DUMAS. Certains sels, le sulfate de soude, le nitrate de potasse, les carbonates de potasse et de soude en empêchent ou en retardent la coagulation. En effet, ces agents chimiques dissolvent les globules du sang, même le noyau qu'ils renferment. Ils dissolvent aussi la liqueur du sang, qui elle-même est composée de fibrine, qui y est dissoute, et de sérum, qui tient encore l'albumine en dissolution, les deux éléments étant eux-mêmes solubles dans les alcalis. (MULLER.)

Ces faits établis, nous pourrons juger du rôle que jouent les alcalis, pour combattre l'inflammation et ses produits.

Un organe enflammé contient plus de sang dans ses capillaires, à quelque moment que ce soit de l'inflammation ; mais le mouvement de ce liquide à travers les vaisseaux est tout à fait différent à des époques diverses. D'abord le sang non-seulement afflue en abondance vers le parenchyme enflammé, mais encore il repasse, sans de trop grands obstacles, dans les veines. A mesure que l'inflammation fait des progrès, la circulation s'arrête en premier lieu dans quelques capillaires, puis dans un nombre de plus en plus croissant, et au fort de la maladie tous les capillaires sont pleins de sang vraisemblablement coagulé ou dans tous les cas stagnant et frappé d'un mode quelconque de décomposition. Les membranes qui offrent une libre surface laissent épancher, au moment où la réplétion de leurs capillaires est arrivée au maximum, la fibrine dissoute dans le sang qui se coagule sur la surface de l'organe, et y produit une fausse membrane. Quand l'exsudation ne peut avoir lieu, la matière coagulée s'amasse dans les capillaires des organes eux-mêmes. Lorsque cette congestion ne survient que dans certains points du système capillaire et qu'il reste des vaisseaux libres pour entretenir une circulation incomplète, l'organe ne fait qu'augmenter de densité; phénomène qu'on appelle *hépatisation* dans le poumon, et *induration* ailleurs. Le travail local change aussi la matière entière du sang, comme pourrait le faire un ferment, car la quantité de la fibrine augmente dans le sang inflammatoire et presque toujours en proportion surprenante, ainsi qu'on le savait déjà d'après les recherches d'anciens observateurs, et comme l'ont péremptoirement démontré ANDRAL et GAVARRET. (*Physiologie de* MULLER.)

La médecine a trois moyens principaux pour arrêter cette production pathologique de fibrine et pour en détruire les effets nuisibles sur l'économie : la *saignée* par laquelle elle l'élimine, la *diète* par laquelle elle l'empêche de se reproduire, les *alcalis* par lesquels elle la dissout.

Quand on fait longtemps usage d'une eau alcaline, ou des alcalis, le sang devient plus fluide par cela même qu'il est rendu alcalin.

Si on abuse de médicaments de ce genre, ou que le sujet auquel on les fait prendre ait par une cause quelconque le sang appauvri, il pourra survenir des hémorrhagies graves, parce que le sang transude à travers les parois des vaisseaux qui le contiennent ; c'est ce qu'on a observé chez les diabétiques et chez les phthisiques déjà épuisés par la maladie. Mais ils sont indiqués dans tous les cas où la fibrine est en surabondance dans le sang, comme nous avons prouvé que cela avait lieu dans l'inflammation. Lorsque l'état inflammatoire tombe, la matière coagulable qui constituait l'engorgement est reprise par les vaisseaux absorbants et peut disparaître entièrement ; mais il n'en est pas toujours ainsi, car l'irritation souvent persiste : alors la matière coagulable, loin de diminuer, est déposée en plus grande quantité dans le parenchyme de l'organe. C'est alors qu'il est important de chercher à rendre le sang plus liquide, plus alcalin, pour qu'il soit plus apte à pénétrer les engorgements qui, eux-mêmes composés de fibrine et d'albumine coagulées, sont ramollis et mis dans des conditions indispensables à leur résorption. Cette explication n'a, ce nous semble, rien qui répugne à la saine raison ; nous l'admettons et comprenons ainsi comment, sous l'influence des eaux de Soultzmatt, on voit diminuer ou se résoudre entièrement des affections rhumatismales, des engorgements des articulations, du foie, de la rate, des ovaires, de la matrice, des glandes mésentériques, etc., etc. C'est par le même mécanisme que les membranes muqueuses des bronches, des intestins, de la matrice, qui étaient épaissies, indurées ;

que les séreuses malades et hypertrophiées, telles que les plèvres, le péricarde, les membranes du cerveau et de la moelle épinière, peuvent reprendre leurs caractères anatomiques et physiologiques.

On conçoit que ce travail doit être lent, et qu'un séjour aussi court que celui qu'on fait aux eaux est souvent insuffisant. Mais la première impulsion donnée, l'œuvre commencée continue ordinairement. C'est là ce qui fait dire avec raison que l'effet salutaire des eaux n'est souvent ressenti que longtemps après qu'on les a fréquentées.

Fréquemment l'irritation des membranes muqueuses ou leur inflammation donne lieu à la sécrétion d'une humeur séro-muqueuse, dans laquelle l'albumine prédomine souvent au point d'amener leur concrétion : c'est là ce qui forme les fausses membranes. Nous avons vu précédemment l'action des alcalis sur l'albumine et la fibrine : on comprendra d'après ces données la possibilité de liquéfier ces produits par l'eau de Soultzmatt, et les avantages qu'on pourra en retirer dans certaines affections des membranes muqueuses caractérisées par une sécrétion glutineuse et tenace.

La sécrétion du mucus est aussi diminuée par les alcalis pris pendant un temps même assez court. Ainsi nous avons vu récemment chez un malade un catarrhe aigu de la vessie, qui n'avait pas diminué sous l'influence de différents moyens, disparaître rapidement par l'administration de l'eau de Soultzmatt.

OBSERVATION. M. X.... avait été atteint d'un catarrhe aigu de la vessie : la douleur avait cédé au traitement antiphlogistique, mais le dépôt muqueux persistait dans les urines. J'avais en vain essayé de le tarir par l'eau balsamique. L'idée me vint de donner tous les matins une bouteille d'eau de Soultzmatt, et le soir une bouteille d'eau balsamique. Dès le second jour, les urines étaient devenues claires, limpides et alcalines.

Ce fait prouve que nos eaux diminuent la sécrétion du mucus; ce qui s'est passé pour la muqueuse vésicale, a lieu pour les autres membranes de cette espèce. Voici, à notre avis, ce qui se passe : l'eau de Soultzmatt, par ses propriétés hyposthénisantes, dues principalement à l'acide carbonique qu'elle contient, diminue l'inflammation de la muqueuse; les alcalis rendent la sécrétion plus liquide : ces deux causes réunies contribuent à la tarir.

C'est à cette diminution des sécrétions muqueuses par les eaux de Soultzmatt qu'il faut, en partie au moins, attribuer les constipations qu'on remarque pendant qu'on en fait usage.

Elles me paraissent aussi être entretenues par la grande quantité de gaz qui se développent dans les intestins, et dont la présence les empêche mécaniquement de réagir sur les matières fécales. Enfin, l'abondance de la sécrétion urinaire et des sueurs chez ceux qui font usage de nos eaux doit aussi entrer en ligne de compte dans la difficulté de rejet de ce produit excrémentitiel , qui devient plus solide. Nous devons nous demander *si la constipation est avantageuse, ou si elle a des inconvénients dans les cures par les eaux minérales de Soultzmatt?*

Aux yeux de la plupart des malades, elle est désavantageuse; car ils aiment généralement des effets apparents et dont ils puissent se rendre compte. Être purgé, leur paraît le moyen le plus certain et le plus héroïque d'être débarrassé de leur mal. Cependant, à quelques exceptions près, il n'en est pas ainsi. Les selles abondantes sont un moyen trop prompt de se débarrasser des principes minéralisateurs, qui sont rejetés du corps avant d'avoir pénétré toute l'économie. Bien meilleurs sont d'autres émonctoires : la peau, les reins, le foie, qui ne rejettent ces principes qu'après les avoir utilement et longuement élaborés à leur profit pour détruire la maladie. Ainsi les eaux de Niederbronn , qui purgent, ne doivent à cette qualité que la moindre part de leur action, comme le fait très-bien remarquer un de nos médecins les plus éclairés, M. le docteur Kuhn. Méglin, qui est du même avis que nous, s'exprime en ces termes : «On abuse quelquefois des purgatifs pendant l'usage des «eaux minérales. Cet abus est pernicieux, en ce qu'il trouble «nécessairement l'action des eaux et empêche conséquem-«ment leur effet. On emploie les purgatifs pendant l'usage «des eaux minérales dans la vue de les faire passer ; on «dit que les eaux ne passent point lorsqu'on sent des lassi-«tudes, des pesanteurs et des gonflements d'estomac, etc., «et lorsque les urines ne répondent pas à la quantité d'eau «qu'on a prise ; ces incommodités, loin d'être toujours un «mal, sont quelquefois un effet salutaire et indispensable «qui dépend de l'action des eaux qui, trouvant un obstacle «par l'engorgement des vaisseaux et des viscères, travaillent «à s'ouvrir un chemin et à détruire les embarras qui s'op-«posent à leur passage. Dans ce cas, il ne faut avoir d'autre «précaution que celle de ne pas faire boire une trop grande «quantité d'eau à la fois, jusqu'à ce que les obstacles soient «levés et que les eaux se soient frayé un libre passage. » Il va sans dire, cependant, qu'il faudra toujours entretenir avec soin la liberté du ventre.

D'ailleurs, dans beaucoup de cas, nos eaux minérales sont employées dans des affections pour lesquelles il serait très-dangereux de déterminer des diarrhées. Je ne citerai, comme exemple, que la phthisie pulmonaire.

II. *De l'action des alcalis dans l'acte de la digestion. Manière d'agir des eaux de Soultzmatt.*

Les expériences physiologiques apprennent que les aliments arrivés dans l'estomac se transforment : 1° la fibrine et les substances analogues en matières albuminoïdes, rendues solubles par la pepsine ; 2° les matières féculacées (insolubles), en dextrine et en sucre (substances solubles), par les acides normaux de l'estomac aidés des matériaux fournis par la salive au bol alimentaire. L'ensemble de ces deux actions constitue la chymification. Le chyme, passant dans l'intestin grêle, subit l'action alcaline de la bile et du suc pancréatique pour devenir chyle.

Or, il peut arriver que, par une cause pathologique, ces acides soient trop abondants pour pouvoir être saturés par la bile et le suc pancréatique, ou que ces deux liquides, par défaut de sécrétion, soient en trop petite quantité pour produire cette saturation.

Les acides peuvent être trop abondants par la transformation du sucre en acide lactique sous l'influence des matières albuminoïdes ; en effet, sous l'influence de l'albumine ou de la caséine, le sucre de fruits se dédouble en deux équivalents d'acide lactique.

Sucre de fruits. Acide lactique.

$$C^{12} H^{12} O^{12} = 2\ C^6 H^6 O^6$$

Cet acide lactique, agissant sur l'hydrochlorate de soude, déplace de l'acide hydrochlorique, qui vient ainsi augmenter la masse de celui qui existait déjà. La grande quantité d'acides produits ne pouvant être saturés par les alcalis de la bile et du suc pancréatique, coaguleront en partie l'albumine et les substances analogues qui deviendront ainsi impropres à l'absorption.

L'action des alcalis fournis par la bile et le suc pancréatique, ou bien, à leur défaut, ceux qu'on introduira dans l'estomac, auront pour effet d'agir :

1° Sur les acides qui coagulaient l'albumine, et de la rendre ainsi absorbable ;

2° Sur le sucre, pour le transformer comme nous le verrons plus tard ;

3° Sur les matières grasses, pour les émulsionner, pour les saponifier, de manière à les rendre absorbables.

La graisse ainsi convertie passe principalement dans la grande circulation par le canal thoracique : les veines mésaraïques en absorbent aussi une certaine quantité. Ce travail est opéré par le suc pancréatique seul, la bile n'y participe pas.

C'est ainsi qu'on peut expliquer par nos connaissances chimiques et physiologiques modernes le passage de MÉGLIN:
«Ces eaux, dit-il, détruisent la crudité acide, et la crudité
«pituiteuse étant alcaline à un degré si considérable, elles
«doivent atténuer puissamment la ténacité de cette matière
«visqueuse et glaireuse, dont les premières voies des enfants
«sont si souvent farcies, et qui n'est, pour l'ordinaire, que
«le produit de la mauvaise nourriture qu'on leur donne.
«Ces eaux seront plus en état que tout autre remède de dés-
«obstruer les veines lactées, de lever les engorgements des
«glandes du mésentère. Elles ouvriront ainsi les voies du
«chyle, et rétabliront les digestions.

«La crudité acide est de toutes les causes des maladies
«des enfants celle qui fait le plus de ravages parmi eux et
«qui en emporte le plus grand nombre. C'est l'acide dans
«les premières voies qui donne lieu à ces déjections vertes
«qui tourmentent les enfants et qui les conduisent insensi-
«blement au marasme. Ces déjections sont quelquefois si
«corrossives, qu'elles rongent le linge; de là ces coliques
«plus ou moins douloureuses et quelquefois si violentes
«qu'elles déterminent les convulsions les plus affreuses et la
«mort.»

Nous avons expliqué par quel acte physiologique et chi-mique les acides doivent disparaître dans l'intestin grêle. On conçoit combien leur présence, d'après cela, doit être nuisible; car il est un fait physiologique bien établi, c'est que toute membrane muqueuse supporte mal ou même est irritée par une sécrétion d'une autre nature que celle qui lui est propre. Ainsi la salive irrite la conjonctive. L'intestin doit donc être irrité par des sécrétions acides, là où il ne devrait avoir que des sécrétions alcalines.

III. *Action des alcalis et des eaux de Soultzmatt sur le foie, le poumon et le cœur.*

Nous avons dit que le sucre était un des éléments assimilables de la digestion : voyons ce qu'il devient sous l'influence des alcalis. A cet effet nous invoquerons une série d'expériences très-intéressantes faites par M. CLAUDE BERNARD dans ses leçons faites au Collége de France. Nous croyons qu'elles jetteront un grand jour sur le sujet qui nous occupe.

1) Hors le temps de la digestion, le foie ne reçoit de sang que des artères mésentériques, il est alors pâle et d'un volume peu considérable.

2) Pendant le travail de la digestion, le sang venant des artères mésentériques et du système de la veine-porte, le foie s'engorge artificiellement et augmente de volume.

3) Du travail du foie naissent deux produits distincts, *la bile* et *le sucre*. On retrouve ce dernier produit même chez les carnivores. Le foie est donc un organe sécrétant le sucre comme il sécrète la bile. Lorsqu'on ne le trouve ni dans les artères ni dans les veines mésaraïques, on le retrouve dans les veines hépatiques simples.

4) L'irritation de certaines parties de la moelle augmente la sécrétion du sucre. L'irritation générale ou locale l'empêche souvent de se former.

5) Le sucre formé par le foie est détruit dans le poumon, et converti par l'oxigène de l'air respiré en acide carbonique. Il n'en passe pas par les vaisseaux chylifères. Le sucre introduit dans la veine jugulaire est, peu d'instants après, rejeté par les urines.

6) L'albumine, qui est un produit de la digestion, est également absorbée par les veines mésaraïques, et n'arrive dans la circulation générale qu'après avoir traversé le foie. L'albumine qu'on introduit par la veine jugulaire est rejeté par les urines.

7) Les alcalins ont la propriété, en étant ingérés dans les voies digestives et absorbés par les veines mésaraïques, d'empêcher la formation du sucre.

Examinons d'abord ce dernier fait, pour ne plus avoir à nous en occuper. Voici l'explication ingénieuse qu'en donne M. Béchamp, dont j'ai invoqué les lumières à ce sujet :

Le sucre de fruit, ou le sucre de diabète, se représente dans sa composition par la formule $C^6 H^6 O^6$; cette formule peut s'exprimer par deux équivalents d'acide carbonique, plus un équivalent d'alcool, savoir :

$$\underset{\text{Sucre de fruits.}}{C^6\ H^6\ O^6} = 2\ \underset{\text{Acide carbon.}}{CO^2} + \underset{\text{Alcool.}}{C^4\ H^6\ O^2}$$

A une haute température, en présence des alcalis caustiques, l'alcool devient acétate de potasse, avec dégagement d'hydrogène, savoir :

$$\underset{\text{Alcool.}}{C^4\ H^6\ O^2} + \underset{\text{Potasse caustique.}}{KO,\ HO} = \underset{\text{Acétate de potasse.}}{C^4\ H^3\ O^3,\ KO} + \underset{\text{Hydrog.}}{4\ H}$$

Or, on sait que parmi les produits de la transpiration se trouvent de l'acide acétique et de l'acétate de potasse ou de soude, et que dans les intestins sont des gaz, parmi lesquels il existe de l'hydrogène. Mais, dans la thérapeutique, ce sont les carbonates alcalins que l'on emploie, et le plus souvent les bicarbonates, qu'on rencontre dans les eaux minérales. Or, ces composés, dans une expérience de laboratoire, ne transformeraient pas l'alcool en acide acétique : en est-il de même dans l'économie ?

S'il en était ainsi, l'explication n'aurait plus de valeur. Mais il faut avoir égard aux conditions particulières dans lesquelles les réactions s'effectuent; sous l'influence de la vie, ces conditions doivent être et sont tout autres. Pour transformer, par exemple, la fécule en sucre, sous l'influence des acides ou des ferments, il faut une température voisine de 80 degrés centigrades lorsqu'on opère dans le laboratoire ; la même transformation se fait à la température de 30 ou 32 degrés dans notre économie, c'est-à-dire à la chaleur normale de l'homme ; car dans l'estomac existent des acides et des matières azotées qui certainement y remplissent le même rôle que les mêmes agents entre les mains du chimiste, et cependant là il faut moins de chaleur.

On peut donc, sans trop de témérité, avancer que, sous l'influence de l'action vitale, les alcalis, même carbonatés, déterminent la décomposition de l'eau en présence de la molécule d'alcool que renferme le sucre, pour la transformer en acide acétique et en hydrogène, comme on l'a vu plus haut.

La bile éprouve peut-être aussi des modifications importantes par l'action des alcalis. En effet, les expériences de Liebig prouvent que la bile fraîche, privée de sa matière colorante par des agents qui n'opèrent pas chimiquement, ne se compose que d'un acide (acide bilique) combiné avec de la soude et une petite quantité de potasse.

Or, l'acide bilique est un acide très-faible, capable, par conséquent, d'abandonner à d'autres acides les bases avec lesquelles il est combiné, surtout lorsqu'ils sont énergiques, comme les acides lactiques et chlorhydriques.

La bile peut être neutre ou alcaline ; on pourrait donc la considérer comme un agent capable de concentrer les alcalis dans un petit volume, lorsqu'ils se trouvent, comme dans les eaux minérales, dilués dans de grandes masses de liquide, et les présenter ainsi aux produits de l'absorption.

Le foie, comme le prouvent les expériences de M. Bernard, est dans un état d'hypertrophie momentanée pendant le travail de la digestion, alors qu'il élabore le principe sucré. Qu'une cause quelconque vienne à rendre ce travail plus actif ou plus difficile, cette hypertrophie momentanée se change en hypertrophie permanente, la fonction se pervertit, le système de la veine-porte s'engorge, et nous voyons se développer cette série d'affections que les anciens appelaient avec assez de raison *obstructions, hypocondrie,* etc.

Trouver un moyen de rendre le travail du foie moins actif, en détruisant, pour ainsi dire, sur place la sécrétion qui le fatigue, nous paraît le moyen le plus propre pour éviter l'engorgement. Or, nous venons d'expliquer comment les alcalis introduits dans le système des veines mésaraïques et dans le foie ne tardent pas à détruire une portion notable du sucre qui devait s'y former. Qu'une substance purgative vienne de son côté agir sur la sécrétion biliaire, en excitant son canal excréteur, le foie se trouve ainsi débarrassé des produits qui l'engorgent; et la bile versée en plus grande abondance dans l'intestin amène, par les alcalis qu'elle contient, la saturation plus rapide des acides du chyme.

Les faits sur lesquels repose cette théorie ne sont pas nouveaux. A des époques déjà éloignées, les médecins connaissaient les avantages qu'on pouvait retirer des alcalis dans les engorgements du foie; mais aucune des explications qui avaient été données sur leur action n'était, à mon avis, aussi satisfaisante que celle que nous établissons d'après les recherches de M. BERNARD. Nous les avons souvent soumises à l'expérimentation clinique, et nous avons pu constater avec M. le docteur REIBEL, de Brumath, dont le profond tact médical avait su apprécier toute l'importance des recherches du savant professeur du Collége de France, qu'aucun médicament n'est plus avantageux pour détruire les engorgements du foie, que le bicarbonate de soude, donné à haute dose. Ce que nous avons obtenu par les préparations pharmaceutiques qui au bout de peu de temps fatiguent l'estomac, avec combien plus d'avantages ne doit-on pas l'obtenir par des eaux riches en principes alcalins.

De ces expériences que nous avons formulées sous forme de proposition, découle une autre conséquence : c'est que, dans tous les cas où le foie sera engorgé ou malade, il faudra bien éviter une alimentation renfermant beaucoup de matières féculentes ou sucrées ; ce sera principalement au régime des viandes qui ne sont pas trop excitantes qu'il faudra recourir.

La quantité considérable de sucre à détruire par le poumon fait que cet organe se fatigue dans plusieurs circonstances qu'il n'est pas rare de rencontrer dans la pratique. Chez le tuberculeux, la quantité d'oxigène qu'il faut pour convertir le sucre en acide carbonique, la fatigue que le poumon éprouve dans cet acte physiologique l'irrite et peut déterminer la phthisie pulmonaire. Et lorsque le poumon, par suite de la maladie qui le rend impropre à remplir intégralement les fonctions qui lui sont départies, ne peut plus convertir tout le sucre fourni en acide carbonique, ne voit-on pas le foie s'engorger et devenir malade.

Partant de là, nous croyons pouvoir établir qu'un des meilleurs moyens de prévenir la phthisie imminente, est d'avoir recours aux préparations alcalines, qui détruisent dans le foie le sucre que le poumon n'aurait pu, qu'avec peine et danger, convertir en acide carbonique.

C'est ainsi que nous expliquons, en partie au moins, l'efficacité bien reconnue des eaux du genre de celle de Soultzmatt, dans certaines affections pulmonaires.

Si les alcalis aident à la circulation hépatique, en agissant directement sur le foie, il est encore une autre cause qui la favorise. Nous avons vu qu'ils rendaient le sang plus liquide, en se combinant avec lui. Partant la circulation doit être plus facile dans tout le système veineux abdominal. N'est-ce pas ainsi qu'on peut espérer obtenir des modifications importantes dans toutes les maladies qui tiennent au ralentissement ou à des perturbations quelconques dans cette circulation partielle. N'est-ce pas par des moyens de ce genre qu'on modifiera le flux hémorrhoïdal, et une menstruation douloureuse ou languissante.

De ces considérations, et d'autres que nous émettrons plus tard, en parlant de la sécrétion urinaire, découlent les conséquences suivantes :

C'est que le sang qui n'a été privé qu'imparfaitement des matériaux que le foie et les reins devaient en soustraire, n'est plus un excitant assez puissant pour le cœur droit qui, réagissant mal, se laisse distendre d'une manière presque passive. Et lorsque ce sang, incomplétement hémotosé par le poumon, qui ne peut suffire à détruire tant de carbone, revient vers le cœur gauche, ce dernier, chez quelques sujets à fibre molle, le chasse avec lenteur dans la circulation générale. Chez d'autres, doués d'une fibre trop contractile, il développe une énergie qui tôt ou tard tourne à son détriment. On conçoit, d'après ces données, que les eaux gazeuses alcalines de Soultzmatt puissent secondairement devenir efficaces dans certaines affections du cœur. Et sans entrer dans des détails que l'étendue de cet ouvrage ne saurait comporter, n'avons-nous pas démontré que l'acide carbonique, contenu dans nos eaux, était hyposthénisant du système vasculaire, qu'il ralentissait le plus souvent la circulation. Il y aura donc des cas où nos eaux devront agir par leur acide carbonique, d'autres où il sera préférable de faire prédominer les principes alcalins pour détruire, pour ainsi dire, sur place, des éléments qui ne peuvent sans danger se mêler au sang.

Enfin, d'après les recherches pratiques faites par M. le Dr Nicolas, médecin à Vichy, les eaux alcalines auraient la propriété de dissoudre les produits inflammatoires que l'arthrite ou la goutte auraient déposés sur les valvules du cœur.

IV. *Action des eaux gazeuses alcalines de Soultzmatt sur l'organe cutané.*

La peau est un tissu vivant dont le derme est la trame et dans les mailles duquel se distribuent un riche lacis de vaisseaux sanguins et lymphatiques, des filets nerveux aboutissant sous forme d'anses dans les papilles, qui ne paraissent en être que la terminaison. Elle est donc un organe éminemment vasculaire, absorbant et nerveux. Par son nombre infini de glandes sudoripares d'où émanent des canaux spiroïdes qui s'ouvrent dans les sillons papillaires; par ses cryptes muqueux, par son appareil blennogène et chromotogène, elle est un organe actif de sécrétion.

Liée par ses vaisseaux à la circulation génerale, au système cérébro-spinal par ses nerfs, elle est par continuité de tissu avec les membranes muqueuses destinée à subir tantôt leur influence, tantôt à leur faire partager la sienne.

Tous les phénomènes pathologiques, toutes les maladies dont la peau peut être le siége, me paraissent pouvoir un jour être classés d'après cet aperçu général.

Que la peau soit profondément enflammée comme dans certains eczéma, certains impetigo, il y aura réaction sur tout le système vasculaire. Qu'il y ait irritation, état maladif des muqueuses, la peau s'affectera (érysipèle urticaire). Qu'un prurit violent s'empare de toute la surface, de toutes les papilles du corps, la réaction vers le cerveau pourra produire des accidents nerveux et être poussée jusqu'au délire. Ce sont là des exemples que nous pourrions multiplier bien davantage.

Or, nous avons prouvé l'action puissante de l'acide carbonique et des alcalis en boisson ou sous forme de bains pour détruire l'inflammation, pour calmer le système nerveux; on comprendra donc facilement les avantages qu'on retirera de nos eaux dans les affections du genre de celles dont nous venons de parler, surtout lorsqu'on se rappellera que ce n'est pas seulement sur le système vasculaire et sur le système nerveux qu'elles agissent, mais bien encore sur les organes digestifs, comme nous l'avons démontré. Plus de détails sur ce point me paraissent inutiles, chacun saura en tirer d'utiles applications.

La sueur, comme toutes les sécrétions, est soumise au système vasculaire et au système nerveux. L'inflammation de l'un, l'irritation de l'autre, la diminue ou la supprime. Mais qu'une cause quelconque amène une détente générale, tels la syncope, les passions tristes, certains actes physiologiques, certaines maladies, l'usage de quelques médicaments, aussitôt tout le corps se couvre d'une sueur abondante. Nos eaux, par leurs propriétés hyposthénisantes et calmantes, deviennent, d'après ce que nous venons de dire, un moyen puissant de porter à la peau, et l'expérience est venue confirmer ce que la théorie nous avait fait pressentir. D'ailleurs, la quantité plus grande de liquide qu'on introduit dans la circulation, peut aussi être une source de l'abondance plus grande de la transpiration.

D'après les recherches de COLLARD DE MARTIGNY, les produits gazeux de la sueur sont principalement composés de gaz acide carbonique, d'azote, d'hydrogène en proportions très-variables. La proportion d'acide carbonique est plus grande lorsqu'on fait usage d'une nourriture végétale ; dans le cas contraire, c'est l'azote qui prédomine. La sécrétion cutanée est donc à l'état de santé presque toujours acide, mais elle devient alcaline par l'usage longtemps prolongé des eaux de Soulzmatt ; il faut cependant pour cela en boire beaucoup. L'alcalinité des urines s'obtient plus promptement que celle de la sueur. Cet effet a lieu, parce que les lactates, les acétates de potasse et de soude qui se produisent dans ce cas, sont naturellement à réaction alcaline plutôt que neutre.

On n'a pas encore bien étudié l'influence de l'acidité exagérée des sueurs sous le point de vue pathologique ; elle ne doit cependant pas être indifférente dans certaines affections générales qui se trahissent à la surface du corps. Je ne citerai comme exemple que la miliaire qui, lorsqu'elle est chronique, cède à l'action des alcalis pris à l'intérieur et sous forme de bains. Ne serait-ce pas en employant des eaux du genre de celles de Soultzmatt que, dans certaines maladies analogues, la médecine pourrait espérer de trouver des ressources qu'elle a en vain cherchées ailleurs?

Quant aux affections de l'appareil blennogène et des cryptes muqueux et pileux d'une nature souvent si tenace, mais dans lesquelles on peut presque toujours reconnaître l'élément inflammatoire, ne doivent-elles pas éprouver des modifications avantageuses par l'action hyposthénisante-vasculaire et calmante des eaux de Soultzmatt?

Ainsi, pour prendre un exemple à la portée de tout le monde, le pityriasis, cette affection furfuracée du cuir chevelu, caractérisée par la rougeur et la démangeaison de la peau et par des pellicules qui se reproduisent à l'infini, et dont la terminaison fâcheuse est la chute des cheveux ou leur amaigrissement, a jusqu'ici le mieux cédé aux préparations alcalines. C'est à des éléments de ce genre, dissimulés aux yeux du public sous forme de savons, de pommades aromatisées, d'eaux plus ou moins odorantes, que nos coiffeurs et nos inventeurs d'eaux merveilleuses empruntent une partie de leurs secrets.

En effet, ici les alcalis sont utiles; mais ce n'est pas en les employant sur une si petite échelle et en les combinant avec des substances excitantes, comme on le fait ordinairement, qu'ils peuvent amener des guérisons durables, pour peu que la maladie soit invétérée. Mais que, se rendant à une source minérale du genre de celle de Soultzmatt, on soumette pendant un certain temps la partie irritée à l'action hyposthénisante et calmante de l'acide carbonique et des alcalis qu'il tient en dissolution, qu'en même temps on enlève ces sécrétions cutanées qui sont irritantes, ou le deviennent par la chaleur du corps, par ces alcalis pour en former des savons solubles, ne peut-on point espérer d'obtenir des guérisons?

Et si un de ces vices, un de ces principes morbides, que la médecine admet sans pouvoir en formuler la nature, entretient la maladie, ne pourra-t-on pas la voir disparaître du corps sous l'influence d'une eau qui s'adresse à tous les émonctoires, et imprime, comme nous l'avons vu, de profondes modifications à la nutrition.

Nos eaux, exemptes de fer, répandent le calme sur tout le système vasculaire et nerveux, enlèvent à la peau ces feux, cette ardeur, cette rougeur maladives que produit l'excitation : elles la rendent fraîche, souple au toucher, et en dilatent les pores, tandis que les alcalis qu'elles contiennent détruisent localement la graisse qui lui enlève son velouté et lui donne un aspect luisant. La nature, comme on le voit, prévoyante dans ses moindres détails, nous a donné par les eaux de ce genre un cosmétique bien supérieur à ceux que la spéculation ou la mode ont inventés, et qui presque tous ont l'inconvénient d'attaquer la peau et de produire des effets tout contraires à ceux qu'ils promettent si pompeusement.

V. Action des eaux gazeuses alcalines de Soultzmatt sur la
sécrétion urinaire.

Pour résoudre cette question, nous allons encore une fois invoquer les lumières que nous fournit la physiologie, la chimie moderne et la pathologie. Elles ont fait naître dans notre esprit quelques idées neuves qui pourront trouver des applications pratiques.

M. Cl. Bernard a démontré qu'il est des vaisseaux veineux qui conduisent directement le sang de la veine-porte dans la veine-cave inférieure. Cette dernière a des parois musculaires très-prononcées chez certains animaux, et n'a de valvules qu'au-dessous des veines rénales, valvules qui empêchent le reflux du sang dans les veines iliaques. Ce liquide est ainsi refoulé dans les veines rénales, qui peuvent devenir temporairement vaisseaux afférents, aussi bien que les artères. Cette circulation, qu'il appelle hépato-rénale, n'a lieu que pendant l'engorgement momentané du foie, lors du travail de la digestion. Pendant l'état de jeûne, le sang de la veine-porte passe en totalité par les veines hépatiques simples, pour se porter vers le cœur.

La disposition anatomique des veines azygos permettant le passage du sang de la veine-cave supérieure dans la veine-cave inférieure, et réciproquement, peut faire que ces veines deviennent une voie pour transporter et verser dans la grande circulation un sang qui, n'ayant pas été élaboré par le foie ou les reins, doit être nuisible à l'économie. Mais lorsque ces derniers fonctionnent activement, le sang dirigé de haut en bas peut subir des modifications importantes et être débarrassé de principes qui doivent être éliminés avant d'arriver au cœur.

Lorsque le sang des veines rénales est porté vers les reins, l'urine contient les matériaux de la digestion, qui ont été absorbés par la veine-porte; alors elle est claire, très-abondante, albumineuse et alcaline. Le sang a-t-il été fourni par les artères rénales, l'urine est plus foncée, peu abondante, et contient beaucoup d'urée.

Ces faits expliquent: 1° Pourquoi l'absorption des substances médicamenteuses ne se fait pas d'une manière utile pendant le temps de la digestion, et nous indiquent le moment qu'il faudra choisir pour porter les éléments minéralisateurs dans la grande circulation et dans toute l'économie;

sans cette précaution, ils seront immanquablement rejetés en grande partie par les urines. 2° Connaissant cette voie rapide d'excrétion, on pourra en profiter de différentes manières, à la condition toutefois de diminuer ou d'activer le travail des reins. En le diminuant et en cherchant à ne pas encombrer la veine-porte, on empêchera les urines d'entraîner des éléments nécessaires à la nutrition de l'individu. (Traitement du diabète et de l'albuminurie par un régime animal et par les alcalis.) En l'activant, au contraire, en même temps qu'on fera arriver dans le système de la veine-porte des matériaux qui engorgent momentanément les veines hépatiques simples, on fournira à l'urine le moyen de débarrasser le corps de principes nuisibles qui s'y sont développés. (Traitement de la gravelle par le régime végétal et par les eaux gazeuses alcalines). 3° Comment, en agissant sur la sécrétion biliaire par les purgatifs, sur les urines par les diurétiques, sur le sang par les alcalis, on peut détruire des congestions veineuses de l'encéphale et de la moelle épinière.

Nous fondant sur ces faits et d'autres, que nous avons signalés en parlant des usages du foie, nous nous expliquons pourquoi on trouve souvent des traces de sucre et d'albumine chez les sujets dont la circulation hépatique ou la circulation générale est languissante ou entravée. Une expérience récente vient encore à l'appui de ce que nous avançons. Ainsi, M. HEPP, pharmacien en chef à l'hôpital civil de Strasbourg, dont nous avons tous pu apprécier les connaissances profondes et les recherches consciencieuses, a reconnu la présence de l'albumine ou du sucre dans les urines de la plupart des individus qu'on avait soumis à l'action anesthétique du chloroforme.

Les eaux de Soultzmatt, renfermant de la soude, et surtout de la *potasse*, possèdent des éléments puissants pour exciter la sécrétion rénale. Peu d'eaux minérales, disons-le,

offrent ces deux alcalis à la fois, et la plupart des eaux acidules froides connues ne contiennent pas de potasse. D'après
les analyses publiées jusqu'à ce jour, il n'existe en France
qu'une seule source acidule contenant un sel potassique :
c'est celle de Pont-Gibaud (Puy-de-Dôme), et encore n'en
offre-t-elle que des traces, tandis que dans les eaux de
Soultzmatt elle est en quantité notable. Sous ce rapport,
elle a de l'analogie avec quelques sources de l'Allemagne
(Tœplitz, Kreutznach, Pyrmont, Ems).

Nous attachons une grande importance à la présence
d'un sel alcalin de potasse dans une eau minérale, et ce
n'est pas sans raison. On sait que les divers liquides récrémentitiels, tels que la salive, la bile, le suc pancréatique,
etc., sont de nature alcaline et doivent ce caractère à la
soude qu'ils contiennent. Or, celle-ci est principalement
extraite, par le jeu des fonctions, du sel que renferment nos
aliments ou qui les assaisonnent. Il faut donc que, par
l'action des organes, il y ait séparation des deux éléments
de l'hydrochlorate de soude, et l'on conçoit que la présence
d'une base plus puissante que la soude favorise la séparation
de celle-ci. Il est donc rationnel de penser que les eaux de
Soultzmatt, qui contiennent une notable proportion de potasse, seront d'un merveilleux secours pour activer ou modifier la sécrétion des fluides récrémentitiels. Ajoutons à cela
que les sels de potasse n'entrent que pour une quantité extrêmement faible dans la composition des humeurs, qu'ils
seront rejetés de l'économie, et que leur départ, se faisant
par les voies urinaires, ils deviennent des agents diurétiques
d'une grande puissance. L'expérience a confirmé ces idées
théoriques émises par M. le professeur RAMEAUX, car les
eaux de Soultzmatt portent extrêmement aux urines. Nous
avons vu des malades et des personnes bien portantes qui
se plaignaient même de cette action énergique. Les eaux de
Vichy, qui ont à peu près la même composition chimique,

sont loin de jouir de cette propriété au même degré ; mais aussi les eaux de Vichy ne renferment pas de potasse. Lorsqu'il y aura anasarque, œdème, en un mot, des cas d'hydropisie ou d'épanchement dans certaines cavités, on comprend l'avantage qu'on pourra retirer de nos eaux.

Un des caractères qu'acquièrent les urines à Soultzmatt, c'est de devenir promptement alcalines : cinq à six verres de cette eau suffisent pour empêcher le papier de tournesol de rougir, pour verdir le sirop de violette, et même pour ramener au bleu le papier de tournesol rougi par un acide. J'ai souvent répété ces expériences : elles ont toujours eu le même résultat.

En parlant des travaux de M. BERNARD, nous avons vu la quantité considérable de sucre qui se forme naturellement dans le foie même chez les animaux qui ne font usage que d'une nourriture azotée. L'homme se plaçant dans de mauvaises conditions hygiéniques, peut, par une alimentation féculente, sucrée, par l'usage trop habituel de végétaux, ou par des circonstances individuelles que nous ne pouvons expliquer, produire une trop grande quantité de sucre pour qu'il puisse être converti en acide carbonique. Il s'écoule alors avec les urines, qui deviennent plus abondantes. Dans cette maladie, qui porte le nom de diabète sucrée, de glucosurie, le sang manque de l'alcalinité nécessaire. La sueur, qui se supprime, laisse, d'après M. MIAHLE, dans le sang un élément acide de plus, de sorte que, d'après les travaux de MM. BOUCHARDAT, CONTOUR, le sucre passe dans le sang sans y rencontrer assez d'alcali libre pour être décomposé, et se retrouve dans les urines à l'état de matière sucrée, analogue au sucre de raisin.

Donner une nourriture azotée, en y ajoutant l'usage habituel de boissons alcalines, tel est le traitement conseillé et suivi avec succès par M. MIAHLE, qui prescrivait le bicarbonate de soude. Nos eaux alcalines n'ont pas encore été employées dans une circonstance semblable, parce que ces travaux, qui sont récents, n'ont peut-être pas assez attiré l'attention des médecins. Mais, nous n'en doutons pas, les eaux de Soultzmatt, auxquelles il faudrait peut-être encore ajouter du bicarbonate de soude, sont destinées à rendre de grands services dans cette cruelle maladie, à la condition, quelquefois, de ne pas être prises en trop grande quantité, pour ne pas provoquer une sécrétion urinaire trop abondante.

Mais si, au lieu de suivre un régime végétal, l'homme, tombant dans un excès contraire, se nourrit de viandes noires, de substances azotées, s'il boit des vins généreux, s'il abuse des boissons alcooliques, et qu'il joigne en même temps la paresse corporelle à ces excès et à toutes les jouissances de la vie, il ne tarde pas à se former en lui une grande quantité d'acide urique. Dans le principe, ce produit peut être neutralisé par la sueur, puis rejeté par les urines sous forme de sable brunâtre, appelé *gravelle*, ou bien encore éliminé par le sang menstruel; mais il arrive un moment où l'acide urique, ne pouvant plus être rejeté par les émonctoires naturels, ou n'ayant jamais eu de tendance à suivre cette voie, se porte sous la forme de *goutte* sur différentes parties du corps, principalement sur les articulations, et y dépose une matière facile à reconnaître pour de l'acide urique.

L'urée et l'acide urique sont à la vérité deux produits normaux de la sécrétion des reins. Dans l'état de santé, la production de l'urée l'emporte sur celle de l'acide urique; ce n'est que dans les cas que nous venons d'indiquer que ce dernier produit prédomine.

L'expérience a depuis longtemps démontré que l'acide urique est détruit par les alcalis. Pour expliquer chimiquement ce fait d'observation, c'est encore à M. BÉCHAMP que nous avons eu recours.

La composition de l'acide urique est exprimée par la formule :

$$C^{10}\ Az^4\ H^4\ O^6\ =\ \text{acide urique.}$$

Celle de l'urée par :

$$C^2\ Az^2\ H^4\ O^2\ =\ \text{urée.}$$

L'urée peut se représenter par du cyanate d'ammoniaque :

Urée. Acide cyanique. Ammoniaque hydraté.

$$C^2\ Az\ H^4\ O^2\ =\ C^2\ Az\ O\ +\ H^3\ Az,\ HO.$$

Et, en effet, l'urée se dédouble en acide cyanique et en ammoniaque. L'acide urique peut se représenter moléculairement par de l'acide carbonique, de l'acide cyanhydrique, de l'acide cyanique et de l'eau ; en effet :

Acide urique. Ac. carb. Ac. cyanhydrique. Ac. cyanique. Eau.

$$C^{10}\ Az^4\ H^4\ O^6\ =\ 2\ CO^2\ +\ 3\ C^2\ Az\ H\ +\ C^2\ Az\ O\ +\ HO$$

De ce rapprochement résulte que l'urée est un produit plus oxidé que l'acide urique, et qu'il suffirait que le terme $3\ C^2\ Az\ H$, c'est-à-dire l'acide cyanhydrique renfermé dans la molécule d'acide urique pût donner naissance à de l'ammoniaque pour que l'urée se reproduisît. Or, cela est possible ; en effet, l'acide cyanhydrique, en présence de l'eau et d'un agent qui sollicite la formation de l'ammoniaque, se dédouble en acide formique et en ammoniaque, car

Ac. cyanhydr. Eau. Ac. formique. Ammoniaque.

$$C^2\ Az\ H\ +\ 3\ HO\ =\ C^2\ HO^3\ +\ Az\ H^3$$

voilà donc de l'ammoniaque formée, et par suite la possibilité de la génération de l'urée.

De ce que l'acide urique est un produit moins oxigéné que l'urée, il résulte cette conséquence, surtout si l'on admet que la nutrition est une véritable combustion des aliments absorbés qui s'opère dans nos organes par l'oxigène respiré, il résulte, disons-nous, qu'une alimentation trop substantielle, trop riche en carbone, comme celle des viandes, doit nécessairement engendrer de l'acide urique au lieu d'urée.

Mais comment expliquer l'action des alcalis dans la gravelle? Voici comment nous concevons cette action. Les alcalis commencent par dissoudre l'acide urique, et font ainsi bientôt disparaître les symptômes les plus alarmants; mais ils ne guériraient pas le malade, si celui-ci persistait à suivre son régime habituel : aussi le médecin conseille-t-il alors une alimentation végétale, c'est-à-dire un régime qui introduit des aliments moins substantiels, et surtout moins riches en carbone et peu azotés. Les alcalis n'en continuent pas moins leur rôle, et en transformant le sucre en acide acétique, corps non assimilable et carboné, l'oxigène introduit par la respiration est en quantité suffisante pour détruire cette partie des aliments qui n'est pas assimilée, et qui alors se trouve éliminée par d'autres voies que les reins, et ceux-ci peuvent reprendre petit à petit leur fonction habituelle, jusqu'à ce qu'enfin on obtienne une amélioration notable ou la guérison.

L'eau elle-même, qui sert de dissolvant aux principes minéralisateurs que nous venons d'étudier, n'a peut-être pas assez attiré l'attention des médecins qui se sont occupés de l'action des eaux minérales. Nous croyons avec l'École italienne que l'eau, prise en quantité notable, exerce sur notre organisme une action hyposthénisante par elle-même; que, versée en grande abondance dans les organes digestifs, elle est portée en partie au moins dans le sang, d'où elle est de nouveau rejetée en entraînant des principes non assimilables par les émonctoires naturels du corps. Joignez à cela les effets de réaction qu'elle produit sur la peau, et par son intermédiaire sur le système sanguin et le système nerveux, et vous aurez tout le secret des cures merveilleuses opérées par l'hydrothérapie. Cette manière d'envisager ce système

TABLEAU COMPARATIF DE QUELQUES EAUX GAZEUSES NATURELLES.

NOMS DES SUBSTANCES MINÉRALISANTES.	Soultzmatt. (Carbonates.)	Selters ou Seltz. (Carbonates.)	Soultzmatt. (Bicarbonates.)	Selters ou Seltz. (Bicarbonates.)	Bussang. (Carbonates.)	Rippoldsau. Natronée acidule. (Bicarbonates.)	Contrexéville. (Bicarbonates.)	Vichy. Célestins. (Bicarbonates)	Kissingen. Rakoczy. (Carbonates.)	Griesbach. (Carbonates.)	Soultzbach. (Carbonates)	OBSERVATIONS.
Acide carbonique libre ou à l'état de bicarbonate	2,47213	1,19240	1,94596	0,5974	2,9180	1,1480	0,00372	0,973	2,0148	1,732	2,630103	De la comparaison des colonnes de ce tableau, il résulte que nos eaux alsaciennes et vosgiennes de Soultzmatt, Soultzbach et Bussang sont plus gazeuses que les eaux étrangères que l'on importe en France ; sous le rapport de l'agrément, elles leur sont donc supérieures, et égales sous celui de la richesse en éléments minéralisateurs, excepté toutefois Kissingen et Rippoldsau. Mais ces dernières seront toujours employées, de même que nos eaux de Vichy, comme médicaments et jamais comme boisson d'agrément. Nos eaux ont donc cela de particulier, qu'elles peuvent convenir à la fois dans l'état de santé et de maladie. L'analyse des eaux de Soultzmatt et de Seltz est présentée de deux manières, afin que l'on saisisse plus facilement ce qu'elles ont de commun et de différent, et aussi parce que les auteurs des autres analyses ont présenté tantôt des carbonates, tantôt des bicarbonates. Il serait avantageux que les chimistes s'entendissent sur le mode d'arrangement qu'il convient de donner aux divers éléments d'une eau. Nous croyons que MM. OPPERMANN et BÉCHAMP ont bien fait de présenter tous les carbonates sous la forme de sels neutres anhydres. Les nombres du tableau expriment des grammes, même pour l'acide carbonique. L'eau de Soultzmatt contient à 10° C. de température plus d'un litre d'acide carbonique non combiné.
Carbonate de soude	0,67733	0,72710	0,95743	1,0290	0,7700	2,6206	0,197	4,137	0,1060		0,650464	
— de lithine	0,01233		0,01976					traces	traces		0,004928	
— de chaux	0,29959	0,32220	0,43115	0,4640	0,3610	0,5340	0,675	0,277	0,4628	0,1312	0,484750	
— de strontiane							indices	traces	traces			
— de magnésie	0,20618	0,27420	0,31326	0,4180	0,1800	0,0260	0,220	0,240	0,2260		0,176749	
— de manganèse						0,0130	0,009	0,001	traces		traces	
— de fer		0,01950		0,0270	0,0160	0,0890			0,0896	0,1220	0,023200	
Sulfate de potasse	0,14773		0,14773					0,020			0,114707	
— de soude	0,02271	0,04300	0,02271		0,1100	2,0240	0,130	0,170	0,2606	0,3800	0,009293	
— de chaux							1,150		0,2260	0,1820		
— de magnésie							0,190					
Azotate							indices					
Chlorure de potassium						traces		0,022	0,0680			
— d'ammonium								0,0064	0,0900			
— de sodium	0,07060	2,79600	0,07060		0,0800	0,0180	0,140	0,358	8,0900	0,0440	0,134256	
— de lithium									traces			
— de magnésium		0,04460					0,040					
Bromure de magnésium							indices		0,9780			
Iodure de magnésium								sensibles	0,2800			
Borate de soude	0,06501		0,06501									
Phosphate de soude		0,04600				0,0380			0,0222			
Acide silicique	0,06350	0,04800	0,06350		0,0560				0,2940		0,056712	
Alumine							0,120		0,0238		0,006250	
Acide phosphorique	0,00890		0,00890								traces	
Peroxyde de fer												
Silicate de soude								0,120				
— d'alumine								inappréc.				
Matière organique												
— bitumineuse						0,0180				0,0182		
— organique azotée								indices				
Principe arsénical uni au fer sans doute							0,070					
Phosphate de chaux ou d'alumine												
Acide arsénique et bioxyde d'étain											traces	
AUTEURS	BÉCHAMP.	BISCHOFF.	BÉCHAMP.	BISCHOFF.	BARRUEL.	KŒLREUTER	O. HENRY.	O. HENRY.	KASTNER.	KŒLREUTER	OPPERMANN.	

n'est pas une critique ; à l'hydrothérapie appartient un brillant avenir, du jour où, dégagée de ses théories sans valeur, de cet enthousiasme ou de cette répulsion qui sont également en dehors de la vérité, elle sera soumise à l'examen d'esprits sévères et que l'expérience et la raison auront mis un frein à ses prétentions exagérées. Admettant les avantages qu'on peut en retirer dans le traitement de certaines maladies, avant un an, s'élèvera par nos soins dans notre vallée, près de la maison des bains, un établissement hydrothérapique qui sera alimenté par les eaux si froides de l'Ombach. Ce sera le premier de ce genre qui aura été fondé en Alsace.

CHAPITRE VI.

Parallèle entre les eaux de Soultzmatt et plusieurs eaux gazeuses alcalines.

Nous croyons que le meilleur moyen de faire ressortir les avantages qu'on peut retirer des eaux de Soultzmatt, est de les comparer à quelques eaux gazeuses et alcalines les plus en réputation. Non que nous ayons la prétention de les placer en première ligne, mais nous espérons démontrer qu'il est des cas où elles doivent mériter la préférence.

L'eau avec laquelle l'eau de Soultzmatt a le plus d'analogie, est l'eau de Selters, dont la réputation est si bien établie. ALIBERT dit : « L'eau de Selters est servie sur toutes « les tables de l'Europe ; sa réputation ne s'éteindra jamais ; « son goût piquant flatte agréablement les papilles de la « langue chez tous les peuples. » L'établissement de Selters expédie chaque année un million et demi de bouteilles de son eau, tant en Allemagne que dans le reste des deux continents.

On est en droit de s'étonner de voir dans notre pays cette espèce d'engoûment pour l'eau de Selters, lorsque du flanc

d'une de nos montagnes des Vosges coule une source qui
ne lui cède en rien par son pétillant, par sa quantité d'acide
carbonique et par ses bases alcalines. C'est le cas de dire
que nul n'est prophète dans son pays. On préfère payer un
impôt onéreux à l'étranger pour boire une eau qui, venant de fort loin, a souvent perdu tout son gaz, parce
qu'elle est mal soignée ou qu'elle a été recueillie depuis
plusieurs mois, plutôt que de choisir celle d'une source que
l'on croit sans valeur, parce qu'elle coule à quelques kilomètres du lieu que l'on habite, et que l'on peut, grâce aux
soins du propriétaire, avoir toujours fraîche et gazeuse.
Quelques médecins instruits ont senti cet avantage, à Strasbourg surtout, où l'on peut dire que l'eau de Soultzmatt
a à peu près remplacé l'eau de Selters.

Dans la plupart des affections pour lesquelles on emploie
l'eau de Selters, l'eau de Soultzmatt doit être préférée, car
elle ne contient pas de fer. Je sais bien que la quantité de
fer contenue dans cette eau n'est pas considérable, mais la
chimie nous donne-t-elle toujours l'appréciation thérapeutique de l'action des éléments contenus dans une eau
minérale ? Ne voyons-nous pas chaque jour les eaux de
Griesbach guérir des chlorotiques qui avaient inutilement
pris les préparations ferrugineuses les plus actives de nos
pharmacies à des doses très-élevées? C'est de la dilution
et des différentes combinaisons chimiques que dépend la
force curative d'un médicament. Or, il est des maladies
dans lesquelles les préparations martiales ne sont jamais
innocentes, et ce sont surtout celles pour lesquelles nous
prescrivons le plus souvent l'eau de Selters (affections inflammatoires aiguës, phthisies pulmonaires, engorgement
chronique de certains viscères).

Nous avons autour de nous des sources gazeuses alcalines
précieuses pour certaines affections, mais qui le seraient
bien plus encore, si l'on était plus prudent dans le choix

qu'on en fait. De ce nombre sont celles de Bussang et de Soultzbach, qui ont une composition analogue à celle de Selters, car elles contiennent du fer dans une proportion assez grande pour leur donner un petit goût d'encre ; sous ce rapport, elles ne sont pas aussi agréables que celles de Soultzmatt. Sur la rive droite du Rhin, dans la Forêt-Noire, sont plusieurs sources qui, par leur quantité de gaz acide carbonique, par les bases de soude, de magnésie et de chaux, sont au moins aussi riches que celles de Soultzmatt, mais qui toutes contiennent du fer ; je veux parler de Griesbach, qui en contient beaucoup, de Rippolsau, Petersthal, Antogast, qui en contiennent moins.

Comme on le voit, l'Alsace et les pays environnants sont largement pourvus en sources gazeuses alcalines : on n'a que l'embarras du choix, et cette richesse est un écueil, car il n'est pas indifférent, comme le croient certains médecins, d'envoyer leurs malades à l'une ou l'autre de ces sources. Ces eaux seront inférieures à celles de Soultzmatt dans tous les cas où l'irritation et l'inflammation n'auront pas été complétement éteintes par le traitement antérieur. Cela est facile à comprendre : on veut rendre le sang plus liquide, on veut calmer l'érétisme et on introduit un élément réparateur excitant, tel que le fer. Or, comme dans beaucoup de maladies, ce principe d'irritation peut subsister même à l'état latent, ne doit-on pas craindre qu'un agent aussi puissant ne vienne le réveiller. On peut dire d'une manière générale que plus on se rapprochera de la période d'acuité de la maladie, plus de pareils effets sont à craindre.

Mais, comme on le sait, au bout d'un certain temps toute affection chronique amène un état de débilité qui peut être porté très-loin. Le malade s'affaiblit, son sang s'appauvrit, et on devrait alors, pour combattre les engorgements, les dégénérescences de tissu, pouvoir recourir aux eaux gazeuses alcalines, mais leur action déprimante s'oppose à leur emploi. Dans les cas de ce genre, on est heureux de trouver une eau qui, en même temps qu'elle produit des effets analogues à celle de Soultzmatt, porte avec elle dans l'économie un correctif, un élément réparateur.

Dans les cas où l'appauvrissement du sang est bien constaté, les eaux de Soultzmatt doivent être rejetées, à moins qne des complications particulières forcent d'y avoir recours. Ainsi, dans la chlorose franche, dans les écoulements blancs qui ne sont entretenus par aucune inflammation, on préférera avec raison les eaux de Griesbach, de Rippolsau, de Soultzbach à celles de Soultzmatt.

L'École italienne a, à la vérité, aussi considéré le fer comme un hyposthénisant du système vasculaire; mais les faits sur lesquels repose cette manière de voir me semblent susceptibles d'une autre interprétation, surtout lorsque nous voyons ce qui se passe chez les sujets auxquels on a donné intempestivement le fer ou chez ceux qui en ont fait un usage trop prolongé.

Il est une autre eau minérale du duché de Nassau qui jouit d'une grande réputation dans les affections de la poitrine. Je veux parler d'Ems. Ses sources sont au nombre de trois, l'une froide, les deux autres chaudes ; elles renferment identiquement les mêmes éléments que celles de Soultzmatt dans des proportions très-peu différentes. L'expérience a démontré que ces deux dernières sources ne doivent être employées dans les affections des poumons, et surtout la phthisie au premier degré, qu'avec les plus grandes précautions ; souvent elles augmentent la fièvre et déterminent des hémoptysies : ce qui est en partie dû à leur thermalité. Quant à la source froide, qui est celle qu'à notre avis il faut dans ce cas préférer, elle ne diffère pas de celle de Soultzmatt. Pourquoi alors aller chercher au loin des effets qu'on peut obtenir dans son pays ?

Parlons encore de deux sources ayant une hâute réputation, Contrexéville et Vichy. La première, sauf l'absence presque complète d'acide carbonique, renferme les mêmes bases que nos eaux, de sorte qu'en laissant échapper une portion de gaz de celles de Soultzmatt, on a une eau presqu'analogue par ses principes alcalins. On pourra donc guérir à Soultzmatt la gravelle avec autant de succès qu'à Contrexéville; l'expérience est venue confirmer ces vues théoriques.

Nous sommes loin de vouloir placer Soultzmatt sur la même ligne que Vichy. Cependant voyez l'analyse de ces deux eaux et vous y trouverez, à quelque différence près, les mêmes principes minéralisateurs; c'est, comme à Vichy, la chaux, la magnésie, la soude qui y sont renfermées et dont l'action, si bien étudiée par M. Ch. Petit et d'autres médecins distingués, a acquis à ces eaux une réputation européenne.

CHAPITRE VII.

Mode d'administration des eaux de Soultzmatt.

Nous ne pouvons ici poser que des règles générales, laissant aux médecins qui enverront les malades aux eaux, ou au médecin de l'établissement, le soin de porter des modifications dans le traitement que nous indiquons.

L'eau de Soultzmatt se prend sous presque toutes les formes adoptées dans les établissements d'eaux minérales.

En boisson, deux sources servent à cet usage. La source principale, source acidule *(Sauerwasser)*, est renfermée dans le bâtiment de droite et entourée d'une grille; elle est très-abondante et presqu'à fleur de terre.

La seconde, qui contient moins d'acide carbonique, et qui est plus faible, est placée dans le bâtiment principal.

Le malade peut prendre six à huit verres d'eau dans la matinée; mais il doit, dans les premiers jours, essayer la susceptibilité de son estomac, en n'en buvant qu'un ou deux verres au plus. Il est rare qu'il soit avantageux de dépasser les doses que nous indiquons. Cependant nous avons vu des personnes qui portaient le nombre de verres jusqu'à quinze et même plus. Nous n'autorisons généralement cette espèce d'excès que dans les cas où nous tenons à porter beaucoup aux urines. Il faut, en pareil cas, laisser échapper une cer-taine quantité d'acide carbonique pour éviter l'ébriété.

Pendant le temps qu'on boit l'eau, et même lorsqu'on a cessé de boire, on se livrera à un exercice modéré qui favorise le jeu des fonctions et amène l'effet diurétique, sans lequel l'action médicatrice de ces eaux n'est pas complète.

Il est à observer que jamais il ne serait possible de supporter l'effet déprimant, hyposthénisant du gaz acide carbonique, si on ne se trouvait dans un air pur comme celui qu'on respire à Soultzmatt. En se plaçant hors de cette action excitatrice, en se renfermant dans une chambre, ou en choisissant un endroit très-abrité, l'eau porte au cerveau et jette dans un véritable état de stupeur.

Quelques malades ne doivent boire l'eau de Soultzmatt que dépourvue d'une partie de son acide carbonique, afin d'éviter l'excitation momentanée que ce gaz produit. A cet effet, nous faisons placer dans la chambre des malades de l'eau prise le soir à la source, et nous leur recommandons de ne la boire que le lendemain. L'eau ainsi conservée est moins froide et convient parfaitement à ceux qui ont la poitrine délicate. Lorsque les eaux excitent les bronches et font tousser, nous conseillons d'y ajouter du lait. Mais, comme le dit Méglin, ce mélange doit autant que possible être évité, parce qu'il altère, en partie au moins, l'action de l'eau. On y ajoute quelquefois du sirop de gomme.

Il est des estomacs qui supportent mal les eaux; elles pèsent et déterminent le ballonnement du ventre. Un des meilleurs moyens de détruire cet effet, qui rend la cure fatigante , et quelquefois difficile à continuer, est de faire prendre aux malades, avant et après qu'ils ont bu l'eau, une infusion aromatique : on choisit de préférence la camomille.

Nos eaux, comme nous l'avons fait pressentir, resserrent ; il n'est pas rare de les voir déterminer des constipations opiniâtres. Il faut faire cesser cet inconvénient, en faisant avaler dans le premier verre d'eau minérale des doses plus ou moins élevées de sulfate de magnésie, ou, mieux encore, avoir seulement recours aux lavements, à moins d'indications spéciales ; du reste, ce phénomène n'est pas constant. On peut dire que les selles ne sont ni augmentées ni diminuées chez la plupart des malades. Il en est même qui en éprouvent un effet purgatif.

Le calorique contenu dans les eaux thermales a, d'après les recherches faites par M. BERTRAND et d'après la manière de voir de l'École italienne, le même effet que le calorique que nous produisons artificiellement. Il excite, élève le pouls, donne une sensation de malaise momentané, et peut même, lorsqu'on ne prend pas toutes les précautions nécessaires, faire naître des congestions cérébrales et d'autres accidents formidables. Il est donc un grand nombre d'affections où les eaux minérales froides seront préférables, supposant même que leur action soit plus lente. Cela surtout nous paraît être vrai pour les eaux gazeuses alcalines du genre de celles de Soultzmatt. On évite ainsi, en partie au moins, cette excitation primitive si fréquente chez les malades au début du traitement. Ainsi, à Vichy, ce ne sont pas les sources très-chaudes qui rendent le plus de services, mais bien la source qui n'est point thermale.

Ce que nous venons de dire s'applique à l'eau prise à l'intérieur, mais surtout quand on l'emploie sous forme de bain. Une partie des principes qui se trouvent dans nos eaux est fixe et se retrouve, à quelque température qu'on les chauffe. C'est la soude, la chaux, la magnésie, la potasse. L'autre volatile s'échappe dès que l'eau est chauffée à un certain degré, c'est l'acide carbonique. Aussi éprouve-t-on des effets très-différents, suivant la température à laquelle on prend le bain. Nous avons sur nous-même souvent fait des expériences à ce sujet, et nous les avons répétées sur nos malades.

Le bain, pris à une température de 28 à 29 degrés, produit pendant le premier quart d'heure un état d'excitation. Le pouls s'élève, la face se colore ; un état d'anxiété s'empare du malade. Peu à peu le calme renaît ; mais à la sortie de l'eau on éprouve de la pesanteur, quelquefois des vertiges, un grand état d'abattement et de lassitude, un certain besoin de dormir. Pris de cette manière, les bains ont un effet débilitant momentané, ils dépriment par les principes alcalins renfermés dans l'eau minérale. Nous indiquerons plus tard les cas où cette manière de procéder doit être préférée.

Lorsque le bain est pris à une température de 23 à 25 degrés, il ne produit plus ces effets d'excitation et de congestion momentanée. On éprouve, en s'y plongeant, une sensation de bien-être qui continue pendant toute la durée du bain ; c'est un effet calmant. On se sent plus fort et plus dispos. La tête est légère, les mouvements faciles ; toutes les fonctions prennent une plus grande énergie, l'appétit se fait sentir d'une manière impérieuse.

Ce mode d'administration des bains a aussi ses indications spéciales ; il est vrai de dire cependant que, si tous les malades supportaient les bains à une température peu élevée, ils en retireraient de plus grands avantages, ils jouiraient de l'action d'un des principes minéralisateurs des plus actifs, l'acide carbonique. On devra donc presque toujours chercher à abaisser successivement leur température : il est rare qu'on n'arrive à ce résultat ; cela se comprend facilement depuis que nous avons vu par expérience à quelle températage basse les hydrophates font usage de l'eau froide.

L'efficacité plus grande des bains de Soultzmatt pris à une température peu élevée a déjà attiré l'attention de MÉ-GLIN et de M. WILLY, médecin à Mulhouse et associé de l'Académie royale de chirurgie. (Cité par cet auteur.)

Ce médecin, qui se trouvait à notre bain pour rétablir sa santé, y trouva un officier qui ne pouvait marcher qu'à l'aide de deux béquilles, et encore avec la plus grande difficulté (il n'entre pas dans plus de détails sur la nature de la maladie). Depuis quinze jours déjà, il avait fait usage, sans aucun succès, des bains de Soultzmatt. M. WILLY, qui le vit dans cet état, attribua ce peu de succès à ce que le malade prenait des bains à un degré de chaleur trop fort : il lui conseilla de ne prendre que des demi-bains, et seulement tièdes ; il lui fit faire deux saignées, à quelques jours de distance l'une de l'autre, parce qu'il avait observé des signes évidents de pléthore, tels que la plénitude du pouls, l'engourdissement des membres, le gonflement des veines, des insomnies, etc. Les demi-bains tièdes procurèrent un effet si prompt, qu'au bout de trois jours il put déjà abandonner ses béquilles ; au septième ou au huitième jour, il marcha sans beaucoup de peine, une canne en main, et dans l'espace de quinze jours, il s'en retourna chez lui bien portant.

DEUXIÈME OBSERVATION. Madame R.... avait depuis plus d'un an une telle extinction de voix qu'elle pouvait à peine se faire entendre : elle ne pouvait remuer le col qu'avec la plus grande difficulté ; lorsqu'elle était assise, on était obligé de lui soutenir toujours la tête à l'aide de quelques coussins pour la soulager. Cette dame avait aussi pris infructueusement les bains pendant une quinzaine de jours ; ce que M. WILLY rapporte encore à la même cause, c'est-à-dire à la chaleur trop grande du bain. Lui ayant conseillé de ne prendre les bains qu'à la température du corps, elle put déjà, après trois ou quatre premiers bains, remuer le col plus librement et se faire entendre assez distinctement ; elle fut en très-peu de temps entièrement rétablie, et jusqu'à présent elle n'a pas éprouvé le moindre ressentiment de son mal.

Généralement les bains doivent être pris le matin, et autant que possible à jeun. Deux causes principales font préférer ce moment de la journée. Les pores, plus ouverts après le sommeil de la nuit, sont plus aptes à absorber les principes médicamenteux contenus dans l'eau minérale. L'absorption est d'autant plus facile, que le sujet n'a depuis longtemps pris aucun aliment. Cette faiblesse accidentelle, qui naît de l'état de jeûne, permet aux éléments minéralisateurs de pénétrer dans toute l'économie. Enfin, une dernière considération se trouve dans le danger qu'il y a, pour quelques personnes, de voir leur digestion troublée.

Il est des malades qui sont tellement impressionnables au froid, ou tellement faibles, qu'ils ne pourraient supporter les bains pris de très-bonne heure ; d'autres enfin, et surtout les femmes délicates, ont besoin d'un repos prolongé ; elles se trouveraient très-mal de sortir de leurs habitudes.

On ne prend ordinairement qu'un seul bain par jour ; mais il est des cas assez nombreux où le médecin devra en faire prendre un plus grand nombre. Ce mode d'administration des eaux, suivi dans quelques établissements, a amené d'excellents résultats. Ce sera surtout dans les affections de la peau, dans le rhumatisme invétéré, dans les affections de la vessie, dans certaines leucorrhées, en un mot, dans tous les cas où on voudra obtenir un effet déprimant, hyposthénisant, que les bains répétés, longtemps prolongés, deviendront un moyen vraiment utile,

La douche est à la fois, tantôt un moyen perturbateur, tantôt un moyen calmant. Sa température élevée, la force du jet, son large diamètre, produisent une excitation vive sur le point où elle est appliquée. Cette manière d'agir convient dans les cas où on veut produire une forte dérivation sur un point quelconque du corps, dans le but de détourner l'irritation fixée sur un organe voisin. Le rhumatisme musculaire et articulaire, certaines affections de la moelle épinière sont efficacement attaquées en procédant ainsi.

Mais la douche doit être faible, douce, en arrosoir, tiède, dans les cas où il s'agit de porter directement son action sur l'organe malade. Ainsi, dans les engorgements de l'utérus, les douches ascendantes sont très-utiles, à la condition d'être appliquées avec les plus grandes précautions ; données autrement, elles amènent de la douleur et souvent l'inflammation. On ne peut recommander assez de prudence aux personnes qui en font usage, et à celles qui sont chargées de les administrer. Il en est de même dans les affections de l'estomac, du foie et de la vessie.

La douche fatigue généralement les malades, et ne doit être donnée que pendant cinq à dix minutes, un quart d'heure au plus, sur le même point. Le médecin devra suivre attentivement ses effets.

CHAPITRE VIII.

Des cures au petit lait.

Pour traiter convenablement ce sujet, nous avons cru devoir recourir aux lumières d'un médecin distingué, M. Hirtz, professeur agrégé à la Faculté de médecine de Strasbourg, qui, conduit dans presque tous les établissements de ce genre par son goût pour la science et par des motifs de santé, a su faire tourner ses recherches et son expérience au profit de notre art. Nous devons à sa bienveillante amitié ce chapitre intéressant de l'ouvrage que nous publions.

C'est en Suisse que les cures au petit lait de chèvre ont pris naissance. Pendant longtemps confinées dans quelques cantons, elles ont, depuis un certain nombre d'années, acquis une telle extension, qu'elles se sont naturalisées partout où des circonstances topographiques favorables ont semblé le permettre.

M. NESSEL, homme d'initiative par excellence, a promptement compris que Soultzmatt possédait tous les éléments favorables à ce genre de cure. L'exposition de la vallée, fermée au Nord et ouverte au soleil, donne à l'air cette douceur au printemps, cette précocité que recherchent avec avidité ceux dont les organes respiratoires sont irrités. Sur ces montagnes qui lui servent d'abri, croissent en grand nombre des plantes alpines, une multitude de labiées, de nastursium et autres végétaux, dont les propriétés bienfaisantes passent, pour ainsi dire, du lait de la chèvre dans le sang des malades. Enfin, la similitude d'action de l'eau de nos sources avec celle du petit lait, qui, toutes deux, sont propices aux poitrines irritées, font que nous pouvons offrir aux malades un ensemble systématique de moyens, où l'art et la nature paraissent s'être donné la main.

Si, dans vos promenades, vous êtes conduit de la maison des bains vers le fond de la vallée, et que du pied du Heidenberg vous vous dirigez à droite, bientôt vous vous trouvez comme enfermé dans un vallon silencieux, bordé de toutes parts par des montagnes boisées. Sur ce tapis de verdure et de fleurs est assis le joli hameau de Winsfelden, en avant duquel s'élève une colline, contre laquelle sont comme suspendus des groupes de chèvres blanches de la Suisse; c'est là qu'elles viennent brouter les plantes dont l'arôme passe dans leur lait. Tout près est la ferme où, la nuit, elles viennent se réfugier, et où elles livrent leurs tétines aux mains d'un Suisse, habile dans l'art traditionnel de préparer le petit lait. La préparation, terminée au point du jour, arrive toute chaude à l'établissement à l'heure de la distribution, qui est faite aux malades qui boivent le petit lait en se promenant. On le porte dans les chambres de ceux qui, par un motif quelconque, ne peuvent les quitter ou sont retenus dans leurs lits.

Avant de nous occuper des effets du petit lait, disons quelques mots sur ses qualités physiques et chimiques. Il est constitué par le sérum du lait et doit renfermer non-seulement tous les sels et tous les principes fixes contenus dans le lait, mais encore la partie aromatique et volatile qui s'y trouve; d'un autre côté, il doit être débarrassé des corps caséeux qui en forment la partie indigeste; il présente alors l'aspect d'un liquide d'un jaune verdâtre opalin, demi-transparent, d'une odeur qui rappelle celle de la chèvre, et d'une saveur légèrement sucrée, assez analogue à celle d'un fort bouillon aux herbes. Il doit surtout n'avoir aucun goût acide (ne rougir que très-légèrement le papier de tournesol).

Les effets immédiats et physiologiques du petit lait sont les suivants : Il détermine d'abord une sensation de douce chaleur à l'estomac; cette chaleur se répand bientôt dans toute l'économie et dispose à une légère diaphorèse; au bout d'une demi-heure des gargouillements intestinaux, *mais sans colique*, annoncent une action purgative plus ou moins intense, suivant le nombre de verres qu'on a pris. Il est quelques personnes qui, loin d'être relâchées par le petit lait de chèvre, éprouvent un effet contraire, mais c'est l'exception, et alors, en général, elles ne supportent pas longtemps le petit lait. En même temps qu'il agit sur les selles, il porte son action sur les autres organes sécrétoires, les urines sont légèrement augmentées, et la muqueuse bronchique devient le siége d'une sécrétion plus abondante, ou perd l'irritation sèche, si elle en était affectée.

Quand la cure du petit lait a été continuée quelque temps, son action résolutive se fait sentir d'une manière plus notable encore; les indurations des organes et des glandes diminuent ou cèdent quelquefois. La circulation abdominale, stimulée et facilitée par la sécrétion dont la muqueuse est le siége, se trahit par une diminution du gonflement du ventre, par une disparition de sa dureté; des hémorrhoïdes supprimées reparaissent souvent et retrouvent leur flux régulier; la sécrétion biliaire, notablement augmentée, détermine ou favorise le dégorgement du foie; des constipations opiniâtres font place à des selles régulières. Du côté de la poitrine, le premier effet produit est une plus grande abondance dans la sécrétion muqueuse des bronches et par suite une expectoration bien plus facile. Comme conséquence, on voit diminuer l'irritation pulmonaire; la toux sèche surtout est promptement amendée par le petit lait. Les malades éprouvent un relâchement, un sentiment de détente dans toute l'économie; l'excitation et la fièvre se calment dans la même proportion.

De tous les effets sur l'homme, sain et malade, ainsi que de la composition chimique du petit lait, ressort cette conclusion que ce remède est un puissant rafraîchissant, dont les caractères particuliers sont de résoudre les indurations, de faciliter les sécrétions et d'apaiser les irritations. En effet, le petit lait nous offre, outre ses qualités balsamiques, toutes les propriétés du sérum du sang, c'est-à-dire de la partie aqueuse et alcaline de ce liquide, et on conçoit dès lors combien il doit être à la fois dissolvant et rafraîchissant.

L'expérience, ainsi que le raisonnement, nous indiquent en conséquence quelles sont les maladies auxquelles il convient de l'opposer.

En premier lieu, les irritations des bronches et des poumons. C'est sur ces maladies qu'ont porté les premières expériences faites en Suisse, il y a un siècle, avec le petit lait d'Appenzel, et c'est leur heureuse issue qui a déterminé le succès de cet établissement. On fera donc, avec beaucoup de chances de réussite, usage de ce moyen toutes les fois qu'une toux sèche, une expectoration difficile indiqueront une irritation pulmonaire; dans les bronchites opiniâtres, dans les phthisies, dès leur début. Mais il ne faudrait pas croire que le petit lait borne son action à éteindre l'irritation. Il modifie très-avantageusement les sécrétions des bronches et change très-souvent un catarrhe puriforme en une sécrétion purement muqueuse. Il convient, par conséquent, toutes les fois que la sécrétion bronchique est altérée, soit dans sa nature, soit dans sa quantité, ainsi que cela arrive si souvent dans des rhumes invétérés, dans les catarrhes suffoquants, dans les bronchites purulentes, etc.

Dans les *obstructions du bas-ventre*, qui comprennent des états anatomiques si variés, le petit lait rend souvent d'utiles services; son action laxative, qui peut être longtemps continuée, sans déterminer la moindre irritation, indique son emploi dans les constipations par sécheresse et paresse des intestins, dans les affections hémorrhoïdales, dans les embarras de la circulation de la veine-porte, dans les engorgements du foie, l'ictère et la suppression de la bile. Il n'y a qu'une seule remarque à faire à ce sujet, c'est que, dans toutes ces affections abdominales, le petit lait doit avoir un effet purgatif; si cet effet manque ou est insuffisant, le petit lait non-seulement ne rend pas de services utiles, mais ajoute souvent à l'embarras du ventre. En général (et ceci s'applique à tous les cas où l'on emploie le petit lait), son usage exige une certaine force digestive, et il ne faut pas l'employer chez des malades dont l'estomac est faible ou nerveux, chez ceux qui n'ont pas d'appétit et dont la langue est chargée. Dans ces cas, il détermine des nausées, des pesanteurs et de l'anorexie. Il est bon alors d'employer d'abord l'eau de Soultzmatt simple, pour donner du ton à l'estomac.

Dose et mode d'administration. — Il est bon de recommander aux malades d'aller graduellement et à doses croissantes en commençant le petit lait; un verre et même un demi-verre suffisent les deux premiers jours pour les estomacs délicats. On arrivera ainsi, selon les facultés digestives et l'exigence de la maladie, à quatre ou cinq verres par jour. Une fois à cette dose, on prend un verre tous les quarts d'heure; on se promène pendant les intervalles, et on laissera écouler une grande heure entre le dernier verre et le déjeûner. Quelquefois il est bon de s'arrêter après une dizaine de jours et de ne reprendre la cure qu'après deux jours de repos. Il est avantageux aussi de prolonger le traitement au delà des vingt-un jours sacramentels, et il vaut mieux interrompre par intervalles la cure. Enfin, il faut être prévenu que l'effet curatif dans les bronchites ne se prononce pas toujours, et qu'il est au contraire bien plus fréquent de ne voir la guérison survenir que dans le mois qui suit la fin du traitement; tout au plus voit-on l'amendement arriver dans les derniers jours de la cure. Celui qui écrit ces lignes en a vu de nombreux exemples.

CHAPITRE IX.

De l'eau balsamique de Soultzmatt.

La découverte de l'eau balsamique a donné à l'établissement un nouvel agent thérapeutique puissant, dont l'expérience a déjà sanctionné l'utilité. Voici comment M. Arnold, inventeur de cette eau, s'exprime dans l'ouvrage qui a été publié à ce sujet :

L'eau balsamique de Soultzmatt n'était pas destinée dans l'origine à sortir de l'établissement où elle se prépare. Je me contentais modestement de l'administrer aux malades de notre vallée et des environs et à quelques personnes affectées de la poitrine, qui étaient envoyées à Soultzmatt pour y boire le petit lait et l'eau acidulée gazeuse de la source.

Des médecins distingués de Strasbourg, de Colmar et de Mulhouse, étant venus visiter successivement nos bains, furent frappés des effets que j'avais obtenus par l'emploi de l'eau balsamique ; ils désirèrent l'essayer à leur tour ; je leur en envoyai à plusieurs reprises, et il paraît qu'ils ont été très-satisfaits des résultats qu'ils ont obtenus.

Cette eau a l'apparence de l'eau de source la plus pure ; elle est légèrement gazeuse, parce qu'on est parvenu dans sa préparation à empêcher l'échappement du gaz qui se trouve dans l'eau naturelle de Soultzmatt. Grâce à cette précaution, elle se conserve fort longtemps, sans s'altérer : ce qui permet de la transporter à de grandes distances et à la rendre à peu près inaltérable. Quand on débouche la bouteille, elle ne mousse pas comme l'eau naturelle, mais, comme beaucoup d'eaux de cette espèce, elle renferme de l'acide carbonique, dissous ou combiné.

L'odeur de l'eau balsamique révèle en partie, au moins, les principes qu'elle contient ; c'est l'odeur de sapin. Cela doit rassurer les médecins qui pourraient craindre de donner à leurs malades une préparation dont ils ignorent la composition. La chose que je dois taire, c'est la manipulation qu'on met en usage dans notre établissement, pour obtenir, avec de pareils ingrédients, un liquide aussi agréable à la vue qu'au goût. Aussi, les malades qui en ont fait usage, l'ont-ils baptisé, sans notre concours, du nom d'*eau de sapin (Tannenwasser)*.

En effet, pour préparer cette eau, je profite à une époque déterminée de l'année de certaines parties d'un sapin très-commun dans nos forêts, pour en extraire un principe aromatique que j'associe à un principe astringent et tonique, retiré d'une plante de nos montagnes. Je fais dissoudre ces deux principes dans une certaine quantité d'eau de Soultzmatt dans des proportions différentes, suivant l'indication à remplir.

L'eau balsamique, introduite dans la bouche, communique de prime abord une sensation de fraîcheur très-agréable et assez analogue à celle qu'on obtient avec une pastille de menthe ; aussi nous n'avons pas encore trouvé une seule personne, je ne dirai pas qui se soit refusée à la boire, mais qui ne l'ait bue avec un certain plaisir ; ce qui présente un très-grand avantage pour son administration, qui, dans certaines maladies, doit être continuée longtemps.

Les médecins qui ont souvent employé les balsamiques savent combien il est difficile d'en continuer longtemps l'usage. Donnez pendant huit jours du copahu ou de la térébenthine à un malade, il faudra, ou qu'il soit bien désireux d'être guéri, ou bien peu sensible, pour qu'il ne repousse avec horreur ces médicaments, ou que leur odeur ne provoque des nausées. Il n'en est pas de même de l'eau balsamique ; si l'indication l'exige, on peut, sans crainte de fatiguer le malade, continuer indéfiniment son usage.

L'eau balsamique donne, peu d'instants après l'avoir bue,

une douce sensation de chaleur intérieure qui se communique, seulement par degrés, à toute l'économie. On dirait qu'un vin généreux vous ranime et amène un léger degré d'excitation. Cet effet, à moins que la dose administrée ne soit très-forte, est fugace et ne dure que quelques instants; à cette sensation en succède une autre moins agréable, il est vrai, mais plus durable; c'est un faible sentiment d'astriction et de sécheresse dont le siége est surtout à la gorge. Ces deux sensations distinctes expliquent à un certain point la manière d'agir de ce médicament qui renferme un stimulant diffusible et un astringent; c'est, suivant moi, à ces deux propriétés combinées que l'eau balsamique doit toutes ses vertus curatives. J'ai eu l'heureuse idée de faire prédominer, dans la manipulation, tantôt l'un, tantôt l'autre de ces deux principes. Ainsi, l'eau balsamique, contenue dans des bouteilles marquées au cachet rouge, et employée surtout dans les affections pulmonaires, est bien moins stimulante que celle contenue dans des bouteilles au cachet vert, qu'on préfère pour les affections des voies urinaires et pour les maladies des enfants, etc.

J'ai cru devoir signaler cette différence, parce qu'elle m'a paru très-importante dans le traitement de certaines maladies; c'est là ma réponse à ceux qui pensaient qu'on pouvait indifféremment se servir de l'une ou de l'autre préparation.

Je ne connais pas la nature intime du principe astringent renfermé dans l'eau balsamique. Tout ce que je sais, moi qui n'ai pas de laboratoire de chimie, ni de loisir pour faire des recherches de ce genre, mais qui, pour les remplacer, ai un vaste champ d'expérimentation, c'est que l'eau balsamique resserre les tissus. Peut-on en douter quand, en en versant sur les plaies, j'ai pu arrêter promptement des hémorrhagies, ou quand, la donnant à l'intérieur, je faisais cesser des hémoptysies, des pertes utérines abondantes, ou que je supprimais des flux muqueux.

Le principe stimulant renfermé dans l'eau balsamique est de la nature de ceux qu'on appelle diffusibles ; son action est due, sans doute, à là présence de l'arôme que renferme la plante que j'emploie dans cette préparation, et que je suis parvenu à y fixer.

L'action de l'eau balsamique sur le canal intestinal sain paraît être à peu près nulle ; elle ne produit, dans la plupart des cas, ni constipation, ni diarrhées ; avantage inappréciable pour un médicament qui doit être continué longtemps. Il n'en est pas de même dans les cas pathologiques ; l'eau balsamique paraît agir, surtout quand il y a supersécrétion, et ne contrarie pas l'action physiologique des membranes muqueuses.

S'il est des organes sur lesquels les balsamiques paraissaient agir d'une manière avantageuse, c'est, sans contredit, sur les organes génito-urinaires. Cependant, à l'état de santé, l'influence de ma préparation se fait à peine sentir ; ainsi je n'ai pas remarqué qu'elle produisît le moindre effet sur ces organes chez les personnes affectées de bronchites ou de toute autre maladie ayant nécessité son administration. Fait important, à mon avis, car il prouve que l'eau balsamique n'agit d'une manière évidente que sur les organes devenus le siége d'une sécrétion anormale.

La plupart des stimulants diffusibles exercent plus ou moins leur action sur le système circulatoire en accélérant le pouls. Je suis parvenu, après de nouveaux essais, à obtenir l'eau balsamique (cachet rouge), qui, privée en grande partie de son principe stimulant, n'est plus guère qu'un astringent, qui agit à la manière du sucre de saturne, que beaucoup de médecins considèrent comme un moyen plus sûr que la digitale pour déprimer et ralentir la circulation ; avant cette modification, l'eau balsamique avait une application bien plus restreinte, et nous n'osions l'employer qu'avec beaucoup de circonspection et à faible dose, comme nos observations le prouvent, dans les cas de fièvre hectique. Ceux de nos confrères qui la donneront aux malades fébricitants ne tarderont pas à se convaincre de cette vérité.

D'après cet aperçu rapide, l'eau balsamique est un médicament nouveau destiné à combattre une série d'affections qui, par leur fréquence et la difficulté qu'on éprouve à les guérir, font souvent le désespoir de la médecine. En indiquant un moyen qui exerce une action puissante sur les sécrétions pathologiques des membranes muqueuses, je crois avoir rendu un service signalé à notre art. L'eau balsamique, en effet, guérit souvent le catarrhe pulmonaire chronique, le catarrhe vésical, la leucorrhée, la blennorrhagie chronique, etc. Elle arrête, en resserrant les vaisseaux, bien mieux peut-être que la plupart des préparations connues, les hémorrhagies des membranes muqueuses (hémoptysies, menstruation trop abondante, pertes utérines pendant l'état de vacuité, pendant la grossesse et après l'accouchement, les hémorrhagies intestinales, l'hématurie, etc.).

Mais là ne se bornent pas les effets bienfaisants de ce nouveau médicament. D'après des faits nombreux que j'ai rapportés, il est très-efficace contre la phthisie pulmonaire à ses différents degrés. Nous avons cherché à établir par quel mécanisme des guérisons presque inespérées pouvaient être obtenues. Si nos idées sur ce point sont fondées, nous croyons que c'est en supprimant la sécrétion purulente de la membrane pyogénique, en un mot, en desséchant les cavernes, comme LÆNNEC en cite des exemples, et en empêchant ainsi la résorption purulente qui empoisonne pour ainsi dire les phthisiques, qu'on parvient à guérir cette maladie.

Cette préparation, exerçant une action à la fois tonique, astringente et quelquefois stimulante sur l'économie, relève les forces, détruit certaines cachexies, le scorbut, la chlorose, les scrophules, qui tiennent à un appauvrissement ou à une altération du sang. Donnée à des doses élevées, elle excite la sécrétion urinaire, agit sur le foie, et a ainsi fait disparaître l'hydropisie. Enfin, comme nous l'avons démontré, elle guérit les ulcères atoniques, et peut être regardée comme un excellent hémostatique dans les opérations chirurgicales.

Nous nous réservons de revenir plusieurs fois sur ce sujet dans la seconde partie de ce travail.

CHAPITRE X.

Exportation de l'eau de Soultzmatt.

Une eau agréable comme celle de Soultzmatt, aussi chargée d'acide carbonique, aussi riche en principes alcalins, a mérité l'attention des médecins par ses vertus thérapeutiques, en même temps qu'elle est devenue une des boissons de choix pour nos tables.

Strasbourg, ce centre de lumière et de population, a donné naguère la première impulsion à toute la province. Les médecins nous demandent nos eaux pour leurs malades, les hôtels les offrent aux nombreux étrangers qui viennent visiter les bords du Rhin, et les meilleurs tables, les plus fins appréciateurs du confortable leur accordent une juste préférence sur celles de Selters.

Fier de cette faveur, jaloux de la conserver, l'établissement de Soultzmatt a fait de nombreux sacrifices, pour livrer au public cette eau dans son plus grand état de pureté.

On ne la recueille que le matin et le soir, aux heures du jour où l'état d'abaissement de la température s'oppose à la tendance qu'a toujours l'acide carbonique en excès à se séparer des bases avec lesquelles il est combiné. C'est dans des bouteilles de plus d'un litre de contenance, d'une forme élégante, d'une transparence parfaite, que l'eau est renfermée. L'emploi d'une machine puissante, analogue à celle qui sert à boucher les bouteilles de vin de Champagne, du goudron appliqué sur le goulot, garantissent contre toute détérioration. Malgré ces précautions, souvent la quantité de gaz qui passe à l'état libre, repousse le bouchon ou fait éclater la bouteille. Cet inconvénient ne nous a pas paru suffisant pour adopter les cruchons dont on se sert pour l'eau de Selters, la propreté nous paraissant une des premières conditions pour le succès d'une eau minérale. C'est de plus la meilleure manière de faire apprécier la limpidité et la pureté de nos eaux. Par des soins minutieux de ce genre, nous avons commencé à lutter avec l'eau de Selters, à laquelle, dans notre pays, on doit renoncer, à cause de son prix élevé et des droits auxquels elle est soumise.

Plus modestes sous le rapport du gain, plus désireux peut-être d'être utiles, nous voulons que l'eau de Soultzmatt, qui est une des eaux gazeuses des plus agréables, puisse être à la hauteur de toutes les fortunes. Grâce au chemin de fer qui touche à notre vallée, nous pourrons, dans vingt-quatre heures, et moins, livrer à Paris notre eau, presqu'au même prix qu'on boit l'eau de la Seine, transportée à domicile.

L'ouvrier, l'artisan, qui trouve si difficilement un verre de vin généreux, pourra relever sa boisson, en y ajoutant l'eau de Soultzmatt, et en détruire ainsi les effets délétères.

Mais, dira-t-on peut-être, nous avons les eaux gazeuses artificielles qui, à bas prix, remplacent très-avantageusement les eaux naturelles. Je répondrai à cette objection.

Nous avons en Alsace, et dans différentes provinces, des maisons de commerce qui, avec des vins du pays, fabriquent un vin de Champagne artificiel, en y introduisant par compression le gaz acide carbonique. Ces vins ont été peu appréciés par les amateurs, car, au bout de peu d'instants, dès qu'on débouche la bouteille, le gaz acide carbonique se dégage entièrement, et le vin du pays reparaît. Il en est de même avec l'eau de Selters artificielle, le gaz s'échappe rapidement, et l'eau qui a servi à la fabrication reste avec ses défauts et ses qualités.

L'eau de Soultzmatt est dans les conditions les plus favorables pour être transportée et être conservée ; ne contenant pas un atome de fer, elle ne donne jamais lieu à ces dépôts ocrés, qui se forment généralement dans toutes les eaux ferrugineuses.

De plus, les sels de fer altèrent la matière du bouchon et déterminent la réduction des sulfates en sulfures alcalins, qui communiquent aux eaux minérales ferrugineuses une saveur et une odeur d'œufs pourris insupportable.

Examinez les eaux de Griesbach, de Rippolsau et autres sources du même genre, après quelques mois, je dirai plus, quelques heures de séjour en bouteille, elles se troublent et cessent presque d'être potables.

Il n'en est pas de même de celles de Soultzmatt : au bout de deux et de trois ans même, nous n'avons trouvé aucune altération dans le goût et la couleur de celles que nous avions conservées dans nos caves. Combien y a-t-il d'eaux qui puissent supporter cette épreuve? L'eau ordinaire même, à moins de précautions toutes particulières, s'altère au bout de peu de jours. La notre, par son acide carbonique et par ses bases alcalines, n'est pas sujette à cet inconvénient. Elle pourrait donc très-avantageusement être employée pour les voyages de long cours. Qu'une eau du genre de la nôtre serait bien appréciée dans les contrées où la chaleur est excessive! Mais laissons là ces idées, qui, sans doute, ne se réaliseront jamais. Occupons-nous seulement de ce qui est probable et facile, et du but que nous voulons atteindre.

Tout le monde sait, plusieurs même d'entre nous ont éprouvé combien les eaux de la Seine sont funestes aux étrangers qui séjournent pour la première fois à Paris. Elles engendrent des dérangements d'estomac, des diarrhées, et prédisposent à la fièvre typhoïde. Les hôpitaux de Paris enregistrent chaque année malheureusement trop de faits de ce genre. Et quelles sont les victimes? Ce sont ordinairement pour la plupart des jeunes gens de vingt-cinq à trente ans qui viennent à Paris pour se perfectionner dans les arts et les sciences, et dont les moyens d'existence sont souvent assez précaires. Nourriture de mauvaise qualité, mauvaise boisson, il n'en faut pas davantage pour altérer la santé. Si on pouvait parvenir à fournir à bon marché dans la capitale une eau pure, limpide, stomachique, ne détruirait-on pas, ou au moins ne paralyserait-on pas en partie une des causes les plus puissantes de maladie? C'est un problème que sous peu nous allons résoudre bien plus par humanité que par intérêt. La civilisation, en forçant les hommes à se concentrer sur un même point, a servi leur cupidité et leur intérêt au détriment de leur santé. Que cette même civilisation porte à son tour un remède aux maux qu'elle a engendrés; que nos chemins de fer ne soient pas seulement employés à transporter d'un point à un autre, avec la rapidité de l'éclair, les produits de l'industrie, ou à satisfaire la curiosité oisive des touristes, mais qu'ils servent encore à porter au milieu des populations tous les éléments de bonheur que donne la santé.

Nous avons, nous sommes-nous dit, dans notre vallée une source qui exerce sur l'homme, à l'état de santé et de maladie, des effets bienfaisants : que cette source, par l'intermédiaire des chemins de fer, profite au plus grand nombre, et que ce soit au prix d'un modeste tribut, qui ne puisse être onéreux pour personne.

FIN DE LA PREMIÈRE PARTIE.

APPLICATIONS THÉRAPEUTIQUES

DES

EAUX DE SOULTZMATT

DANS LE TRAITEMENT

DE CERTAINES MALADIES.

DEUXIÈME PARTIE.

Toutes les théories que nous avons invoquées, toutes les recherches physiologiques auxquelles nous nous sommes livrés sur l'action des eaux de Soultzmatt, seraient stériles si, comme nous l'avons plus d'une fois fait pressentir, elles n'avaient des applications thérapeutiques nombreuses. Il nous reste donc, pour compléter notre travail, à dire quelques mots des maladies qui peuvent être traitées avec succès par nos eaux gazeuses alcalines, et à choisir, parmi les observations que nous avons recueillies, celles qui nous paraissent les plus dignes d'intérêt et les plus propres à faire apprécier le mérite de nos sources.

CHAPITRE PREMIER.

De l'emploi des eaux de Soultzmatt dans les congestions.

Les eaux minérales sont appelées, non à guérir toujours des maladies, mais à détruire certaines dispositions morbides, qui, à la longue, finissent par compromettre lentement le jeu des organes, et amener insensiblement les affections chroniques, qui n'ont pas, comme on l'a dit si souvent, l'inflammation pour unique point de départ. C'est à notre avis une des plus belles applications thérapeutiques des eaux minérales.

On n'a peut-être pas assez étudié l'influence qu'exerce la congestion dans la production d'un grand nombre de maladies chroniques; le peu d'étendue de cet ouvrage ne nous permet pas d'aborder très-largement ce sujet.

La congestion est une accumulation passagère et insolite de sang dans le réseau capillaire. Elle tient 1° à une irritation soit générale, soit locale; 2° à un défaut de tonicité des vaisseaux; 3° à un obstacle mécanique; 4° à la composition du liquide qui circule dans les vaisseaux.

Que ce soit l'une ou l'autre de ces causes qui viennent à agir, il en résulte des affections pathologiques chroniques très-différentes, et qui devront être attaquées dans leur point de départ, plutôt que dans les symptômes qu'elles déterminent.

§ 1er. *Pseudochlorose. Congestions et névroses des capillaires artériels.*

Chaque année se présentent dans les différents établissements de bains un certain nombre de personnes et surtout de femmes, offrant une série de symptômes variés qu'on ne peut rapporter à aucune lésion organique, à aucune maladié décrite par les auteurs, et qui ont généralement résisté à tous les traitements mis en usage. Ayant souvent observé des cas de ce genre, je vais chercher à en esquisser rapidement le tableau. Ces quelques lignes ne seront, je l'espère, pas inutiles aux médecins praticiens.

Sous l'influence de causes variées et souvent insaisissables, la santé se détériore, des troubles fonctionnels se manifestent. Dire le moment où cette disposition morbide a commencé, est souvent impossible. Au début cependant, les battements du cœur prennent une énergie inaccoutumée qui se communique à tout l'arbre artériel et produisent des pulsations fatigantes dans tous les vaisseaux ; mais cette activité vitale n'est pas continue, elle ne se fait sentir qu'à certaines heures du jour, surtout dans l'après-midi. C'est un véritable paroxisme fébrile, qui n'existe pas le matin, et disparaît ordinairement vers le soir. Dans ce moment, le pouls bat avec force, il est plein et rapide, la face se colore, la tête devient chaude et brûlante ; une chaleur anormale envahit les extrémités ; des épistaxis sont fréquentes. En un mot, le malade éprouve presque tous les symptômes d'une fièvre inflammatoire éphémère (fièvre angéïoténique).

Le sang, tiré des vaisseaux, est souvent riche en fibrine, et se couvre quelquefois d'une couenne inflammatoire. Des accès, tels que ceux que nous venons de décrire, se renouvellent irrégulièrement et avec plus ou moins d'intensité, suivant certaines causes que nous examinerons plus tard.

Il faut le dire, ces premiers symptômes attirent à peine l'attention du malade et du médecin, parce qu'on les attribue avec raison, sous certains rapports, à l'âge de puberté ou à des causes puissantes, agissant sur le système nerveux et circulatoire ; on les néglige, et rarement ils sont traités à leur début. Mais bientôt survient une série de phénomènes plus apparents, plus palpables, qui font ouvrir les yeux ; ceux-là ne peuvent plus nous échapper, ils sont devenus caractéristiques.

Comme a dit BROUSSAIS, «la surexcitation et la conges-«tion morbides, actives et partielles, sont compatibles avec «la diminution générale de la somme de la vitalité. La di-«minution partielle de la vitalité entraîne toujours celle de «la nutrition.» Aussi à l'état d'excitation succède la langueur, la faiblesse, le dépérissement; les joues restent quelquefois colorées, surtout par instants et sous l'influence de la plus légère émotion; mais le fond du teint est décoloré, d'un blanc mat ou jaunâtre, le carmin des lèvres disparaît, on dirait une véritable chlorose. Comme dans la chlorose, en effet, il y a des céphalalgies partielles, des névralgies de différents organes, de la gastralgie, de la rachialgie, des hystéralgies, des névralgies intercostales, etc., de l'essoufflement.

Dans la chlorose véritable, il n'y a pas de *fièvre*; le pouls est rarement irrégulier, petit, misérable, et dans un autre moment bien développé. On entend le souffle carotidien qui, dans la pseudochlorose, manque le plus souvent; cependant, je dois dire que je l'ai quelquefois rencontré. La région du foie, de l'estomac n'est pas douloureuse ou sensible à la pression; l'appétit, dans la chlorose, persiste le plus souvent; tandis que dans la maladie qui nous occupe, les fonctions digestives sont rarement dans leur état d'intégrité, l'estomac supporte mal les aliments succulents, les toniques et les excitants fatiguent, le vin et les alcooliques inspirent souvent du dégoût et sont nuisibles; il y a de la soif, une grande propension pour les boissons acides; les gencives ne sont point pâles comme dans la chlorose, la langue est rarement nette, sa pointe est couverte de papilles rougeâtres, elle a une grande tendance à la sécheresse.

Généralement toutes les fonctions digestives s'exécutent mal; il y a paresse intestinale, constipation; les malades se plaignent de battements artériels dans le ventre.

Les fonctions génératrices se troublent; chez la femme, les règles, souvent trop abondantes au début de la maladie, diminuent bientôt ou disparaissent entièrement, les désirs se pervertissent ou même s'éteignent. Des pertes blanches, la stérilité chez la femme, l'impuissancs chez l'homme; chez l'un et chez l'autre, la perte de la gaîté, une humeur fantasque avec quelques éclairs passagers qui rappellent le caractère d'autrefois, et qui ne paraissent que sous l'influence d'une excitation fébrile : tel est le triste et rapide tableau de cette maladie, dont l'origine est souvent insaisissable.

On dira peut-être que cette affection n'est que la chlorose à son plus haut degré. Je sais que l'École italienne a voulu confondre ces deux maladies, mais nous ne pouvons guère admettre cette manière de voir. La chlorose véritable n'existe que chez les jeunes filles; chez elles, la maladie que nous décrivons est rare; cependant elle peut se rencontrer. Nous savons bien qu'on a admis une foule de variétés de chloroses : ce que la théorie peut admettre, la pratique le rejette ici, et avec raison.

Cet état nous paraît, d'après quelques recherches anatomo-pathologiques, tenir à une subinflammation du sang et à la congestion des capillaires artériels, sous l'influence du système nerveux cérébro-spinal et ganglionaire.

Tous les organes, ce nous semble, fonctionnent mal, parce que les uns reçoivent trop de sang, et que d'autres peut-être n'en reçoivent pas assez; l'équilibre, si important pour que toute la machine fonctionne avec ensemble, est rompu. Le système nerveux d'une part, le système sanguin de l'autre, paraissent se contrarier mutuellement; le sang irrite les centres nerveux, ces mêmes centres impriment à la circulation des perturbations nombreuses. C'est ainsi

que naissent cette foule de symptômes variés, véritables
protées où la science se trouve en défaut, pour leur assigner
une place bien marquée dans le cadre nosologique et, ce
qui est plus fâcheux encore, laissent le médecin dans un état
d'hésitation et souvent d'impuissance.

Il peut bien y avoir quelquefois inflammation de la membrane interne du cœur et des vaisseaux, sans que l'anatomie pathologique ait pu confirmer cette conjecture. C'est que
cette affection, à son début, n'entraîne pas la mort, et
lorsque, par une suite de péripéties, elle a profondément
miné la constitution, il ne reste plus que l'état cachectique.
On pourrait cependant, dans les travaux de l'École italienne
sur la chlorose, trouver quelques autopsies qui tendraient à
démontrer l'existence d'endocardite dans les cas qu'elle considère comme des chloroses simples.

Les causes qui amènent cet état sont très-variées; nous
citerons les plus fréquentes : les chagrins assez vifs pour
troubler profondément toute l'économie, les ennuis domestiques, la trop grande continence comme l'abus des fonctions de la génération, surtout l'habitude de la masturba-
tion, l'usage immodéré des boissons alcooliques, un travail
excessif, les idées et les pratiques religieuses mal dirigées,
l'amour contrarié, etc., etc.

Voici, d'après notre expérience, la manière la plus avantageuse de combattre cet état maladif pour lequel nos ouvrages de médecine nous offrent si peu de ressources.

La saignée, employée au début, serait peut-être un des
moyens les plus efficaces pour combattre la maladie, mais
on n'est ordinairement consulté qu'à une époque où l'état
de faiblesse la rendrait préjudiciable.

Quand on ne peut l'employer, la médication qui réussit
le mieux, est celle des eaux gazeuses alcalines non ferrugineuses. Elles rendent le ton à l'estomac, facilitent les digestions et attaquent le mal à sa source, en détruisant l'état

subinflammatoire d'après le procédé que nous avons indiqué, en parlant de l'action de l'acide carbonique et des alcalis, principes prédominants dans les eaux de Soultzmatt. Ce premier effet atteint, les fonctions se régularisent, la nutrition et l'assimilation cessent de languir, la menstruation devient plus facile, le système de la veine-porte fournit de nouveau à la circulation générale les principes de la vie et de la santé.

Je sais bien que ces explications seraient sans valeur par elles-mêmes, mais la pratique est venue en confirmer la justesse. Je veux à mon tour l'étayer par quelques observations recueillies dans notre établissement.

OBSERVATIONS. Trois jeunes abbés sortis récemment du séminaire vinrent à des époques différentes à Soultzmatt. Je réunis ces observations, parce qu'elles présentent beaucoup d'analogie.

Ils avaient passé trois ans à se livrer à des études sérieuses ; leur vie avait été très-sédentaire et très-laborieuse ; les pratiques religieuses d'une part, de l'autre, les émotions inséparables du sacrifice qu'ils avaient accompli avaient porté une atteinte profonde à leur santé.

Ils étaient pâles, amaigris, toujours fatigués ; ils marchaient le dos voûté, quoique le plus âgé d'entre eux eût à peine vingt-six ans. Tantôt ils se plaignaient de bourdonnements d'oreilles, de céphalalgies partielles, de vertiges, de resserrement de la gorge, de perte d'appétit. La langue était naturelle, quelquefois un peu sèche ; les digestions se faisaient mal ; il y avait souvent des renvois acides, de la pesanteur, du ballonnement du ventre, des constipations, des douleurs dorsales, des douleurs dans les membres, des fourmillements dans les extrémités. Le pouls était habituellement normal le matin ; après le repas il devenait accéléré ; la face était plus ou moins colorée, et ces malades, dont le cœur battait souvent avec force, éprouvaient un état d'anxiété indicible. Le sommeil était quelquefois calme, d'autres fois très-agité.

J'appris alors que ce genre d'affections n'était pas rare chez les jeunes ecclésiastiques à l'époque de leurs études au séminaire, et je dois dire que je l'ai plusieurs fois rencontré depuis, surtout chez ceux qui avaient passé leur première enfance à la campagne.

Je conseillai à ces malades de commencer la cure en buvant l'eau, en prenant des bains presque froids, et en se donnant beaucoup de mouvement par des promenades même fatigantes. Elle fut parfaitement supportée et amena promptement la guérison.

J'ai cherché à m'expliquer chez ces malades les bons effets des eaux de Soultzmatt. L'acide carbonique, me suis-je dit, a exercé une action sédative sur le système nerveux et circulatoire du sang. Les alcalis ont excité les fonctions digestives, détruit l'acidité de l'estomac, activé la sécrétion de la peau, et imprimé par le foie des modifications à la circulation de la veine-porte, qui était languissante.

OBSERVATION. Mademoiselle X...., personne de trente-cinq ans, avait passé par toutes les tribulations d'un célibat, que le cœur n'accepte qu'avec peine et que la société tourne en ridicule. Jeune, jolie, difficile autrefois, elle n'avait pu fixer son choix, et il était un peu tard pour choisir quand elle s'aperçut de la faute qu'elle avait commise. Privée de ses illusions, abandonnée peu à peu par le monde qui jadis l'avait recherchée, elle tomba dans la tristesse et l'isolement; sa santé se détériora, elle eut des congestions passagères vers la tête, un état d'excitation fébrile se manifesta bientôt, ses joues pâlirent, elle maigrit; et à trente-cinq ans, à cet âge où la femme est attrayante par sa force et son aplomb, où elle possède peut-être des attributs qui la placent dans l'esprit de beaucoup d'hommes au-dessus de la jeune fille, elle semblait marcher vers une précoce vieillesse. Je n'essaierai pas de décrire en détail la foule d'infirmités dont elle était atteinte : vertiges, pesanteurs vers la tête, douleurs le long du dos, douleurs intercostales, tiraillements dans les membres, fourmillements des extrémités inférieures, spasmes, troubles de la vue, gêne dans la mâchoire, bourdonnements d'oreilles, battements du cœur, irrégularité du pouls, douleurs précordiales, douleurs du côté de l'estomac et du foie, digestion souvent difficile, tantôt appétit vorace, tantôt dégoût des aliments, menstruations irrégulières et douloureuses, quelquefois leucorrhée; nuits tantôt bonnes, tantôt troublées par des cauchemars ou des insomnies. Je n'ai fait qu'ébaucher rapidement ces symptômes variés qui, s'étant successivement surajoutés les uns aux autres, faisaient de la vie de cette jeune femme un véritable supplice.

Comme on peut le prévoir, la médecine eut peu de prise contre cette maladie, et la malade, fatiguée de son médecin autant que le médecin était fatigué de sa malade, vint, d'après son conseil, à Soultzmatt. Le dirai-je, bientôt eut lieu une véritable métamorphose, à laquelle le beau site de notre pays, les distractions que donne la société, n'eurent peut-être pas la moindre part. Bientôt nous pûmes constater les heureux effets du traitement. Le système nerveux et circulatoire se calmèrent, et nous vîmes, l'un après l'autre, disparaître tous ces symptômes qui jetaient le trouble dans l'économie. Au bout de quinze jours déjà, la jeune femme, fraîche, gaie, spirituelle, avait remplacé cet être que nous avions reçu pâle, maigre, presque décharné, et dans un état de torpeur physique et morale.

C'est que l'acide carbonique avait calmé le système nerveux, c'est que le sang avait repris son libre cours, et que, sous l'influence des alcalis, la veine-porte, retrouvant ses fonctions, la digestion était redevenue excellente. Puisse cette observation fixer l'attention des médecins ; ils s'épargneront bien des tribulations, bien des ennuis, et ne mettront pas leur réputation en jeu en venant combattre des maux contre lesquels la médecine pharmaceutique est impuissante. Ce sont là des malades qui, de droit, appartiennent aux eaux du genre de celles de Soultzmatt.

OBSERVATION. Mademoiselle B....., âgée de trente-trois ans, nièce d'un curé du Bas-Rhin, vint à Soultzmatt présentant des symptômes assez analogues à ceux que nous venons de décrire dans l'observation précédente. Son médecin avait épuisé à peu près toute sa science. Tantôt il la faisait saigner, pour combattre des congestions momentanées qui semblaient devoir déterminer des attaques d'apoplexie, tantôt il lui donnait du fer et d'autres toniques pour relever les forces ; car il arrivait souvent à la malade de se plaindre d'une faiblesse extrême ; alors le pouls qui, quelques jours auparavant, avait été plein, vibrant, devenait faible et filiforme. Découragé par l'emploi de tant de traitements inutiles, son médecin l'envoya à Soultzmatt. Au bout de dix jours, l'amélioration était tellement remarquable, que cette malade se crut guérie. Ses affaires, peut-être un peu de nostalgie, la firent quitter les bains au moment où elle était sur le point d'obtenir une guérison solide ; mais, inflexible dans sa détermination, elle retourna chez elle. Le mieux ne s'est continué que pendant quelques mois, comme nous l'avions prédit. Cette personne n'a, à la vérité, pas recouvré sa santé dans notre établissement, mais elle en est partie bien convaincue que Soultzmatt est le lieu où tôt ou tard elle pourra, quand elle le voudra, trouver sa guérison.

Les eaux qui contiennent du fer ne conviennent pas dans les cas de ce genre. Voici deux observations recueillies par M. le docteur BACH, qui viennent à l'appui de cette manière de voir :

Je me trouvais à Griesbach, lorsque je fus consulté par Mad. S...., de Mulhouse, pour sa fille, jeune personne, qu'on envoyait à ces eaux pour la guérir de pâles couleurs qui avaient resisté aux préparations ferrugineuses et aux traitements les mieux institués, mais tous dirigés d'après ce diagnostic. On avait même, en passant par Strasbourg, consulté un médecin instruit qui lui avait aussi conseillé les eaux de Griesbach. Le traitement fut religieusement suivi, et eut pour résultat de jeter la malade dans un état d'excitation indicible. A mon arrivée, on me pria de vouloir bien donner mon avis sur ce qu'il y avait à faire. Je n'eus pas de peine à reconnaître la maladie que je viens de décrire. J'envoyai cette jeune personne à Rippolsau, source voisine, qui est bien moins ferrugineuse ; j'ordonnai le petit lait. Au bout de huit jours, les accidents causés par l'emploi intempestif des eaux de Griesbach étaient calmés ; un mois suffit pour amener une amélioration notable. S'ils avaient apprécié à.leur juste valeur les eaux de Soultzmatt, les médecins qui donnèrent des soins à cette malade auraient pu, sans beaucoup l'éloigner de chez elle, lui procurer une guérison rapide : car nos eaux, dans ce cas, sont préférables à celles de Rippolsau. Mais, encore une fois, nul n'est prophète dans son pays.

OBSERVATION. Mademoiselle L...., de Strasbourg, âgée de dix-neuf ans, grande, svelte, d'un tempérament lymphatique et sanguin, comme on le rencontre si souvent en Alsace, avait toujours joui d'une bonne santé ; elle était bien menstruée, et n'avait présenté aucun symptôme de chlorose. Vers le printemps de cette année, elle éprouva la plupart des symptômes qui caractérisent la maladie que nous venons de décrire. Elle avait du souffle carotidien et même du souffle cardiaque. Le pouls s'élevait quelquefois à 150 pulsations après les repas ou à la suite de l'émotion la plus légère. Les nuits étaient agitées ; il y avait, vers le matin, des sueurs abondantes ; l'appétit avait fléchi, la faiblesse était extrême ; le moral était dans un grand abattement. Cette malade, que j'avais autrefois traitée, se trouvant accidentellement à la campagne, dut consulter un autre médecin : il prescrivit le fer. Peu de jours après son administration, le mal augmenta. Les préparations martiales furent tellement mal supportées qu'on se hâta d'y renoncer. Je fus alors consulté pour faire cesser l'état d'excitation, qui était arrivé à son apogée. J'aurais bien désiré recourir à la saignée ; mais la dépression des forces m'empêcha ici d'employer ce moyen, qui, dans le principe, certainement aurait été le plus efficace. Je prescrivis un régime lacté, qui fut mal supporté, puis les acides, l'eau de laurier-cerise, à haute dose, et l'eau de Soultzmatt. Des raisons, qu'il serait trop long de détailler, me forcèrent de ne conserver que ces deux derniers moyens. Je donnai des bains alcalins et émollients. Au bout de peu de jours, l'état d'excitation diminua. Le souffle carotidien, l'élévation du pouls, devinrent moins intenses. En un mot, cette prétendue chlorose s'évanouit.

Le fer aurait tué cette malade. Un régime doux, calmant, des préparations hyposthénisantes, l'eau de Soultzmatt, surtout, amenèrent la guérison. Ces deux observations m'engagent à dire quelques mots sur les cas de chlorose où il convient de recourir aux eaux de Soultzmatt, ne pouvant assez engager les praticiens à se défier de ces états chlorotiques douteux, pour lesquels les préparations martiales et les eaux ferrugineuses sont un véritable poison.

DE LA CHLOROSE VRAIE (PALES COULEURS).

La chlorose est une affection qu'on ne rencontre franche que chez les jeunes filles à l'âge de la puberté ; car lorsque des symptômes simulant la chlorose se manifestent chez des personnes plus âgées ou chez des femmes mariées, on peut à peu près être certain, comme nous l'avons déjà dit, qu'on a affaire à une maladie d'un autre genre.

La chlorose tient à un vice de l'hématose et à une diminution de la partie rouge du sang et de la fibrine. Ses caractères les plus tranchés sont indiqués dans tous les ouvrages : nous n'avons pas à nous en occuper.

Les eaux de Soultzmatt ne sont peut-être pas les plus efficaces dans les affections chlorotiques exemptes de toute complication : pour celles-là c'est le fer et les eaux minérales ferrugineuses qui conviennent par excellence.

Mais lorsque la chlorose atteint des sujets dont la constitution ne permet pas l'emploi des ferrugineux, ou que la durée de la maladie a porté une atteinte plus ou moins profonde aux organes digestifs ; au système nerveux, ou, ce qui n'est pas rare, qu'en abusant des ferrugineux, on ait détérioré tout l'organisme et déterminé des congestions locales sur différents organes, on trouvera dans les eaux de Soultzmatt un des moyens les plus précieux pour obtenir la guérison.

La chlorose, comme on n'en a que trop d'exemples, atteint bien souvent les jeunes filles dont la poitrine est délicate, ou qui sont scrophuleuses. Souvent même cette chlorose cache à un œil qui n'est pas bien exercé les prodromes de la phthisie pulmonaire. Cet état morbide est parfois critique, et doit être respecté par le médecin ; je dis plus, ce n'est qu'en cherchant à imiter, par une médication appropriée, ce que quelquefois fait la nature, qu'il peut arrêter la marche de la phthysie galopante. L'administration des préparations ferrugineuses ne tarde pas à amener de l'excitation fébrile, de la toux, des congestions pulmonaires, des hémoptysies. Dans les cas de ce genre, les eaux de Soultzmatt, qui sont hyposthénisantes, nous ont paru être fort utiles ; elles arrêtent le travail d'excitation, et produisent une espèce de chlorose artificielle.

Si la poitrine est compromise, nous conseillons le petit lait. Nous avons aussi, dans ces cas, employé l'eau balsamique (cachet rouge), surtout quand les menstrues étaient trop abondantes, ou qu'il y avait des hémorrhagies nasales qui compromettaient les forces. Ce traitement, sans doute, n'attaque pas directement la chlorose, mais il met les malades dans des conditions très-favorables pour la guérison. L'air excellent de notre vallée, une nourriture substantielle, des promenades à âne dans nos forêts de sapins, agissent d'une manière bien plus avantageuse que ne l'eussent fait des eaux ferrugineuses, dont l'activité pouvait devenir funeste. Les guérisons que nous obtenons chaque année sont une preuve de plus qu'il ne faut pas toujours employer le fer contre la chlorose. Détruire la cause qui amène ou entretient cette affection, c'est se placer dans la voie la plus sûre pour la combattre victorieusement.

Lorsque la chlorose a résisté aux préparations ferrugineuses, qu'elle s'est reproduite souvent, ou qu'on a, si je puis m'exprimer ainsi, saturé de fer les individus, il vient ordinairement un moment où ces préparations n'agissent plus contre cette maladie. Bien plus, ce médicament exerce le plus fâcheux effet sur la santé. Les digestions sont difficiles, la langue est sèche, l'estomac sensible, souvent il y a des vomissements, perte complète d'appétit, constipations opiniâtres, état fébrile, congestions locales, hémorrhagies.

Les eaux ferrugineuses triomphent rarement d'un état semblable. Les eaux gazeuses alcalines sont, au contraire, d'une utilité réelle. Elles rétablissent les organes digestifs; les digestions deviennent plus faciles; quelques purgatifs salins sont utiles pour faire cesser les constipations; mais il n'est pas rare de voir les selles se rétablir d'elles-mêmes, et l'état d'excitation et de congestion locale disparaître.

OBSERVATION. Mademoiselle X...., de H...., âgée de vingt-deux ans, était chlorotique depuis trois ans, et avait pris une énorme quantité de fer, n'en obtenant jamais qu'un mieux momentané, qui se manifestait par plus d'énergie et par moins de pâleur. Mais dès qu'elle cessait ce médicament, les pâles couleurs reparaissaient. La menstruation était presque nulle; on percevait le souffle carotidien. Les organes digestifs étaient tellement détériorés, que la malade ne supportait qu'avec peine les aliments les plus légers; la langue était rouge à la pointe; il y avait des constipations opiniâtres, un état de tristesse indicible. La malade fut envoyée à Soultzmatt, où elle but pendant quatre semaines les eaux, prit des bains frais, fit beaucoup de promenades. L'appétit revint, toutes les fonctions commencèrent à reprendre leur force et leur intégrité ; la chlorose disparut, la menstruation se rétablit, et la malade a quitté l'établissement dans un état de santé parfaite. (B.)

Une des complications les plus fréquentes dans la chlorose est la névrose de l'estomac ou d'autres organes. Lorsqu'elle n'est pas portée à un haut degré, les eaux ferrugineuses, qui toutes sont gazeuses et alcalines, peuvent parfaitement convenir. Mais combien ne voit-on pas, chaque année, de malades qui fréquentent ces sources, ne pouvoir supporter ces eaux qu'avec la plus grande difficulté, et encore en les prenant en quantités tellement faibles qu'elles cessent d'être efficaces. Nous connaissons des malades qui, après quinze jours de traitement, n'avaient pas pu arriver à boire un verre entier d'eau ferrugineuse. Il aurait souvent fallu deux mois de séjour aux eaux pour arriver à quelque résultat, et on sait que malheureusement la saison est pour la plupart des personnes limitée à vingt-un jours, à un mois au plus.

Le médecin qui prévoit la possibilité d'un pareil contretemps dans une cure, devrait, ce nous semble, choisir de préférence une eau capable de rétablir les fonctions digestives, sauf à recourir plus tard à une source plus active dans ce genre de maladie. D'ailleurs nos eaux mettent presque toujours les chlorotiques en état de pouvoir supporter le fer : il n'est pas rare que, vers la fin de la cure, nous y recourrions avec beaucoup de succès.

Bien souvent, dans la chlorose, il·y a des leucorrhées ou des menstrues trop abondantes. Ce sont deux causes fréquentes qui entretiennent le mal et entravent les traitements. Depuis la découverte de l'eau balsamique, nous combattons ces deux affections par ce nouveau moyen, sans cependant pour cela cesser l'usage de l'eau minérale. L'eau balsamique, comme M. ARNOLD le démontre dans un mémoire sur ce sujet, tarit les leucorrhées les plus rebelles tant qu'elles ne sont pas entretenues par une lésion organique. Elle a aussi une action puissante sur les menstrues trop abondantes. Nous engageons les médecins à lire dans cet ouvrage sur l'eau balsamique le chapitre dans lequel il est traité de ce genre d'affection.

§ 2. *De la prédominance veineuse* (status venosus, erhöhte Venosität *des Allemands), entraînant des congestions veineuses vers le foie et le système de la veine-porte, le cerveau et d'autres organes. États morbides que ces congestions déterminent. Action des eaux de Soultzmatt.*

Nous venons de voir l'effet fâcheux des congestions locales dans le système capillaire artériel. Quelque chose d'analogue a lieu pour le système veineux, mais amène d'autres symptômes. Comme dans le cas précédent, cet état du système veineux n'est pas dans le principe une maladie, comme le fait très-bien observer M. le docteur KUHN. Ce n'est qu'une simple disposition morbide, de laquelle peuvent naître une foule d'affections diverses, de symptômes variés. Voici en quels termes ce médecin si distingué s'exprime sur ce sujet. «Cet état, assez peu étudié en France, où l'on se débat en- «core d'une manière trop exclusive dans le cercle de l'irri-

« tation, a fortement attiré l'attention des médecins alle-
« mands. Il dépend d'une hématose imparfaite, et consiste
« non-seulement dans une prédominance quantitative du sang
« veineux sur le sang artériel, mais encore et surtout d'une
« prédominance qualitative, ce qui veut dire que les carac-
« tères du sang veineux prédominent dans toute la masse
« sanguine. En effet, le sang veineux ne se transforme plus
« qu'incomplétement en sang artériel; ce dernier conserve
« plus ou moins les caractères du premier, et ne perd pas
« tout le carbone et tout l'hydrogène dont il devrait être dé-
« barrassé pour que l'hématose artérielle fût entière et com-
« plète. La cause d'un pareil désordre gît le plus souvent
« dans l'organe sécréteur de la bile. » De fait, tantôt c'est
le foie, tantôt c'est le poumon, le rein ou la peau qui,
remplissant incomplétement les fonctions qui leur sont départies, laissent séjourner dans la circulation générale des
principes qu'ils étaient chargés d'éliminer. De plus, ces
organes, quoique dans leur intégrité physiologique parfaite,
peuvent, par les conditions dans lesquelles l'homme est placé,
rencontrer des obstacles qui contrarient leur action. Que l'air
soit vicié, peu riche en oxigène, comme nous l'observons par
les chaleurs excessives, le poumon ne reçoit pas assez d'oxigène pour décarboniser le sang. Qu'une nourriture trop succulente, trop substantielle, trop riche en principes sucrés
arrive au foie par le système de la veine-porte, l'élaboration
départie à cet organe est incomplète, et le sang reçoit des
éléments qui, pénétrant dans la grande circulation, déposent
dans l'économie des principes nuisibles à l'équilibre général
indispensable à la santé (voir pages 44, 53).

La paresse corporelle, si fréquente chez ceux qui abusent
d'une nourriture succulente et substantielle, les empêche,
surtout en été, de se livrer à certains exercices qui activent
la circulation hépatique et le jeu du poumon, de sorte que
ce sont ceux qui devraient se donner le plus de mouvement

qui s'en donnent le moins. De ce défaut d'action naît l'obésité et les phénomènes de congestion veineuse que nous allons décrire.

Les symptômes les plus fréquents de la prédominance veineuse sont une lenteur et une gêne de la circulation, donnant lieu à des stases sanguines, des pléthores partielles, surtout dans le foie et la veine-porte, fréquemment aussi dans le cerveau et le poumon et dans d'autres organes ; de là des hémorrhoïdes, des congestions du foie, de la tête, de la poitrine, des engorgements passifs, des dilatations variqueuses, etc.

La dyscrasie veineuse produit encore une foule de désordres dans le système nerveux, des accidents hypocondriaques, mélancoliques, des névroses gastriques, des symptômes paralytiques ; elle est souvent l'origine du vice arthritique et de la gravelle, comme nous l'avons dit ailleurs (page 58).

« Les individus qui en souffrent présentent plus ou moins
« l'habitude cholérique, mélancolique ou phlegmatique ; leur
« teint est ordinairement brun-jaunâtre ; la peau sèche, peu
« disposée à la transpiration ; les cheveux foncés ; le pouls
« est le plus souvent rare, plein et parfois irrégulier ; la
« langue presque toujours blanche, gonflée, laissant voir l'im-
« pression des dents ; l'appétit souvent prononcé, quelquefois
« cependant variable ; la soif peu marquée ; les urines rares
« et foncées ; les selles peu fréquentes, plus ou moins solides,
« desséchées et brunâtres. » (KUHN).

Mais disons-le de suite, ces signes sont loin d'être constants, car lorsque cet état n'est pas héréditaire, mais qu'il est acquis par les écarts de régime que nous avons signalés, on ne retrouve pas tous les caractères qui viennent d'être indiqués ; alors, le plus souvent, la face est colorée et a une teinte bleuâtre qui prouve que l'hématose est entravée et incomplète.

Comment nos eaux peuvent-elles être utiles dans la congestion veineuse ? C'est en agissant sur le système de la veine-porte et sur la sécrétion urinaire, comme nous l'avons démontré lorsque nous avons parlé de l'action des alcalis sur le foie et sur les reins. (Page 44 et 53).

Dans les cas où la circulation est fortement entravée, et lorsqu'on pourrait craindre de ne pouvoir modifier toute la masse du sang, il sera indispensable d'en diminuer immédiatement la quantité par des émissions sanguines; les eaux agiront alors plus sûrement, et on n'aura pas à craindre les effets primitifs du gaz acide carbonique contenu dans nos eaux. (Page 31).

C'est une étude intéressante que de suivre l'effet des congestions veineuses sur les différents organes : elle a une haute portée pratique, et les observations que je vais rapporter prouveront mieux que toutes les idées théoriques les avantages qu'on peut retirer des eaux de Soultzmatt.

L'état congestif à son début est à peine appréciable; mais que les causes qui le déterminent viennent à agir d'une manière permanente, il en résulte un trouble général dans toutes les fonctions, sans que souvent aucun organe soit particulièrement affecté.

OBSERVATION. *Malade présentant des congestions de la plupart des organes, traité avantageusement par les eaux alcalines.* — M. M..., de Bordeaux, âgé de soixante ans, voyageant pour une maison qui faisait le commerce de vin de Bordeaux et de liqueurs, avait trop goûté sa marchandise en la faisant goûter aux autres. Il avait eu autrefois un excellent appétit, qu'il avait l'habitude de satisfaire aux meilleures tables d'hôte des villes où il passait. Jusqu'à l'âge de cinquante ans, il se ressentit peu de cette manière de vivre; mais peu à peu il éprouva des congestions vers la tête, des éblouissements, des vertiges ; sa face et son nez surtout prirent la teinte caractéristique du genre d'excès auxquels il se livrait.

La circulation devint lente, quoique le pouls fût plein ; la respiration était courte, ce qu'il attribuait à son obésité. Il se fit souvent tirer du sang ; il éprouvait de la gêne et souvent de la douleur du côté du foie ; les digestions se faisaient mal ; il perdit l'appétit, ce qui augmenta encore sa propension pour les boissons fortes et les aliments de haut goût. Il eut des hémorrhoïdes ; la marche devint pénible, il avait des tiraillements dans les membres ; les urines étaient chargées. Je lui conseillai des applications assez fréquentes de sangsues à l'anus, l'usage du bicarbonate de soude et des eaux alcalines artificielles, parce qu'il ne pouvait, en voyage, continuer les eaux de Soultzmatt, dont il avait éprouvé les bons effets pendant un usage de quelques jours, et surtout je l'engageai à renoncer à son régime trop excitant. Il a suivi mon conseil : je l'ai revu depuis, et son état s'est beaucoup amélioré. (B.)

Si, continuant le régime qui avait amené cet état congestif, ce malade n'avait pas eu recours au traitement que je lui ai conseillé, il est plus que probable que quelque organe serait devenu le siége de l'un des états morbides que nous allons décrire.

I. AFFECTIONS DU FOIE.

Le foie, qui reçoit ses principaux matériaux de la veine-porte, doit nécessairement être l'organe le plus menacé, du moment où le sang qu'elle transporte n'est pas dans son état physiologique parfait.

Nous avons indiqué théoriquement (pages 41 et 44) quels étaient les causes de viciation du sang de la veine-porte et fait pressentir les inconvénients qui en résultaient pour le foie. En même temps nous avons posé, en nous fondant sur la chimie, le mode d'action des alcalis, pour ramener le sang à son état normal. Voici des faits à l'appui de notre manière de voir :

Observation. — *Gêne dans la circulation hépatique. Congestions vers cet organe. Efficacité remarquable de l'eau de Soultzmatt.* — M. B., de Strasbourg, âgé de quarante-cinq ans, d'un tempérament nerveux et bilieux, ayant le teint jaunâtre, un peu d'obésité, un caractère irritable, se plaignait souvent de douleurs vagues du côté droit; toute fatigue dans le jeu du diaphragme; la lecture à haute voix, par exemple, avait pour effet d'augmenter le mal. Il me consulta, je ne pus constater aucune augmentation notable dans le volume du foie. Les digestions étaient assez laborieuses, surtout pour le maigre; la viande était mieux supportée et ne donnait lieu à aucun gonflement. Des ventouses furent appliquées; plus tard j'ordonnai un emplâtre de vigo, et le bicarbonate de soude à l'intérieur; l'amélioration fut notable, mais elle ne persista qu'autant qu'on continuait le traitement.

Je conseillai alors l'usage permanent de l'eau de Soultzmatt, à jeun et pendant les repas. Chose digne d'être signalée, dès qu'une interruption est apportée dans l'usage de l'eau de Soultzmatt, la douleur se fait sentir, mais à un degré fort léger. (B.)

Ici, comme on le voit il n'y a pas de maladie. Mais en abandonnant à la nature une pareille tendance aux congestions hépatiques, n'a-t-on pas à craindre, par la suite, quelque affection organique. C'est dans les cas de ce genre que les effets des eaux me paraissent mériter toute l'attention du médecin; car il peut, par des moyens simples, prévenir des maladies chroniques, qui, si faciles à détruire à leur début, présentent plus tard beaucoup de gravité et souvent sont au-dessus des ressources de l'art.

Quand la congestion a duré un certain temps le foie s'engorge et peut devenir douloureux. Cet état entraîne des désordres fonctionnels contre lesquels les eaux de Soultzmatt peuvent être employés avec beaucoup d'avantages. Nous en citerons plusieurs exemples.

OBSERVATION. — *Engorgement du foie. Perte d'appétit. Digestion des plus difficiles. Amaigrissement. Guérison par les eaux de Soultzmatt.* — Madame M....., de Strasbourg, âgée de cinquante ans environ, avait autrefois eu une gastralgie dont nous parlerons plus tard. Au mois de novembre 1851, elle eut une arthrite aiguë qui parcourut successivement toutes les articulations. A peine ce mal avait-il cédé, qu'il survint une bronchite aiguë grave, à laquelle succéda un engorgement du foie, facile à reconnaître à la percussion et à la douleur qu'on déterminait en touchant cette région. Des applications de sangsues, des cataplasmes firent disparaître les accidents inflammatoires. Mais les digestions restèrent difficiles, il y avait une constipation opiniâtre qu'on ne pouvait vaincre que par des purgatifs ou des lavements. Tout à coup survint une hématémèse abondante qui jeta la malade dans un grand état de prostration.

J'attribuai cet accident à une difficulté dans la circulation des veines hépatiques, car je connaissais un fait du même genre, observé à la clinique de M. le professeur SCHÜTZENBERGER ; ce cas s'étant terminé par la mort, on avait, à l'autopsie, pu constater la présence de caillots oblitérant ces veines. L'hématémèse ne se reproduisit plus ; mais les digestions restèrent difficiles, la constipation persista : je ne parvenais à la vaincre que par les purgatifs. Après trois mois de maladie, suivis d'une convalescence incomplète, je fus, dès que la saison le permit, heureux de pouvoir envoyer cette malade à Soultzmatt. D'après les idées théoriques que j'ai émises sur l'action de ces eaux, je devais compter sur leur bon effet ; dans cette circonstance je ne m'étais pas trompé. Un séjour de six semaines, pendant lesquelles la malade but l'eau de la source et prit des bains, amena une guérison complète qui ne s'est pas démentie. (B.)

OBSERVATION. — Madame Grosheitz, de Dornach, âgée

de quarante-cinq ans, avait un engorgement du foie, qu'il était facile de reconnaître; le lobe gauche seul était volumineux et sensible à la pression; les digestions étaient difficiles, elle avait des constipations. Elle vint pour la première fois à Soultzmatt en 1847; elle obtint une amélioration notable, mais comme la maladie était assez ancienne, elle crut, d'après les conseils de son médecin, devoir de nouveau prendre nos eaux. Elle vint pendant trois années consécutivement, resta trois semaines chaque fois à Soultzmatt, où elle but l'eau et prit les bains : la guérison fut complète et durable. (A.)

Observation. — Madame V., de Benfeld, âgée de quarante-cinq ans, avait éprouvé des symptômes annonçant le retour d'âge. Le foie s'était engorgé, les digestions étaient souvent très-difficiles; il y avait des signes évidents d'état congestif; elle vint à Soultzmatt en 1847, y suivit la cure pendant trois semaines et guérit complétement. (A.)

Observation. — M. Smoll, d'Oberentzheim, vint à Soultzmatt pour se débarrasser d'un engorgement du foie, paraissant tenir à la cause que nous venons de décrire et qui avait déterminé la perte complète de l'appétit et des digestions très-difficiles, il était tourmenté de constipations opiniâtres. Il but l'eau, prit des bains : les constipations disparurent sans l'emploi des purgatifs, et il guérit après trois semaines de traitement. (A.)

Nous venons de citer des observations dans lesquelles les engorgements du foie ont disparu avec plus ou moins de rapidité. Si notre manière de voir est exacte, nous croyons pouvoir établir deux catégories d'engorgements du foie. La première, qui a pour cause les congestions veineuses et l'altération du sang de la veine-porte. Dans ces cas tout l'organe est envahi, son volume est quelquefois considérable, rarement il est douloureux, à moins que cet état n'ait amené une inflammation subséquente. Ce sont les engorgements qui cèdent le plus rapidemeut à l'usage de l'eau de Soultz-matt, parce que les alcalis contenus dans nos eaux ne tardent pas, comme nous l'avons démontré, à modifier l'état du sang de la veine-porte (page 44).

La seconde catégorie est celle où l'inflammation a été le point de départ de l'engorgement : il est alors le plus souvent partiel, douloureux au début, il est même rare que la douleur ne persiste dans un point circonscrit avec plus ou moins d'intensité. Les eaux de Soultzmatt ont dans les cas de ce genre une action beaucoup plus lente, mais non moins efficace. Elles agissent d'après le procédé que nous avons indiqué en parlant de l'action de l'acide carbonique et des alcalis sur l'inflammation et ses produits (page 38).

C'est ainsi que nous expliquons des faits dont M. Durand-Fardel, en traitant des eaux de Vichy, n'a pas cru devoir donner la solution.

A. *Engorgement du foie avec ictère.* — Parmi les symptômes auxquels l'engorgement du foie donne lieu, l'un des plus sérieux est l'ictère. Nous n'examinerons pas ici par quel mécanisme vital il peut se produire. Lorsque cet état morbide tient seulement à l'engorgement, il est curable à Soultz-mâtt, peut-être aussi bien que par les eaux qui ont des propriétés purgatives. Si Niederbronn a la réputation d'être très-efficace contre ce genre d'affection, ce n'est pas seulement parce que ses eaux sont purgatives, mais aussi parce qu'elles renferment des principes alcalins, assez analogues à ceux qu'on trouve dans les eaux de Soultzmatt. Dans ces cas cependant, je crois qu'il est utile, contre l'avis de Mé-glin, d'associer quelques purgatifs aux alcalins.

Observation. Un jeune homme, âgé de trente ans environ, vint me consulter pour un engorgement du foie et un commencement d'ictère, qui se faisait reconnaître par la coloration de la sclérotique et une légère teinte jaunâtre de la peau. On lui avait fait inutilement prendre des purgatifs. Il prit le bicarbonate de soude, et fut guéri par ce seul remède. Ce fait prouve l'utilité des principes minéralisateurs des eaux de Soultzmatt dans les engorgements du foie avec tendance à l'ictère. (B.)

Observation. M. B...., d'Éguisheim, âgé de cinquante ans environ, était atteint depuis plusieurs années d'un engorgement du foie, qu'on pouvait facilement reconnaître à la percussion. Les digestions étaient difficiles ; il y avait constipation. Tout à coup survint un ictère, qui résista aux purgatifs. Il vint à Soultzmatt. Il y avait un an que ce symptôme persistait ; le malade avait beaucoup maigri, mais n'avait point de fièvre, d'où je conclus que la maigreur tenait seulement au défaut d'assimilation. L'eau fut prise à la dose de 8 à 10 verres par jour : elle eut un effet légèrement purgatif. Bientôt, après quelques bains, l'ictère disparut, mais l'engorgement du foie ne céda pas entièrement. Il aurait été indispensable, pour arriver à ce résultat, que le malade restât bien plus longtemps aux eaux. (A.)

Dans des circonstances semblables, il faudrait, après une cure ordinaire à l'établissement, prescrire l'usage de l'eau pendant six mois et plus, avec quelques interruptions, pour obtenir une guérison parfaite.

Observation. — Richtmüller, âgé de cinquante ans environ, habitant Soultzmatt, était, depuis plusieurs années, atteint d'un engorgement du foie avec ictère, qui avait résisté à tous les traitements. Il était pauvre, ne vivait que du travail de ses mains ; la maladie le jeta dans la misère la plus profonde. Je lui donnai tous les médicaments que je croyais pouvoir lui être utiles, mais son état ne s'étant pas amélioré, je lui conseillai, en désespoir de cause, de profiter de la facilité qu'il avait de se procurer les eaux de Soultzmatt, et d'en boire plusieurs litres par jour. Mon avis fut suivi, et j'eus la satisfaction de voir, au bout de trois mois de traitement, disparaître cette affection qui avait été

si rebelle, et aujourd'hui ce malade jouit d'une santé parfaite.

B. *Engorgement du foie avec hydropisie ascite.* — Nous
avons vu par quel mécanisme le foie s'engorge; que
cet état soit porté au plus haut degré, il vient un moment où la circulation veineuse se trouve tellement entravée, que le passage du sang à travers la veine-porte
est à peu près impossible. Or, toutes les fois qu'une veine
principale est oblitérée, il arrive ce que nous observons
dans la phlébite, il se fait une infiltration séreuse; c'est là
la source de beaucoup d'hydropisies qui ne peuvent se dissiper que de deux manières différentes : 1º en rétablissant
le passage libre du sang qui momentanément ne pouvait
suivre son cours ordinaire; 2º en facilitant l'absorption du
liquide épanché, pour le soumettre à l'action éliminatrice
des émonctoires naturels du corps.

L'eau de Soultzmatt est, d'après les propriétés qu'elle
possède, et que nous avons cherché à faire ressortir (pages
44, 50, 53) appelée à satisfaire à ces deux indications. En
effet, elle détruit les engorgements du foie, active la sécrétion cutanée et la sécrétion urinaire.

OBSERVATION. M. R....., cultivateur, âgé de cinquante
ans, était depuis plusieurs années atteint d'un engorgement
du foie dont la cause était assez obscure. Il avait imparfaitement suivi plusieurs traitements, qui avaient été inefficaces.
Dans le courant de l'année 1840, pendant l'hiver, il remarqua que le ventre devenait plus volumineux; la peau
était sèche, et l'excrétion des urines peu abondante. Il était
facile de reconnaître un commencement d'ascite. La plupart
des diurétiques et les purgatifs qui furent employés n'amenèrent qu'une amélioration momentanée. On lui conseilla
de se rendre à Soultzmatt. Après quelques jours de traitement, pendant lesquels il but l'eau de la source à la dose
de 6 à 10 verres par jour, il vit le cours des urines se ré-

tablir, chaque nuit il avait des sueurs abondantes. L'ascite disparut au bout de trois semaines. Je reconnus alors l'engorgement du foie, ce qui me détermina à faire continuer l'usage de l'eau pendant longtemps. J'ai depuis revu ce malade : l'engorgement du foie a presqu'entièrement disparu, et l'hydropisie ne s'est plus reproduite. (B.)

Il ne faut pas se le dissimuler, ce ne sera que dans des cas de ce genre qu'on pourra espérer retirer quèlque avantage des eaux de Soultzmatt. Car *les eaux sont généralement nuisibles*, lorsqu'il y a disposition à *infiltration générale*, et que le sang sera profondément appauvri. Si des eaux du genre des nôtres devaient être essayées, il faudrait plutôt avoir recours à celles qui renferment du fer en proportion notable.

Mais lorsque le foie remplit mal les fonctions qui lui sont dévolues, il n'est pas seul à en souffrir ; les désordres qui en résultent ne s'arrêtent pas aux fonctions digestives, comme on pourrait le croire par un examen superficiel, mais, ainsi que nous l'avons déjà fait pressentir, il peut entraîner une foule de lésions très-diverses dont nous allons parler.

C. *Hémorrhoïdes.* — L'anatomie nous démontre que les veines hémorrhoïdales sont des vaisseaux de retour, qui, pour la plupart, se terminent dans la veine-porte. Que cette circulation soit entravée, les vaisseaux hémorrhoïdaux se congestionneront. Les eaux de Soultzmatt peuvent, nous le savons, lever ces obstacles. Un seul exemple, pris entre beaucoup d'autres que nous pourrions citer, viendra confirmer notre manière de voir.

Observation. — *Hémorrhoïdes très-douloureuses. Guérison par les eaux de Soultzmatt.* — M. H., âgé de cinquante ans, était affecté d'hémorrhoïdes, qu'il attribuait à une vie trop sédentaire. Peut-être sa manière de vivre trop substantielle, son appétit presque vorace, n'étaient pas étrangers à cette infirmité. Depuis quelques années, il était devenu obèse. A des époques plus ou moins éloignées, les boutons hémorrhoïdaux qu'il avait au pourtour de l'anus s'engorgeaient et devenaient très-douloureux. Les sangsues, les bains de siége, les bains généraux n'amenaient qu'une amélioration incomplète et momentanée. Il vint à Soultzmatt pendant quatre ans, et fit chaque fois un séjour de deux ou trois semaines, suivi de la disparition presque complète de son mal. Il est vrai de dire que, d'après nos conseils, il changea de manière de vivre, et trouva moyen de se créer des occupations qui le forcèrent de renoncer à sa vie sédentaire. (A.)

II. AFFECTIONS DU CERVEAU ET DE LA MOELLE ÉPINIÈRE.

L'influence la plus funeste pour l'économie, lorsque le foie fonctionne mal, est celle qui résulte du passage dans la circulation générale de principes qui donnent au sang des qualités délétères pour le cerveau et tout le système cérébro-spinal. C'est là un beau sujet d'étude pour le médecin, et qui doit fixer toute son attention. Les exemples que je vais citer, en commençant par les plus simples et les plus clairs, feront ressortir cette vérité, et prouveront la très-grande utilité des eaux alcalines dans *certaines* affections cérébrales, celles qui tiennent à la gêne de la circulation veineuse.

OBSERVATION. — Madame X., âgée de trente ans, avait un léger engorgement du foie. Les purgatifs et les alcalins faisaient promptement disparaître cet état ; mais toutes les fois que le mal se reproduisait, elle devenait triste, d'une irritabilité excessive, voyait tout en noir ; la pensée devenait moins prompte. En un mot, il y avait de légers symptômes d'état de torpeur du cerveau. Ces phénomènes cérébraux disparaissaient dès que le foie cessait d'être engorgé. (B.)

Ainsi, du moment où le foie fonctionne bien, le sang qui

afflue vers le cerveau, possède les qualités d'exitabilité qui lui sont indispensables. C'est là tout le secret d'origine de l'hypocondrie qui devra céder aux traitements qui agiront sur le foie et la veine-porte. Soultzmatt est un bain fort précieux pour ce genre d'affections, surtout si on se rappelle combien il est efficace dans les maladies nerveuses. (Pages 30 et 34).

OBSERVATION. — Madame H., de Strasbourg, âgée de quarante ans environ, était tourmentée par des congestions cérébrales qui avaient amené une espèce d'aliénation mentale; elle était hypocondriaque, voyait tout en noir, passait ses journées à pleurer, craignait de rester seule. Elle fut envoyée pendant quatre années consécutives à Soultzmatt, où elle se remit entièrement, en buvant l'eau et en prenant des bains. (A.)

OBSERVATION. — M. M., de Hetterschlag, âgé de trente-huit ans, avait un engorgement du foie. Bientôt on observa chez lui un changement de caractère : il s'éloignait des siens, manifestait un dégoût profond de la vie, ne dormait pas, ne mangeait plus et avait beaucoup maigri. Une de ses idées dominantes était une profonde jalousie, qui était loin d'être justifiée. Il vint à Soultzmatt en 1840, et y fit une cure de quatre semaines. Je lui fis prendre des bains presque froids. Pendant son séjour à Soultzmatt, j'eus la satisfaction de voir disparaître cette mélancolie. L'engorgement du foie aussi se dissipa : je crus utile, dans ce cas, d'associer quelques purgatifs aux eaux minérales que le malade buvait à la dose de six à huit verres par jour. (A.)

L'hypocondrie s'est présentée à notre bain sans être toujours entretenue par des symptômes évidents du côté du foie, mais elle n'en a pas moins cédé à l'action calmante de nos eaux, si puissante contre les affections nerveuses.

OBSERVATION. — M. X., de Sainte-Croix, âgé de trente-sept ans, vint pendant deux années à Soultzmatt pour y prendre les eaux. Il était tourmenté d'une foule d'accidents hypocondriaques, se croyait, à tort, atteint de toutes les maladies connues. Il retrouva la santé et le repos après les deux cures qu'il fit à nos eaux. Nous pourrions multiplier à l'infini les exemples de ce genre. (A.)

Mais la viciation du sang de la veine-porte ne se borne pas toujours à produire des accidents nerveux semblables à ceux que nous venons de décrire : elle en engendre d'autres qui souvent sont bien plus graves et peuvent devenir mortels. Quelques observations feront encore mieux comprendre la corrélation qui existe entre les altérations de la circulation veineuse abdominale et les affections du cerveau, et rendront plus évidents les avantages qu'on peut retirer des eaux de Soultzmatt en attaquant le mal à sa source.

· OBSERVATION. — M. X...., âgé de cinquante-deux ans, ayant le cou très-court, se nourrissant bien, grand amateur de bière et de boissons fortes, dont il faisait souvent abus ; surtout le soir, menant une vie sédentaire, ayant l'esprit presque toujours tendu par les affaires, éprouva, il y a quelques années, une douleur et une gêne dans la région du foie. Ses digestions étaient difficiles, mais l'appétit était excellent. Bientôt on remarqua que son humeur était moins égale, il s'emportait avec la plus grande facilité ; il montra un peu moins d'aptitude pour les affaires et plus de paresse corporelle. Ces symptômes si peu tranchés n'attirèrent point l'attention. Comme il se plaignait toujours de la région du foie, on lui faisait de temps en temps appliquer quelques sangsues à l'anus et prendre des purgatifs, mais on ne modifia en rien son régime habituel. Cependant, peu à peu son esprit devint plus lourd, il eut des vertiges, des éblouissements, le sommeil très-agité, le pouls plein, et tout à coup, après un étourdissement plus prolongé que ceux qu'il avait eus précédemment, la langue se trouva embarrassée, les mouvements du bras et de la jambe gauche difficiles, et le sentiment y devint obtus. C'était une véritable paralysie. On eut recours à un traitement énergique : la saignée, des applications de sangsues aux tempes, des purgatifs, un séton à la nuque, de la glace sur la tête. L'excitation peu à peu se calma, le pouls devint moins fréquent et moins énergique. Lorsqu'on fut maître des accidents cérébraux, le traitement se reporta vers la cause qui avait amené le mal. On donna du bicarbonate de soude dans de l'eau de Soultzmatt ou dans de l'eau de Seidlitz, pour obtenir de temps en temps un effet purgatif. Ce traitement eut le meilleur résultat pour le cerveau et le foie. Il fut encore aidé par l'application d'un large vésicatoire sur la région hépatique. (B.)

Nous ne pouvons, dans les cas de ce genre, assez insister sur ce moyen : il produit d'excellents effets ; ce qui, d'après notre manière de voir, tient à ce que, toutes les fois qu'on détermine une irritation artificielle sur la région du foie, cet organe cesse de sécréter du sucre, comme le prouvent les expériences de CL. BERNARD. (Page 44).

OBSERVATION. — Madame F., âgée de quarante-huit ans, avait éprouvé des symptômes d'engorgement du foie qui ne furent pas combattus. A la suite de chagrins domestiques, elle eut des congestions vers la tête, pour lesquelles elle appliquait souvent des sangsues à l'anus, mais aucun traitement régulier ne fut employé. Un jour, après un étourdissement, elle eut une paralysie momentanée d'un des côtés de la face ; quelque temps après survint une apoplexie foudroyante qui l'enleva. En employant un traitement convenable, on aurait probablement évité cette terminaison fatale. (B.)

OBSERVATION. Madame B...., de Strasbourg, âgée de trente-cinq ans, se plaignait depuis huit ans d'une douleur dans l'hypocondre droit. On reconnaissait un engorgement de la partie moyenne du foie. Cette affection qui, du reste, n'amenait aucun accident grave, fut négligée jusqu'au moment où cette malade se plaignit de vertiges et de congestions vers la tête. Tout à coup elle éprouva de la difficulté dans la parole, des fourmillements et des engourdissements dans le bras droit, et une hypocondrie des plus profondes. Je fus consulté. J'ordonnai une saignée, des applications de sangsues, des purgatifs : le résultat que j'obtins fut peu apparent. Mais plus tard, dirigeant toute mon attention vers la cause du mal, je conseillai l'eau de Soultzmatt, le bicarbonate de soude et deux légers purgatifs par semaine. Cette malade, depuis qu'elle suit ce traitement, a éprouvé une amélioration notable ; mais dès qu'elle interrompt le traitement, elle éprouve de nouvelles congestions. (B.)

Je ne sais si je me trompe, mais il me semble que, si, dès le principe, on avait cherché chez ces malades à agir sur le foie et sur le sang de la veine-porte, en employant les alcalins ou les eaux de Soultzmatt, on aurait évité les accidents que je viens de raconter. Il est vrai de dire que les choses ne se passent pas toujours d'une manière aussi tranchée, mais il n'en reste pas moins constant que le praticien attentif pourra souvent trouver dans les fonctions hépatiques la cause de troubles graves qu'il combattra avantageusement par les eaux alcalines. Les faits que je vais rapporter autorisent cette manière de voir.

OBSERVATION. *Congestion vers le cerveau et la moëlle épinière. Amélioration notable obtenue pendant plusieurs années par les eaux de Soultzmatt.* — M. A..., curé à B...., avait commencé à prendre de l'embonpoint vers l'âge de trente ans. Une vie peu active, une nourriture substantielle, avaient déterminé quelques douleurs dans la région du foie et amené des digestions difficiles. Bientôt il éprouva des douleurs dans une jambe ; il crut avoir un rhumatisme, tandis qu'il devait ces symptômes à des congestions vers un point inférieur de la moelle épinière. On lui donna le conseil d'aller à Griesbach. Ces bains ne lui procurèrent que très-peu de soulagement. Il resta dans cet état jusqu'au moment où par de nombreuses préoccupations, le sang se porta vers le cerveau. Il eut alors la face colorée, des étourdissements, des éblouissements, un état de torpeur, de paresse physique et intellectuelle ; le pouls était plein ; l'appétit, qu'il ne modérait pas toujours assez, était excellent. On lui conseilla les eaux de Soultzmatt : il y vint pendant plusieurs années, parce que la première cure qu'il y fit l'avait entièrement débarrassé de son mal. Mais, d'une année à l'autre, les causes qui avaient agi dans le principe existant toujours, il était, vers l'été, ramené à nos eaux, dont il était devenu vraiment enthousiaste. Mais quel que soit le mérite d'un moyen, son efficacité, il ne peut, en trois semaines, lutter contre des causes qui, pendant toute une année, agissent d'une manière permanente. Aussi finit-il par avoir quelques attaques d'apoplexies légères : enfin il en survint une qui fut foudroyante et l'emporta. (A.)

OBSERVATION. — *Congestions vers le cerveau et vers la moelle épinière. Séjour aux eaux de Soultzmatt. Guérison.* — M. B., de Pfaffenhoffen, âgé de cinquante ans environ, ayant un état très-sédentaire, se nourrissant bien, avait pris de l'embonpoint. Les digestions étaient lentes. Bientôt il se sentit tourmenté par le sang ; son pouls était plein et dur ; pour faire cesser cet état fatigant, il avait recours aux saignées, aux applications de sangsues à l'anus et aux purgatifs. Il obtenait ainsi une amélioration momentanée vers le cerveau ; mais un pareil traitement, amenant l'affaiblissement général, ne put être continué. Alors les congestions se reproduisirent ; il eut des étourdissements, de la faiblesse musculaire, une douleur dans une jambe, au point d'être gêné dans la marche. La pensée était lente, la parole un peu embarrassée, quelquefois de l'oppression, les digestions se faisaient mal ; le pouls était toujours plein. Le médecin qui fut consulté envoya ce malade à Soultzmatt, où il but l'eau pendant quatre semaines et prit des bains tièdes. L'amélioration fut rapide, car au bout de ce temps la disposition aux congestions avait disparu. (A.)

OBSERVATION. — M. R., de Nied...., avait des congestions cérébrales qui n'avaient cédé ni à la saignée, ni aux purgatifs; il vint à Soultzmatt en 1848 et 1849. Il se trouva parfaitement de l'usage de nos eaux, en boisson et sous forme de bains tièdes. (A.)

OBSERVATION. — *Congestions vers la moelle épinière. Usage des eaux de Soultzmatt. Guérison.* — M. B., âgé de quarante ans, d'une forte constitution, adonné à la boisson et à des excès de tout genre, éprouva des congestions vers la tête, des vertiges, des éblouissements. En même temps des douleurs vagues se firent sentir le long du rachis; elles étaient surtout prononcées vers les vertèbres cervicales et lombaires. Ce malade accusait des tiraillements dans les membres supérieurs et quelquefois un certain engourdissement. Les mêmes phénomènes se produisaient dans les extrémités inférieures; la marche était incertaine et gênée. Dans les premiers temps, il suffisait de quelques jours de repos et d'une vie calme pour faire cesser tous ces accidents. Mais bientôt ils persistèrent, et le malade eut recours à des applications de sangsues à l'anus, bien qu'il eût des hémorroïdes, à des ventouses scarifiées, à des bains tièdes, et même froids. Ces traitements amélioraient toujours son état, sans le guérir. Il vint à Soultzmatt; on le soumit à un régime sévère et peu substantiel; on lui fit boire l'eau de la source, à la dose de six et huit verres par jour. La douche presque froide le long du rachis, des bains à peine tièdes, eurent sur ce malade un effet excellent; à la fin de son traitement, qui dura un mois, il éprouva une amélioration qui sans doute se soutiendra, si de nouveaux écarts de régime ne viennent détruire les bons effets des bains de Soultzmatt. (A.)

OBSERVATION. — *Congestions vers la moelle épinière. Pa-*

raplégie incomplète. Amélioration notable. — M. G., de Colmar, avait, à la suite de causes qui ne nous sont pas bien connues, éprouvé des douleurs dans la région dorsale. La marche devint de plus en plus difficile. Effrayé de cet état, le malade eut recours aux traitements les plus énergiques, aux eaux les plus actives. Ces moyens avaient échoué; il vint à Soultzmatt, but l'eau, prit les bains presque froids et les douches. L'amélioration, au bout d'un mois, fut telle, qu'il marchait, s'appuyant à peine sur une canne. (A.)

Nous pourrions multiplier les observations de ce genre, mais notre seul but était de constater par des faits l'utilité de nos eaux dans les congestions du cerveau et de la moelle épinière.

Ces réussites ont été obtenues, suivant notre manière de voir, par les effets que l'acide carbonique et les alcalis exercent sur le sang.

Nous croyons devoir indiquer d'une manière toute spéciale le mode d'administration de nos eaux pour les malades sujets aux congestions cérébrales. Avant de se rendre à Soultzmatt, ils feront bien d'avoir recours à la saignée générale ou à une application de ventouses ou de sangsues à l'anus. Ils devront plus que tous les autres baigneurs choisir la saison la plus chaude, éviter les temps pluvieux ; car nos eaux, qui sont très-riches en acide carbonique, donnent facilement lieu à des congestions, des pesanteurs vers la tête. Il sera utile, pour ces malades, de ne boire l'eau qu'après avoir laissé échapper une certaine quantité du gaz qui y est contenu. Les bains devront être à une température peu élevée et pris jusqu'à la hauteur des aisselles, et il faudra avoir soin d'appliquer un linge froid sur la tête pendant toute la durée du bain.

Les malades sujets aux congestions cérébrales doivent éviter avec soin les eaux ferrugineuses : c'est ce qui n'a malheureusement pas toujours lieu. Les eaux de Soultzmatt peuvent, jusqu'à un certain point, remédier aux accidents que des eaux mal choisies déterminent.

M. D...., de C., sujet à des congestions cérébrales, à des étourdissements, fut envoyé par son médecin à une source ferrugineuse. Comme on pouvait le prévoir, les congestions ne firent qu'augmenter, ce qui n'empêcha pas le malade de suivre religieusement la cure qui lui était ordonnée. Tout à coup, après avoir bu plusieurs verres d'eau, il éprouva des vertiges et perdit connaissance. Il se hâta alors de quitter le bain où on l'avait envoyé : il vint de son propre chef à Soultzmatt, où il n'éprouva plus aucun accident du genre de ceux que nous venons de décrire. Mieux est, il se trouva tellement bien, que depuis nombre d'années il revient à Soultzmatt. (A.)

Puisse cet exemple, qui n'est pas le seul que nous ayons recueilli, attirer l'attention sur les inconvénients qu'il y a à conseiller des sources *ferrugineuses* aux malades atteints de congestions.

DES PARALYSIES QUI SUCCÈDENT A L'APOPLEXIE. — DES AVANTAGES QU'ON PEUT RETIRER DES EAUX DE SOULTZMATT.

Mais si la congestion est portée trop loin, et que par des causes que nous n'avons pas à examiner ici, il y ait hémorrhagie cérébrale, et par suite paralysie, peut-on espérer quelque résultat heureux des bains de Soultzmatt? Voici des faits qui répondront affirmativement à cette question.

Les premières observations que je citerai sont extraites de l'ouvrage de MÉGLIN :

«M. GUSSMANN, médecin très-habile et physicien à Insis«heim, a eu la bonté de me marquer, au sujet des eaux de «Soultzmatt, qu'il avait observé beaucoup de paralysies à «la suite d'apoplexies guéries par leur usage. Il cite plus «particulièrement un chapelain de Rouffach qui, après avoir «éprouvé une paralysie parfaite à la suite d'une attaque

«d'apoplexie, fut conduit par son conseil aux eaux de
«Soultzmatt; il lui fit prendre les bains deux fois par jour.
«Au bout de trois jours, le sentiment et le mouvement
«revinrent déjà aux extrémités; le mieux-être alla toujours
«en augmentant; il vécut encore pendant deux ans, et
«mourut d'une seconde attaque d'apoplexie.

«Madame Ch...., âgée de soixante et quelques années,
«d'une constitution phlegmatique, après une apoplexie sé-
«reuse, perdit la parole et la moitié de son corps resta para-
«lytique; après l'usage de nos eaux, continué pendant
«vingt-un jours, elle recouvra la parole et se servit facile-
«ment de tous ses membres.

«Madame Zurch..., âgée de cinquante ans, d'un tempé-
«rament phlegmatique et d'une constitution très-replète, eut
«une hémiplégie parfaite à la suite d'une apoplexie; elle fut
«transportée à Soultzmatt l'été passé (1778) et guérit par
«trente-trois bains de ces eaux.»

Observation. — Madame S., de S., avait eu de nombreuses épistaxis, elle fut tout à coup frappée d'apoplexie;
une jambe et un bras restèrent paralysés. On l'envoya à
Soultzmatt où elle but l'eau, et prit des bains tièdes pendant un mois; au bout de ce temps elle put se servir de ses
membres. (A.)

Observation. — Eberhard, Antoine, de Soultzmatt, âgé
de soixante-dix ans, avait une hémiplégie du côté gauche
à la suite d'une attaque d'apoplexie; il ne voulut prendre
aucun médicament, mais il but l'eau de Soultzmatt pendant
cinq mois à la dose d'un litre par jour. Au bout du troisième
mois, les mouvements étaient rétablis. Peu de temps après
sa guérison, il succomba à une nouvelle attaque, qui fut
foudroyante. (A.)

Observation. — Négelé, de Westhalten, âgé de soixante-
douze ans, eut une attaque d'apoplexie qui détermina une
paralysie du côté droit. Il but pendant deux mois l'eau de

Soultzmatt, et se remit presqu'entièrement. Cet homme a, trois ans après, succombé à une pneumonie. (A.)

Voir ce que nous avons dit pages 44 et 38, pour s'expliquer comment nos eaux peuvent être utiles pour rendre l'hématose complète, et empêcher ainsi de nouvelles congestions et même favoriser la résorption quand un épanchement sanguin a eu lieu.

CHAPITRE II.

Des eaux de Soultzmatt dans les affections de l'estomac et des intestins.

I. DE LA GASTRITE ET DE LA GASTRALGIE.

1° *Gastrite aiguë.* — La gastrite aiguë intense exige des agents thérapeutiques plus actifs que les eaux minérales de Soultzmatt ; mais dans les cas où elle est légère, ces eaux pourront être utilement employées comme moyen curatif, et seront toujours, quelle que soit la gravité du mal, un adjuvant puissant dans cette affection. Leurs propriétés rafraîchissantes et antiphlogistiques peuvent, comme on le comprendra facilement d'après ce que nous avons avancé dans la première partie de cet ouvrage, servir à combattre l'état inflammatoire. Plus d'une fois, il nous est arrivé de la prescrire pour calmer la soif, arrêter les vomissements, alors qu'aucun autre moyen n'avait réussi. Je citerai à cette occasion un exemple fort intéressant, qui prouve les avantages qu'on peut en retirer.

OBSERVATION. — *Gastrite aiguë survenue pendant une grossesse. État des plus graves. Impossibilité d'administrer aucun médicament. Guérison par les eaux de Soultzmatt.* — Je fus

appelé, au mois d'avril 1852, chez une jeune dame, Mad.
de X., âgée de vingt ans ; elle était enceinte de quatre mois
environ. Sa grossesse, dès le début, avait été très-pénible.
Je la trouvai dans un état de faiblesse difficile à décrire ;
elle ne pouvait supporter aucun aliment. La langue était
sèche, rouge, la soif inextinguible, le pouls à 135, la
peau chaude ; la plus légère pression sur la région épigastrique lui causait de vives douleurs. Il y avait plus de deux
mois qu'elle n'avait plus supporté aucun aliment, aussi la
maigreur était extrême. Les nuits étaient sans sommeil,
des sueurs nocturnes l'épuisaient, une petite toux fatigante
annonçait que la poitrine commençait à s'engager. Le médecin qui l'avait traitée avant moi ayant inutilement employé les moyens ordinaires pour arrêter les vomissements
et vaincre la faiblesse, avait cru réussir en conseillant le
vin de Champagne et le vin de Bordeaux. Ces boissons in-
cendiaires eurent l'effet le plus fâcheux : elles augmentè-
rent la fièvre et aggravèrent la gastrite.

J'eus recours à différents moyens qui ne furent pas supportés ; j'avais, pour calmer la soif, conseillé à la malade
de boire de l'eau de Soultzmatt. Dès le lendemain, elle me
dit que cette eau était délicieuse, qu'elle n'en boirait plus
d'autre, que c'était la seule chose qu'elle eût supportée. Je
dus dès lors m'en tenir à l'eau de Soultzmatt ; deux bouteilles par jour suffisaient à peine pour éteindre la soif.
Cependant, dès le quatrième jour, elle fut moins grande, et
il y eut un peu de sommeil. On essaya un bouillon ; il ne
fut pas rendu. Chaque jour je voyais avec intérêt quelques
changements heureux. Au bout de quinze jours, je com-
mençai à nourrir la malade avec des potages. La saison
étant assez favorable, je conseillai l'air de la campagne,
j'ordonnai du lait de vache chaud, qui ne fut pas rejeté.
On continua l'eau de Soultzmatt (2 bouteilles environ par
jour). La gastrite disparut. L'alimentation devint facile, et

cette jeune dame, dont l'existence me paraissait gravement compromise, fut rendue à la santé. (B.)

Cette observation doit engager les médecins à avoir recours à l'eau de Soultzmatt non-seulement dans la gastrite aiguë, mais dans toutes les affections inflammatoires, avec la même confiance que l'on accorde. aujourd'hui si généralement aux eaux de Selters naturelles et artificielles. Schenck était déjà de cet avis ; il dit que les eaux de Soultzmatt font beaucoup de bien dans les maladies inflammatoires et malignes, lorsqu'on les donne en boisson. C'est une ressource à laquelle on ne pense pas assez souvent, alors que les malades vous supplient de leur donner une boisson rafraîchissante qui éteigne la soif qui les dévore. On leur prescrit une limonade ou trop douce, ou trop acide, que l'estomac supporte mal, qui même peut être nuisible. Pourquoi ne pas ordonner l'eau de Soultzmatt, qui exerce une action calmante et antiphlogistique.

Cette action antiphlogistique s'exerce même dans des cas où on compte généralement fort peu sur l'efficacité des eaux minérales. Je veux parler de l'angine chronique. Je citerai ici un fait de ce genre, parce que je n'aurai plus occasion d'en parler ; il m'a été rapporté par feu M. le docteur Ostertag.

Il avait été passer une saison à Soultzmatt ; il y était accompagné par une de ses domestiques qui depuis longues années souffrait de maux de gorge. Deux ou trois fois au moins par an, la maladie passait à l'état aigu ; la voix de cette fille était toujours enrouée. Ce savant praticien ayant épuisé tous les moyens possibles pour obtenir la guérison, conseilla à cette personne de profiter de son séjour à Soultzmatt, pour boire de l'eau de la source. Cet avis fut suivi, et la guérison fut complète et durable.

Il est probable que le même effet serait obtenu dans des cas analogues, chez les chanteurs et chez les personnes dont, par une cause quelconque, le larynx ou l'arrière-gorge est fatiguée.

2° *Considérations pratiques sur la gastrite chronique et la gastralgie (dyspepsie).* — Nous ne nous occuperons que de ces deux affections de l'estomac, qui sont celles qui peuvent être traitées avec le plus d'avantage à Soultzmatt. Car les eaux minérales, quelles qu'elles soient, sont d'une efficacité contestable, lorsqu'il existe des dégénérescences organiques profondes, telles que le squirrhe ou autres.

On se rend surtout aux eaux minérales pour cet état qu'on désigne assez généralement sous le nom de dyspepsie. «Mais ce mot, comme le font observer les auteurs du *Com-«pendium de médecine pratique*, qui, d'après son étymologie, «devrait servir uniquement à exprimer la lenteur et la dif-«ficulté de la digestion, a été employé dans des sens si diffé-«rents par les auteurs, qu'il a perdu toute signification «rigoureuse en séméiologie.»

D'après l'examen des faits et l'observation, on peut établir que l'estomac fonctionne mal, 1° parce qu'il est irrité ou enflammé, 2° parce que le système nerveux, qui préside à l'accomplissement de ses actes physiologiques, est perverti. Ce sont là les deux causes qui dominent toutes les autres. En cherchant, au milieu d'une foule de symptômes variés, à remonter à la source du mal, on trouvera toujours, en définitive, qu'il a pour point de départ l'*inflammation* ou la *névrose.* Presque toutes les fois qu'il y aura eu erreur dans l'appréciation de l'une ou de l'autre de ces deux causes, le malade aura à pâtir du diagnostic malencontreux qui aura été porté. Si dans nos ouvrages, les symptômes de la gastrite chronique et de la gastralgie sont bien tranchés, au lit du malade, il n'en est souvent pas de même, et le plus habile peut s'y méprendre, surtout lorsqu'il n'a pas eu à traiter la maladie à son début. Car lorsque l'affection a duré un certain temps, il n'est pas rare de voir la gastralgie se compliquer de la gastrite chronique, et *vice versa*. Alors il devient difficile de préciser quelle est celle de ces deux maladies qui a ouvert la scène pathologique ou qui prédomine dans le moment. Souvent la marche naturelle des choses amène l'association de ces deux états morbides ; et, il faut l'avouer, nos traitements peuvent déterminer ces complications. Ainsi a-t-on à combattre une gastrite chronique, la méthode anti-phlogistique poussée trop loin ou un régime débilitant exagéré développe la sensibilité nerveuse, et fait naître une névrose (gastralgie), sans avoir réussi à détruire entièrement l'élément inflammatoire. Traitez-vous une névralgie de l'estomac ; elle paraît tenir à une chlorose, on administre les préparations ferrugineuses ; elle est rebelle, on persiste dans le traitement et l'on finit par déterminer une gastrite chronique. D'autres fois, pour calmer la susceptibilité nerveuse, on a recours à l'opium, dont chaque jour on augmente les doses, aux stimulants diffusibles, dont l'action est toujours plus ou moins irritante pour l'estomac, alors la langue devient rouge à sa pointe, la région épigastrique trahit une sensibilité qui annonce un état inflammatoire. Après des essais sans nombre et trop souvent infructueux, les moyens pharmaceutiques se trouvent non-seulement impuissants, mais nuisibles. J'ai généralement observé que toutes les fois que, dans un assez court espace de temps, on n'est pas parvenu, par les agents pharmaceutiques, à guérir la gastrite chronique ou la gastralgie, il est prudent de renoncer de bonne heure à leur usage. Il faut dès lors recourir à la seule médication qui puisse s'adresser à la fois d'une manière efficace à l'inflammation et à la névrose de l'estomac : aux eaux gazeuses alcalines.

L'expérience est venue étayer cette proposition, qui, de prime abord, pourrait paraître un peu absolue. Ne guérit-on pas à Vichy, par exemple, la gastrite chronique et la gastralgie, sous quelques formes qu'elles se présentent. Ce fait pratique ne peut être révoqué en doute. Notre manière de voir sur l'action des eaux gazeuses alcalines vient encore la confirmer théoriquement. L'acide carbonique est un médicament hyposthénisant ; il calme le système sanguin, après y avoir déterminé une excitation fugace et passagère, il a la même action sur le système nerveux, il endort la douleur. Lorsque soit l'inflammation, soit la névrose pervertissent les sécrétions de l'estomac, de manière à augmenter leur acidité, les alcalis, qui forment les bases de ces eaux, suffisent pour les neutraliser, et si un produit tenace, glutineux s'est déposé sur la surface de la muqueuse, ils peuvent le liquéfier et le dissoudre (p. 39).

Le choix des eaux gazeuses alcalines devra reposer sur l'état général du malade, sur sa constitution, sur son tempérament et sur l'intensité de la lésion locale. Pour la femme faible, délicate, ayant des pertes blanches, le sang appauvri par la longueur de la maladie, les eaux gazeuses alcalines ferrugineuses devront être préférées ; mais souvent, il faut le dire, ces états sont trompeurs : on détermine de l'excitation, de la fièvre, alors qu'on croyait n'avoir pas d'accident de ce genre à redouter. Je conseille donc dans les cas douteux de procéder avec prudence, et la prudence veut qu'on essaie d'abord les eaux alcalines exemptes de fer. Les eaux de Soultzmatt ou celles du même genre auront presque toujours les plus heureux effets. Dès que la gastrite ou la gastralgie disparaissent, les organes digestifs fonctionnent dans leur intégrité, l'assimilation se fait d'une manière convenable, et le sang puise dans les aliments ses principes de réparation, qui sont préférables à ceux que le fer y dépose. Chez les sujets sanguins, dans la force de l'âge, il sera dans tous les cas imprudent de prescrire les eaux gazeuses alcalines ferrugineuses. Elles seront aussi contre-indiquées toutes les fois que la membrane muqueuse paraîtra être le siége d'une inflammation prononcée, que la langue sera rouge sur toute sa surface, ou qu'elle présentera à sa pointe des papilles rougeâtres; qu'il y aura sensibilité épigastrique et un certain mouvement fébrile, des bouffées de chaleur vers la face, de la sécheresse et de la chaleur mordicante dans la peaume des mains.

Dans la gastrite chronique avec état fébrile et forte irritation de la muqueuse, les eaux de Soultzmatt même doivent être employées avec certaines précautions. Fortement chargées d'acide carbonique, elles amènent une courte période d'excitation, et elles fatiguent l'estomac, quand on ne laisse pas échapper, avant de les boire, une grande quantité du gaz qu'elles contiennent. Car ce gaz gonfle et distend l'estomac, et donne facilement lieu à des éructations pénibles, et il cesse alors d'être véritablement calmant pour un organe dont la distension est douloureuse.

Dans ce cas, c'est de l'action des alcalis qu'il faut d'abord chercher à profiter.

Ces malades devront commencer leur traitement en buvant tout au plus, dans la matinée, deux verres d'eau privée de son acide carbonique libre: si, malgré cela, l'eau fatigue, on leur conseillera de faire suivre chaque verre d'une gorgée d'infusion de camomille légère, ou d'ajouter un peu de sirop de gomme ou de lait à l'eau qu'ils boivent. Vers le huitième jour, il n'est pas rare de voir supporter parfaitement 6 à 8 verres d'eau tous les matins, 1 à 2 verres le soir. Généralement, l'eau froide sortant de la source est très-bien tolérée par la plupart des estomacs; cependant on peut rencontrer quelques exceptions.

La constipation est assez fréquente dans la gastrite chronique; les eaux de Soultzmatt ne la diminuent-pas au début du traitement; mais il ne faut cependant, qu'à la dernière extrémité, avoir recours aux purgatifs; les lavements suffisent le plus souvent. Bientôt les selles se rétablissent, dès que la maladie marche vers la guérison.

Je me bornerai à rapporter un seul exemple de gastrite chronique guérie par les eaux de Soultzmatt.

OBSERVATION. — Une jeune dame fort délicate, Mad. St., de Paris, était venue dans sa famille habitant l'Alsace, pour changer d'air d'après le conseil de son médecin. Le voyage fut mal supporté. Dès son arrivée, elle fut prise de douleurs violentes dans la région épigastrique. Je fus appelé à lui donner mes soins. Elle me dit alors que, depuis un an, elle avait beaucoup maigri et pâli, qu'elle avait perdu ses forces, qu'elle éprouvait une douleur incessante dans le creux de l'estomac, que les aliments les plus légers lui faisaient mal et qu'elle ne pouvait plus supporter de corset. En effet, la plus légère pression dans la région épigastrique était fort douloureuse, la langue était rouge sur les bords et pointillée, elle avait de la tendance à la sécheresse; les lèvres étaient fendillées, la soif était continuelle, le pouls était à 100 ; les mains étaient sèches et brûlantes, le sommeil agité ; il y avait des constipations opiniâtres. Je ne pouvais, vu l'état de faiblesse, songer aux émissions sanguines, je me bornai à faire appliquer des cataplasmes sur la région de l'estomac, à faire boire de l'eau de Soultzmatt sucrée et à prescrire des lavements apéritifs. Sous l'influence de ce traitement si simple, j'obtins de l'amélioration. L'eau de Soultzmatt surtout était parfaitement supportée, et la malade la buvait avec une véritable jouissance. Bientôt les digestions devinrent plus faciles. Ce premier essai couronné de succès m'engagea à conseiller à cette malade de se rendre à Soultzmatt. Déjà habituée à cette eau, elle la supporta parfaitement à la dose de 6 à 8 verres par jour ; elle prenait chaque jour un bain tiède d'une heure et buvait l'eau à ses repas. Après un séjour de trois semaines, la guérison était complète. Cette malade revint à Strasbourg, ne pouvant assez me remercier du bon conseil que je lui avais donné.

Embarras gastrique. — L'embarras gastrique est une désignation vague d'un état particulier des organes digestifs. Sous l'influence de causes variées et souvent assez obscures, mais qui, la plupart du temps, peuvent être rapportées à des écarts de régime, à une vie sédentaire, à un travail excessif, à des habitudes vicieuses dans la manière de se nourrir, ou bien à quelque affection d'un organe autre que l'estomac, tels le foie, le pancréas. La bouche devient amère, pâteuse, la langue se couvre d'un enduit blanc-jaunâtre, surtout apparent quand le malade est à jeûn, les papilles de la pointe se développent parfois avec tendance à la sécheresse, l'appétit fléchit ou disparaît entièrement, bien qu'il puisse se conserver et même être exagéré, le goût se déprave et fait rechercher surtout les substances acides ou de haut goût.

La pression au creux de l'estomac est souvent douloureuse; le premier temps de la digestion est pénible, accompagné d'éructations, de vomissements et de ballonnement du ventre. Le malade est obligé de desserrer ses vêtements. Tantôt les selles sont naturelles, tantôt il y a diarrhée, presque toujours constipation. Cet état des organes digestifs, qui trahit un degré d'irritation plus ou moins prononcée, réagit sur toute l'économie; il détermine de la faiblesse générale, des insomnies, et quelquefois de petits mouvements fébriles. Quelques purgatifs peuvent suffire pour faire disparaître cette affection promptement, mais assez souvent elle devient chronique et reste réfractaire aux traitements pharmaceutiques. Dès qu'on s'aperçoit de cette tendance, il faut avoir recours aux eaux minérales. Il en est plusieurs qui, à juste titre, sont recommandées dans les affections de ce genre; ce sont surtout les eaux purgatives; mais la guérison peut être obtenue d'une manière plus certaine et plus solide par les eaux gazeuses alcalines (voir p. 39, 41 et 44); car elles agissent sur le sang et l'irritation (p. 36). Elles liquéfient les sécrétions glutineuses et muqueuses de l'estomac et les font disparaître (p. 39). Les alcalis qu'elles contiennent détruisent les acides de l'estomac (p. 41), et lorsque l'engorgement du foie est la cause de l'embarras gastrique, l'action qu'elles exercent sur cet organe, comme nous l'avons démontré par la théorie et par l'expérience (p. 44), amène la guérison.

OBSERVATION. — Mlle Amélie Schmitt, de Strasbourg, âgée de trente-cinq ans, d'une constitution délicate, mais jouissant habituellement d'une bonne santé, fut prise, à la suite de fatigues, d'un dérangement des organes digestifs. Elle perdit complétement l'appétit; la langue se couvrit d'un enduit blanc-jaunâtre sans rougeur des papilles; elle se plaignait d'un état d'amertume et d'empâtement de la bouche. Il n'y avait point de sensibilité épigastrique, point de fièvre, peu de soif; mais la malade avait un grand dégoût des aliments : ils donnaient lieu à des rapports acides, ils lui pesaient sur l'estomac et produisaient du gonflement, au point qu'elle craignait même de prendre un bouillon. Point de constipation. Cette maladie me semblait devoir céder à quelques purgatifs; mais je m'étais trompé. Après avoir épuisé tous les traitements rationnels recommandés en pareille circonstance, je me trouvai, au bout de trois mois, aussi avancé que le premier jour. La maigreur et la faiblesse étaient très-prononcées. C'est alors que je conseillai à cette malade de se rendre aux bains de Soultzmatt. Elle ne pouvait plus supporter aucun aliment. Elle commença par boire dans les premiers jours 2 verres d'eau de la source, et par prendre des bains. Le traitement fut bien supporté; mais, au bout de quinze jours, l'amélioration était peu sensible. Ce ne fut qu'au bout de trois semaines que l'enduit de la langue commença à disparaître, et que l'appétit revint. Les aliments alors furent supportés. Six semaines furent nécessaires pour obtenir une guérison complète. A cette époque, cette malade buvait jusqu'à 10 verres d'eau par jour ; elle mangeait à la table commune, à laquelle elle faisait parfaitement honneur, sans en être le moins du monde incommodée. (B.)

On peut dire généralement que ces embarras gastriques, lorsqu'ils sont invétérés, sont longs à détruire, et qu'un traitement de plusieurs semaines est presque toujours indispensable. Je préfère le traitement par les eaux gazeuses alcalines, parce qu'il est plus doux que celui par les eaux salines purgatives. Car il est rare que cet état ne soit compliqué de gastrite chronique, soit qu'elle ait amené la maladie, ou, ce qui est plus fréquent, qu'elle ait été déterminée par les purgatifs, dont on abuse souvent dans cette circonstance.

Il est une affection de l'estomac qui me paraît être l'état précédent à un moindre degré. Elle est caractérisée par des digestions difficiles, des éructations, de la pesanteur de l'estomac après le repas, des constipations plus ou moins opiniâtres, la santé générale restant bonne : c'est un état pénible, mais non une maladie. Les eaux de Soultzmatt sont d'une efficacité complète dans les cas de ce genre.

Observation. — M. A., receveur des contributions indirectes à Strasbourg, était tourmenté par des digestions difficiles, ce qu'il attribuait avec raison à la vie sédentaire qu'il menait. Je lui conseillai l'eau de Soultzmatt à la dose de quelques verres le matin. Au bout de peu de temps, son estomac fut remis complétement.

Observation. — M. D., de Strasbourg, menant une vie très-sédentaire, avait des digestions fort laborieuses. Tout mouvement après les repas lui était pénible. Je lui conseillai les eaux de Soultzmatt ; il s'en trouva parfaitement.

3° *De la gastralgie.* — Rien n'est commun comme de rencontrer des personnes souffrant de l'estomac et des intestins, sans qu'il soit possible de découvrir la moindre lésion appréciable des organes digestifs. C'est à cette maladie, fort commune surtout chez les femmes, qu'on a donné le nom de *gastralgie, entéralgie*. Véritable Protée, elle affecte les formes les plus variées.

L'un des symptômes fort ordinaires de la gastralgie est la douleur d'estomac; elle varie par son siége, son intensité, sa durée et ses retours. Elle occupe le plus souvent l'épigastre, et paraît correspondre à différentes parties de l'estomac. Tantôt le malade la rapporte à l'orifice supérieur ou au cardiaque et à la région précordiale; tantôt à la portion pylorique, tantôt enfin à la région dorsale, à la partie qui correspond aux dernières vertèbres dorsales. Un des caractères de la douleur gastralgique est de tendre à s'irradier vers les organes environnants. Les sensations éprouvées par les malades sont très-variables : quelques-uns accusent un malaise pénible et indéfinissable, une douleur obtuse, contusive; d'autres se plaignent d'un sentiment de constriction semblable à celui que produirait une main qui serrerait fortement l'estomac. L'un compare la douleur à celle produite par la dilacération; l'autre parle d'une douleur poignante, lancinante, térébrante. Il est des malades qui ressentent dans l'estomac un froid glacial ou une chaleur vive. Quelquefois la cardialgie est si intense qu'elle suspend les mouvements respiratoires et cause une dyspnée fort grande.

La gastralgie n'est pas continue; elle revient par intervalles, s'exaspère souvent, lorsque l'estomac n'a pas reçu d'aliments. Chez d'autres, au contraire, elle se manifeste à l'instant même où le bol alimentaire a touché l'estomac, ou bien seulement une demi-heure, une heure, quatre heures après le repas. La douleur passe très-vite chez les uns, d'autres la ressentent tout le temps que dure la digestion. Tantôt elle se montre seulement pendant la nuit, dès le matin, et tantôt le soir; elle n'offre rien de régulier dans sa marche, et cesse ou diminue d'intensité pour revenir avec toute sa force à des époques plus ou moins irrégulières. Elle est souvent intermittente. Les digestions sont difficiles ou lentes *(dyspepsie)*. Le siége de la douleur est du côté gauche *(cardialgie)*.

Un sentiment d'ardeur et de chaleur, partant de l'estomac, remonte le long de la gorge et est suivi de l'expulsion d'une matière liquide, souvent acide et âcre *(Pyrosis soda)*. L'état nerveux amène presque toujours l'exaltation de la sensibilité, mais d'autres fois aussi il la déprave, et donne lieu aux phénomènes désignés sous les noms de *pica* et *boulimie*. Les nausées, la vomiturition, les vomissements, le hoquet, les développements de gaz doivent encore être rangés parmi les symptômes fréquents de la gastralgie. La *gastrorhée* assez fréquente doit être étudiée dans le produit rejeté, qui est le plus souvent acide, quelquefois alcalin.

Nous signalerons encore comme symptômes de la gastralgie la constriction du pharynx, le ballonnement du ventre, les constipations opiniâtres, la pâleur et la limpidité des urines.

Lorsque la gastralgie fait des progrès, il peut survenir des symptômes très-variés du côté du larynx. La voix s'altère et peut faire croire à une phthisie laryngée.

Il serait trop long de décrire tous les accidents nerveux qui souvent viennent compliquer cette affection. Céphalalgie, étourdissements, éblouissements, troubles de la vision, hallucinations de différentes espèces ; chaque minute amène pour ainsi dire d'autres maux, tant le système nerveux est mobile et impressionnable.

Le système sanguin partage ce trouble général. La face se colore ; des bouffées de chaleur montent au visage ; toutes les artères du corps battent avec violence, ou bien ces battements sont partiels. A combien d'accidents peut exposer un pareil état, surtout si le médecin, croyant avoir à faire

à une affection réellement inflammatoire, emploie la méthode antiphlogistique.

Chose remarquable, malgré tout ce cortége de symptômes,
le malade rarement maigrit, à moins que le mal ne dure
depuis fort longtemps; mais si la vie n'est pas en danger,
la souffrance peut la rendre presque insupportable. Les individus ainsi affectés souvent s'isolent du monde, deviennent
bizarres, fantasques, et font le tourment de ceux que le devoir ou l'affection retiennent près d'eux. Il n'est pas rare
de les voir passer de la joie et de l'exaltation la plus vive
au plus profond découragement : ces états nerveux sont
souvent compliqués de troubles fonctionnels des organes de
la génération.

Les causes qui peuvent produire la gastralgie sont très-
variées; cependant, nous croyons pouvoir toujours les attribuer à un état d'éréthisme du système nerveux général
ou du système nerveux local. Dans la première catégorie
doivent être rangées toutes les causes morales qui ébran-
lent ce système. L'éducation que la plupart des parents
donnent aujourd'hui à leurs enfants exerce sur eux la plus
fâcheuse influence; on cherche trop à développer l'intelligence au détriment de la force physique. Des êtres ainsi
élevés résistent mal aux travaux et aux passions qui, à
l'âge de vingt ans, seront immanquablement leur partage.
Pour les jeunes filles, les règles s'établissent mal; elles
deviennent chlorotiques, nerveuses, ne peuvent supporter
aucune fatigue, aucune émotion. Les jeunes gens très-irri-
tables se livrent à tous les écarts de leur imagination et
deviennent avant l'âge des êtres débiles et maladifs. C'est
dans ces circonstances que naissent ordinairement les gastralgies et le triste cortége de maux qui les accompagne.

Les causes qui agissent localement pour produire la gastralgie sont nombreuses : elles peuvent tenir à l'adolescence
comme aux excès dans la manière de se nourrir.

Tous les médecins savent combien les affections nerveuses, surtout celles de l'estomac, sont rebelles à nos remèdes ; rarement il nous est donné d'enregistrer quelques cures obtenues par les moyens pharmaceutiques, ou pour mieux dire, le plus souvent les cures ne sont pas durables, tandis que, chaque année, les sources gazeuses alcalines, et surtout celles de Soultzmatt, comptent des succès incontestables. Sans doute, les moyens accessoires dont nous avons parlé, tels que les voyages, les distractions de tout genre, le changement d'air sont pour beaucoup dans les résultats qu'on obtient ; ils mettent les malades dans les conditions favorables à l'action des eaux.

En étudiant les phénomènes que les acides et les alcalis exercent sur l'économie, nous avons vu leur influence puissante sur le système nerveux. Ces éléments minéralisateurs, surtout l'acide carbonique, en si forte proportion dans ces eaux, et l'acide borique, que M. Béchamp vient de découvrir, calment, endorment la douleur de l'estomac, produisent une espèce de stupeur momentanée. On sait que souvent, pour triompher de certaines névralgies, il suffit de parvenir une seule fois à obtenir la disparition de la douleur, pour qu'elle ne se reproduise plus. L'action de l'acide carbonique n'a qu'un effet momentané, il est vrai ; mais cet effet se répétant chaque jour pendant un certain temps, la susceptibilité nerveuse se trouve émoussée, et finit par rectifier, si je puis m'exprimer ainsi, la direction anormale qu'a pris le fluide nerveux. La soude, base fixe de ces eaux, est un véritable calmant, ainsi que les autres bases qu'on y rencontre, aussi bien que l'acide borique. Les anciens médecins insistaient peut-être plus que nous sur cette propriété qu'a la soude.

Ainsi le docteur Ostertag, qui était un oracle pour la plupart des familles de Strasbourg, conseillait bien souvent les eaux de Soultzmatt dans la gastralgie et les affections nerveuses en général, parce que, disait-il, *elles renferment beaucoup de soude.*

Certaines précautions sont indispensables, lorsqu'on emploie les eaux contre la gastralgie. Le point important est de faire pénétrer dans l'estomac le plus d'acide carbonique possible. A cet effet, l'eau devra être bue au moment même où elle est recueillie à la source. Sa fraîcheur ne doit pas inquiéter; c'est une condition favorable à sa tolérance. Les malades devront, dans les premiers jours, essayer leur force digestive, en commençant par de petites doses, qu'ils augmenteront le plus rapidement possible.

Les personnes affectées de gastralgie se trouveront très-bien des bains, à la condition de les prendre à une température peu élevée (18, 20, 22 degrés). Il n'est pas nécessaire d'y séjourner longtemps, mais deux bains par jour seront quelquefois très-utiles. J'ai retiré de très-bons effets des douches fraîches le long du rachis.

L'alimentation devra être réglée d'après l'expérience qu'a chaque malade de la tolérance qu'il a de certains mets plutôt que de tels autres.

Je terminerai par quelques exemples de gastralgies, qui ont été guéries par les eaux de Soultzmatt.

OBSERVATION. — Madame M., de Strasbourg, âgée de trente-six ans, belle, grande, forte, avait toujours joui d'une santé parfaite, lorsqu'à la suite de chagrins elle fut prise de gastralgie; elle eut le malheur de tomber entre les mains d'un médecin médicamenteur par excellence, et cette pauvre dame ne tarda pas à se trouver fort mal de toutes les substances plus ou moins héroïques qui lui furent administrées. Elle avait des douleurs atroces de l'estomac; une goutte de bouillon lui était intolérable. Elle maigrissait par inanition, sans avoir de fièvre et sans présenter de symptômes de gastrite chronique. On eut l'heureuse idée de l'envoyer à Soultzmatt, où elle but d'abord l'eau par petites quantités, un demi-verre par jour; c'était tout ce qu'elle pouvait supporter au début du traitement. Bientôt les doses furent augmentées; elle arriva à boire 6 à 8 verres, et prit chaque jour un bain. Au bout de trois semaines, les bouillons et les potages étaient parfaitement supportés. Dans les trois dernières semaines, cette malade avait recouvré toutes ses forces; elle digérait tous les aliments servis à la table commune, et retourna chez elle, ne se ressentant plus de la maladie qui l'aurait fait mourir, si, au lieu d'avoir recours aux eaux de Soultzmatt, on avait continué à la gorger de médicaments. (B.)

OBSERVATION. — M. B., négociant, à la suite de travaux et de fatigues de tout genre, souffrait depuis deux ans de maux d'estomac. Ses digestions étaient difficiles; il maigrissait et commençait à devenir hypocondriaque. Il vint me consulter : je reconnus que toutes ses souffrances tenaient à une gastralgie. La langue était nette, la région épigastrique insensible; il n'y avait point de soif, point de fièvre. Je lui conseillai les bains de Soultzmatt; il y resta pendant trois semaines, et obtint une guérison complète. (B.)

OBSERVATION. — Mad. de W., de Mass....., fut, à la suite de chagrins, prise d'une gastralgie se manifestant par accès qui revenaient tous les jours, à quatre heures de l'après-midi. Les médicaments employés par son médecin ayant été inutiles, elle vint à Soultzmatt en 1841. Elle ne tarda pas à voir son mal disparaître sous l'influence de l'eau de la source prise en boisson et sous forme de bain. (A.)

Mad. Bloch, de Strasbourg, fut prise de gastralgie à la suite d'une frayeur. Après avoir souffert pendant longtemps de douleurs violentes peu de temps après les repas, et avoir essayé tous les remèdes qu'on emploie contre cette affection, elle vint à Soultzmatt, y passa trois semaines, et fut entièrement débarrassée par l'usage interne des eaux minérales et des bains. Elle revient depuis trois ans à Soultzmatt par reconnaissance. (B.)

OBSERVATION. — M. Bess. G., de Mutzig, me consulta pour une gastralgie qui durait depuis plusieurs années. Les digestions étaient très-pénibles, ce qui l'empêchait souvent de manger. Il était triste, abattu ; et quoiqu'il n'eût point de fièvre, ni de soif, il était tombé dans un état d'épuisement qui commençait à l'alarmer. Je l'envoyai à Soultzmatt : il y obtint une guérison presque complète. Depuis plusieurs années, il revint au bain, dont il a reconnu sur lui l'efficacité. (B.)

Nous disions que la gastrite chronique et la gastralgie sont fréquemment réunies sur le même malade, ce qui rend tout traitement pharmaceutique très-difficile. Les eaux de Soultzmatt sont très-efficaces dans les cas de ce genre ; quelques observations recueillies dans ma pratique démontreront la vérité de ce que j'avance.

Mad. V., de Saverne, âgée de trente ans, se plaignait depuis plusieurs années de douleurs dans la région épigastrique. Ces douleurs augmentaient après les repas ; mais elles se manifestaient aussi hors le temps de la digestion. La langue souvent était sèche, rouge à sa pointe. Des accidents névralgiques de différents genres venaient compliquer cet état, qui avait amené une grande susceptibilité nerveuse. On pouvait facilement reconnaître deux éléments dans cette maladie : une gastrite chronique et une gastralgie. Je ne pus découvrir lequel de ces deux états avait existé au début. J'ai tout lieu de soupçonner que la gastrite avait été produite par l'administration intempestive de préparations ferrugineuses, dans le but de combattre une chlorose dont l'existence, pour moi, était fort douteuse. Je conseillai à cette malade de se rendre aux eaux de Soultzmatt et d'y rester pendant trois semaines ; elle suivit mon avis, prit des bains presque frais, et but l'eau de la source. Elle a obtenu une amélioration notable. Une seconde cure amènera indubitablement une guérison complète. (B.)

Mlle G., de Str., âgée de vingt-huit ans, d'une constitution délicate, mal réglée, avait reçu une éducation qui développa en elle une grande susceptibilité nerveuse. Des idées religieuses mal dirigées, des chagrins de famille, etc., avaient rendu son caractère fantasque; elle s'isolait et fuyait la société. Vers l'âge de quinze ans, elle commença à éprouver des symptômes de gastralgie, caractérisés par une douleur vive peu de temps après l'ingestion des aliments; bientôt elle ne voulut plus se nourrir que de bouillons et d'aliments qui ne pouvaient nullement convenir à son état. Une gastrite chronique vint se joindre à la gastralgie. Les choses allaient de mal en pire jusqu'en 1845, époque à laquelle je fus consulté; après avoir essayé différents antispasmodiques, des calmants, etc., qui ne réussirent pas, je l'envoyai à Soultzmatt. Au bout de huit jours, les digestions se firent plus facilement, et la sensibilité épigastrique disparut. Cette malade changea d'humeur; chacun était étonné de voir cette métamorphose. Après un séjour de trois semaines, cette malade retourna chez elle; mais les mêmes causes qui entretenaient le mal se présentèrent de nouveau, et cette guérison ne fut pas durable. (B.)

II. DE L'ENTÉRITE CHRONIQUE. — DES AFFECTIONS SCROPHULEUSES.

Ce que nous avons dit de l'efficacité des eaux de Soultzmatt dans les affections de l'estomac est, sous beaucoup de rapports, applicable aux affections intestinales. L'action antiphlogistique et calmante de ces eaux modifie l'état de phlogose aiguë ou chronique de la muqueuse ou des intestins, et agit avantageusement sur les douleurs qui proviennent de troubles de l'innervation (voir p. 36 et 41).

Parmi les symptômes qui accompagnent les maladies intestinales, l'un des plus fréquents est la diarrhée. L'action antiphlogistique de nos eaux détruisant l'irritation, on peut, sans crainte, chercher à arrêter une sécrétion qu'il serait dangereux de supprimer, lorsque la muqueuse est le siége d'une inflammation plus ou moins vive. Les eaux de Soultzmatt, après avoir rempli cette première indication, satisfont encore merveilleusement à la seconde; car nous avons demontré (page 40) qu'elles disposent aux constipations. En effet, chaque année, nous voyons à ce bain nombre de malades se débarrasser de diarrhées chroniques qui avaient résisté à tous les traitements les mieux dirigés.

Celle des enfants y est très-efficacement combattue. Nous avons cherché à expliquer par quel mécanisme on obtient cet heureux résultat (voir p. 41).

OBSERVATION. — Un enfant de Soultzmatt, âgé de trois mois, était miné par une diarrhée chronique, qui l'avait réduit au dernier degré de marasme; il ressemblait à un petit vieillard. Tous les remèdes avaient été inutiles : le lait de la mère et d'une autre nourrice n'avait pu arrêter le mal, qui faisait des progrès rapides. Le passage de l'ouvrage de MÉGLIN revint à l'idée de M. NESSEL, propriétaire des bains; il en fit part au médecin, qui se hâta de recourir à l'eau de Soultzmatt : l'enfant en prit par petites quantités, la valeur d'un verre environ par jour, ainsi que des bains d'eau de la source. Bientôt les coliques se calmèrent, la diarrhée cessa dès le quatrième jour. Le traitement fut continué pendant quinze jours environ; il suffit pour amener une guérison complète.

La facilité avec laquelle on se procure l'eau de Soultzmatt permettra toujours d'avoir recours à ce traitement, sans qu'il soit nécessaire de conduire les enfants à l'établissement, ce qui souvent serait impossible.

La découverte de l'eau balsamique de M. ARNOLD nous

offre une ressource précieuse contre la diarrhée chronique des enfants et des adultes, dans les cas où l'eau de la source, tout en ayant calmé l'irritation, reste insuffisante. Nous avons plusieurs fois pu constater que seule elle suffit, par ses propriétés astrictives, dans les cas de diarrhées muqueuses.

OBSERVATION (extraite de l'ouvrage sur l'eau balsamique). — Un enfant âgé de deux mois était, par suite de mauvais allaitement (il avait eu trois nourrices différentes), atteint de diarrhée avec muguet et érythème des fesses. Il dépérissait et avait les traits d'un petit vieillard. Je lui donnai l'eau balsamique (cachet vert), à la dose de 6 cuillerées à café par jour, associée à une goutte de laudanum. La diarrhée cessa le quatrième jour, et quoique cet enfant n'eut pas une très-bonne nourrice, il reprit des forces. Je continuai l'eau balsamique pendant un mois. (B.)

OBSERVATION. — M. ARNOLD traitait à Westhalten l'enfant d'un nommé Michel Grœtz, âgé de six mois, ayant une diarrhée chronique, qui l'avait jeté dans le marasme. Tous les médicaments avaient échoué. Je me trouvais alors à Soultzmatt. M. ARNOLD m'ayant fait part de son embarras, je lui conseillai de donner à cet enfant l'eau balsamique (cachet vert) dont il était l'inventeur, à la dose de 10 à 12 cuillerées par jour; il suivit mon avis. Au bout de deux jours, la diarrhée était arrêtée, le petit malade se remit rapidement, et aujourd'hui il se porte à merveille.

Des succès du même genre ont été obtenus par le même médicament dans la diarrhée des adultes. Les cas où l'eau balsamique pourra être employée avec avantage sont indiqués avec beaucoup de précision dans l'ouvrage sur l'eau balsamique (p. 78), l'emploi intempestif de ce médicament actif pouvant avoir les conséquences les plus fâcheuses.

OBSERVATION. — Mlle T., de Cernay, vint à Soultzmatt pour un dérangement d'intestins, qui durait depuis plus de huit mois. La langue était humide et pâle; il n'y avait aucune douleur abdominale, si ce n'est au moment où le besoin d'aller à la selle se faisait sentir. Elle rendait alors des matières renfermant des aliments mal digérés. Les nuits surtout étaient fatigantes. Cet état avait amené de l'affaiblissement et de la maigreur; grand nombre de médicaments avaient échoué. Elle but de l'eau de Soultzmatt, mais sans en obtenir un effet marqué. J'eus alors recours à l'eau balsamique (cachet vert), à la dose de 2 demi-verres par jour; je donnai le soir 5 centigrammes d'extrait gommeux d'opium. Au bout de huit jours, la guérison était complète. La malade est encore restée pendant trois semaines aux bains pour reprendre des forces; elle a pu manger sans ménagement à la table commune, et depuis j'ai appris que la guérison a été durable. (A.)

Des scrophules. — En étudiant (p. 41) l'action des alcalis sur la digestion, nous avons vu comment les aliments introduits dans l'économie peuvent devenir impropres ou insuffisants à la nutrition de l'individu. C'est de cette nutrition imparfaite que naît assez souvent, comme l'observation l'a démontré, l'engorgement des glandes mésentériques *(carreau)*, qui plus tard amène surtout chez les sujets lymphatiques la diathèse scrophuleuse.

Les eaux de Soultzmatt, par leurs propriétés alcalines, donneront à l'albumine, au sucre et aux graisses les qualités nécessaires pour les rendre absorbables (p. 42). Cette première cause pathologique détruite, elles agiront sur l'engorgement lui-même (p. 36).

Les anciens, sans pouvoir, d'une manière satisfaisante, se rendre compte du mode d'action des alcalins, les employaient souvent et avec succès dans les scrophules, ainsi que dans ce qu'ils appelaient les obstructions. Voici, d'après MÉGLIN, médecin remarquable du siècle dernier, les idées théoriques qui avaient cours à cette époque sur l'action thérapeutique des eaux alcalines de Soultzmatt en particulier :

«Ces eaux, d'après leurs propriétés bien connues, doivent être d'un très-grand secours dans la plupart des maladies des enfants. Ces maladies, du moins le plus grand nombre, dépendent de trois causes principales, savoir : 1° de la crudité pituiteuse dans les premières voies *(a glutinosa spontanea)*; 2° de la crudité acide *(ab acida spontanea);* 3° des vers.

«Or, on voit déjà, sans que j'aie besoin de le dire, que nos eaux étant alcalines à un degré si considérable, doivent atténuer puissamment et rompre la ténacité de cette matière visqueuse et glaireuse, dont les premières voies des enfants sont si souvent farcies, et qui n'est pour l'ordinaire que le produit de la mauvaise nourriture qu'on leur donne. Ces eaux, à ce que je pense, seront plus en état que tout autre remède de désobstruer les veines lactées, de lever les engorgements des glandes du mésentère et de dissiper la grosseur et la dureté contre nature du bas-ventre, qui en est l'effet; elles ouvriront ainsi les voies du chyle, elles rétabliront les digestions et feront naître l'embonpoint aux extrémités émaciées et atrophiées, à mesure qu'elles dissiperont la grosseur et la dureté de l'abdomen, qui est la cause de la maigreur et du marasme des extrémités. »

Méglin recommande aussi les eaux de Soultzmatt dans les affections scrophuleuses et rachitiques. Si l'explication qu'il donne de leur action sur ces maladies a vieilli, le fait pratique reste le même, le temps n'a même fait que le corroborer; car nous avons souvent observé que les enfants qui font usage de ces eaux ne tardent pas à en obtenir d'excellents effets: leur appétit devient plus vif, leurs digestions se font plus régulièrement, leur teint s'anime, leurs chairs perdent de leur bouffissure et deviennent plus fermes; leur ventre, de gros et empâté qu'il était, devient souple, enfin, leurs forces se développent, et ils reprennent sous tous les rapports les apparences de la santé.

J'ai l'intime conviction que les eaux du genre de celles de Soultzmatt seront un jour préférées même aux eaux iodées pour le traitement des scrophules à leur début, et qu'on n'emploiera plus les eaux iodées que pour les cas où la maladie sera arrivée à une période avancée. Je résume ainsi mes idées pratiques à ce sujet : *Pour combattre le lymphatisme prononcé et la tendance à la tuberculisation, employez les alcalins et surtout les eaux gazeuses alcalines, réservez les eaux iodées pour les scrophules confirmées.*

CHAPITRE III.

De l'emploi des eaux de Soultzmatt et de l'eau balsamique dans certaines affections des poumons.

I. DE LA BRONCHITE CHRONIQUE (CATARRHE PULMONAIRE).

La bronchite chronique, dans la plupart des cas, est une affection extrêmement rebelle; quelques auteurs ont même prétendu qu'elle est incurable. On serait peut-être plus dans le vrai, si on disait que, le plus souvent, les moyens pharmaceutiques ne réussissent qu'incomplétement, et que, dans ces maladies, comme dans les autres affections chroniques, il faut moins compter sur eux que sur l'influence des changements de régime, d'habitation, de climat, et surtout sur l'action de certaines eaux minérales. Aucun médicament, en effet, ne peut être continué assez longtemps pour obtenir des cures radicales; tous fatiguent les organes digestifs, inspirent du dégoût, avant qu'on ait modifié profondément l'état pathologique de la membrane muqueuse; non que pour cela je conteste l'action puissante de certains médicaments : ils ont leurs indications, leur temps et leurs vertus bien évidentes; mais, le moment passé, leur action devient nulle et souvent nuisible.

Quoique plus d'une fois on ait prétendu le contraire, le point de départ du catarrhe pulmonaire est toujours l'inflammation de la membrane muqueuse des bronches; mais il serait souvent difficile de démêler un état inflammatoire dans les lésions qui se présentent, si l'anatomie pathologique n'était venue éclairer ce point important.

La membrane muqueuse des bronches ne présente pas, dans la bronchite chronique, cette coloration d'un rouge vif dont elle est animée dans la bronchite aiguë; le plus communément, elle offre une teinte violacée, grisâtre, brunâtre, qui est presque toujours plus prononcée à la partie inférieure de la trachée-artère, au commencement des gros canaux bronchiques, qu'en aucun autre point, circonstance signalée par tous les pathologistes. En quelques cas particuliers, la membrane muqueuse est inégalement colorée par places. Au dire de LAENNEC, il n'est pas rare, chez les vieillards surtout, et lorsque le catarrhe existe depuis un grand nombre d'années, de trouver la membrane muqueuse très-pâle dans toute l'étendue des bronches, ou d'une couleur jaunâtre mêlée à peine de quelques nuances de rouge. Quelquefois les vaisseaux sanguins, qui rampent dans l'épaisseur de la membrane muqueuse bronchique, sont à tel point gorgés de sang, qu'ils se dessinent par leur couleur sous forme de sinuosités saillantes. Des mucosités puriformes jaunâtres, verdâtres, plus ou moins épaisses, plus ou moins adhérentes, quelquefois mêlées de bulles d'air plus ou moins volumineuses, tapissent la membrane interne des bronches et de la trachée-artère. Parfois la matière épanchée ressemble à du pus bien lié, analogue à celui du phlegmon (ANDRAL, *Clinique médicale*, 16, III, p. 222).

La membrane muqueuse des bronches subit, à l'état d'in-

,flammation chronique, trois degrés d'altérations. Le ramollissement, l'ulcération et l'épaississement, auxquelles peut succéder la dilatation. Ces différentes altérations amènent des accidents divers et variables : le retour fréquent du catarrhe à l'état aigu, la bronchorrhée (expectoration abondante d'un liquide spumeux), le catarrhe muqueux (expectoration muqueuse et puriforme), qui épuise et mine les forces du malade; d'autres fois, c'est le catarrhe pituiteux, le catarrhe sec, et enfin le catarrhe suffocant, l'emphysème pulmonaire. Toutes ces formes, dont l'origine est commune, ont chacune des symptômes particuliers, spéciaux, d'après lesquels on peut facilement les reconnaître. L'étendue de cet opuscule ne nous permet pas d'entrer dans des détails de ce genre, et nous renvoyons aux ouvrages qui traitent d'une manière spéciale de ces affections.

Comment les eaux de Soultzmatt agissent-elles dans la bronchite chronique? Dans les considérations générales auxquelles nous nous sommes livré, nous avons démontré que les eaux gazeuses et alcalines ont de véritables propriétés antiphlogistiques, qu'elles sont, pour nous servir de l'expression de l'école italienne, hyposthénisantes. Elles peuvent bien primitivement amener un peu d'excitation, mais elle n'est que passagère, bientôt après commence une action plus durable; c'est de ralentir la circulation et par suite la respiration, et de placer ainsi le poumon dans des conditions de repos relatif; moindre affluence de sang, respiration moins active et plus lente. Là ne se borne pas l'action et l'utilité des alcalis.

M. Ch. Petit croit (brochure sur les *eaux de Vichy*, 1845, p. 8) que l'albumine et la fibrine que nous voyons former la base des engorgements chroniques, sont solubles par les alcalis; qu'il est vraisemblable qu'en soumettant les malades à l'action des eaux de cette espèce, le sang devient plus fluide par cela même qu'il est rendu plus alcalin; la matière coagulée qui constitue les engorgements est alors plus facilement pénétrée et imbibée par lui, et se trouve sous l'influence d'une action chimique qui tend à la ramollir, à la faire passer de l'état concret où elle est à l'état liquide, ce qui la met dans des conditions favorables à l'absorption. Nous partageons en grande partie cette manière de voir à ce sujet (p. 36 à 40), et c'est ainsi que nous concevons l'amélioration qu'éprouvent certains malades atteints d'emphysème pulmonaire. Malheureusement les effets qu'on obtient dans ces cas ne sont pas durables. En serait-il ainsi, si les malades se résignaient à faire usage de ces eaux pendant un temps très-long, au lieu de se borner à une cure d'un mois au plus?

Observation. — Mad. R., de Strasbourg, à la suite d'une bronchite chronique négligée, éprouvait de l'oppression et de la toux. L'expectoration, qui, dans le principe, avait été abondante, avait beaucoup diminué; il n'y avait point de fièvre. L'auscultation donnait tous les signes d'une bronchite compliquée d'emphysème pulmonaire. Cette maladie n'avait point été améliorée par les différents traitements mis en usage. Je l'envoyai à Soultzmatt pour boire l'eau de la source et faire en même temps une cure par le petit lait. Après quatre semaines de séjour au bain, les râles avaient cessé, la respiration était tellement facile que cette dame pouvait gravir des montagnes escarpées sans éprouver la moindre oppression. Elle revint chez elle, se croyant guérie; mais, à l'entrée de l'hiver, une nouvelle bronchite amena les mêmes accidents pour lesquels je l'avais envoyée à Soultzmatt. (B.)

Comme je l'ai dit, une guérison durable ne pourrait être obtenue qu'à la condition de faire pendant fort longtemps usage de ces eaux, afin d'obtenir la liquéfaction et l'absorption de la lymphe plastique qui rétrécit les bronches.

Un dernier effet des alcalins est d'augmenter au bout de

peu de temps la liquidité de la sécrétion bronchique. Dans la pratique, c'est ordinairement le sel ammoniaque qu'on préfère pour obtenir cette action; mais les mêmes effets sont obtenus par les autres préparations alcalines. Cette liquéfaction des mucosités bronchiques est une suite de la diminution de l'inflammation de la membrane muqueuse; car l'opinion commune des médecins est que les mucosités sont d'autant plus tenaces, que la membrane muqueuse est plus profondément enflammée ou altérée.

A l'appui de ces considérations toutes théoriques, nous apportons la sanction pratique des médecins anciens, qui obtenaient les effets les plus avantageux de l'emploi des eaux de Soultzmatt ou autres analogues. MÉGLIN dit particulièrement : «Les eaux de Soultzmatt sont efficaces dans les engorgements pituiteux du poumon, dans l'asthme pituiteux et même convulsif, dans certaines périodes de phthisies pituiteuses et tuberculeuses dont on trouve dans différents auteurs des exemples de guérison par le moyen de pareilles eaux.»

Les eaux de Soultzmatt peuvent donc, comme on le voit, faire cesser, quand elles sont prises pendant un certain temps, l'état de phlogose de la membrane muqueuse des bronches, résoudre l'engorgement de la membrane et modifier la nature de la sécrétion muqueuse. Ces traitements sont puissamment aidés par la cure au petit lait, qui, d'après ce que nous avons dit (p. 74), a, sous beaucoup de rapports, le même mode d'action que les eaux de Soultzmatt.

L'eau doit être prise dès le début du traitement à doses assez fortes, pour arriver rapidement à 6 à 8 verres par jour, même à 10. Dans le commencement surtout, s'il y a un peu d'état fébrile, il faudra éviter la légère ébriété produite par le gaz acide carbonique, en le laissant échapper en partie. Lorsqu'il y aura une grande susceptibilité de la muqueuse, on suivra le conseil de MÉGLIN, qui dit :

«Dans ces cas, on pourra les marier avec du lait, si les circonstances l'exigent indispensablement; je dis indispensablement, car je n'approuve point toujours la méthode de
couper les eaux minérales avec du lait; ce mélange, qu'on
emploie souvent sans nécessité, peut avoir des inconvénients, et le moindre est de diminuer l'action des eaux.»
Au bout de peu de jours, les malades s'accoutument à
prendre les eaux pures et à la température de la source,
sans que la toux soit augmentée.

Rarement, il faut l'avouer, les eaux de Soultzmatt, aussi
bien que toutes les autres eaux minérales, soit alcalines,
soit sulfureuses, thermales ou non thermales, aussi bien
que les cures au petit lait, amènent une guérison complète
de la bronchite; on obtient des améliorations notables, résultat déjà fort avantageux, puisque MONERET dit, dans
son article sur la bronchite *(Compendium de médecine pratique)*: «Il y a peu de cas avérés de guérison d'une bron-
«chite chronique; celles qui se présentent avec les carac-
«tères les moins intenses résistent souvent opiniâtrement à
«tous les moyens qu'on leur oppose.»

Cette difficulté, parfois cette impossibilité de guérir la
bronchite chronique par les eaux de Soultzmatt, a donné à
M. ARNOLD l'idée d'associer au traitement par l'eau minérale le traitement par l'eau balsamique. M. le Dr HIRTZ et
moi, après avoir pris connaissance de la composition de
cette eau, avons cru devoir en préconiser l'usage, et pour
que ce traitement fût exempt de tout danger, nous avons
cherché à le soumettre à certains principes pratiques qui
sont développés dans l'ouvrage qui a été publié sur l'emploi
de l'eau balsamique [1].

1. L'eau balsamique est une excellente et ingénieuse préparation
dont j'aurais bien voulu faire connaître la composition; mais ç'eût été
enlever à l'établissement de Soultzmatt une de ses sources de prospérité. Les avantages que j'ai retirés de ce médicament m'ont engagé

Ainsi, lorsque, par l'eau de Soultzmatt et le petit lait, on sera arrivé à faire tomber l'irritation, à diminuer l'engorgement de la membrane muqueuse, à rendre les crachats moins visqueux, on pourra avantageusement employer l'eau balsamique. Mais si l'on n'est pas arrivé à ce résultat primitif, cette eau sera presque toujours dangereuse. Dans ces affections, on devra choisir le cachet rouge, qui est moins actif que le cachet vert. La dose à employer au début est de 6 à 10 cuillerées par jour. Il ne faudra la dépasser que lorsque le malade se sera lentement accoutumé à son usage, l'important n'étant pas d'obtenir la suppression prompte de l'expectoration, mais d'arriver petit à petit à la tarir.

L'eau balsamique, comme son nom l'indique, renfermant des substances résineuses, qui sont combinées avec les alcalis qui se trouvent dans les eaux de Soultzmatt, agit comme le copahu, le baume de tolu, etc.; on conçoit dès lors qu'elle devienne un moyen puissant de diminuer les sécrétions. Nous avons vu les expectorations les plus abondantes être supprimées après quelques jours de son administration trop hardie; mais qu'est-il alors arrivé? De l'oppression, de la fièvre, de la sécheresse, de la toux. Je conseille donc aux malades, dans la plupart des cas, de continuer l'eau de Soultzmatt pendant tout le temps qu'ils feront usage de l'eau balsamique, à moins qu'il leur soit prouvé par l'ex-

---

à publier l'opuscule ayant pour titre : *Considérations pratiques sur l'emploi de l'eau balsamique de Soultzmatt dans le traitement des affections catarrhales chroniques et des hémorrhagies des membranes muqueuses ; — de la phthisie pulmonaire et de certaines cachexies ; — de son usage dans les maladies externes et chirurgicales.* Mais le peu de sympathie que j'ai pour les remèdes secrets m'a empêché de faire paraître cet écrit sous mon nom.

M. ARNOLD, s'étant aperçu qu'on avait tenté d'imiter l'eau balsamique, conseille à toutes les personnes qui désirent s'en procurer de s'adresser à M. NESSEL, propriétaire des bains de Soultzmatt.

périence que ce médicament n'a pas sur eux un effet trop actif. Le traitement doit surtout être surveillé avec le plus grand soin dans les cas d'emphysème pulmonaire. Je vais citer quelques observations où les eaux de Soultzmatt ont été employées soit seules soit simultanément avec l'eau balsamique.

OBSERVATION. — M. Schulmeister, habitant les environs de Lyon, fut envoyé, d'après mon conseil, à Soultzmatt en 1851. Il était, depuis longues années, affecté d'une bronchite chronique et depuis peu de temps d'un commencement d'emphysème pulmonaire peu considérable. On entendait dans les deux poumons des râles muqueux abondants, quelques-uns étaient très-fins. La respiration était difficile, le pouls très-fréquent, la peau jaunâtre; il y avait de la fièvre vers le soir, et un commencement d'amaigrissement. Dès les premiers jours, la fièvre tomba, la respiration et l'expectoration devinrent plus faciles. A la fin du traitement, qui dura trois semaines, il prenait de 8 à 10 verres d'eau. Les râles, sous l'influence des eaux de Soultzmatt, avaient entièrement disparu dans le courant de la journée, ils ne se faisaient entendre que le matin, avant que le malade eût expectoré quelques mucosités spumeuses. M. Schulmeister, que ses affaires rappelaient chez lui, quitta l'établissement au moment où, après cette cure préparatoire, nous voulions lui faire prendre l'eau balsamique, mais il a suivi ce traitement chez lui, et nous savons qu'il lui a été très-utile. (B.)

OBSERVATION. — M. Kiener, de Vedenstein (Haut-Rhin), était atteint depuis plusieurs années d'un catarrhe chronique des poumons, suite de plusieurs bronchites aiguës. Tous les matins la respiration était gênée, l'expectoration abondante, muqueuse, jaunâtre. Râles muqueux à grosses bulles, amaigrissement; l'appétit s'était conservé. Il resta en 1847 pendant quatre semaines à l'établissement, buvant de 6 à 10 verres d'eau tous les matins. Au bout de ce temps, la bronchite avait à peu près disparu. (A.)

OBSERVATION. — Mad. Pf., de Mulhouse, âgée de quarante ans, vint à Soultzmatt pour se débarrasser d'un catarrhe chronique qu'elle portait depuis plusieurs années. L'expectoration était visqueuse, tenace, très-peu abondante; elle avait habituellement de la dyspnée; la moindre cause de refroidissement donnait lieu à un sifflement très-incommode, pendant lequel elle suffoquait; l'auscultation révélait des râles fins dans les dernières ramifications des bronches. Il y avait des douleurs pectorales; le pouls était naturel. Elle prit l'eau de la source pendant quatre semaines; au bout de ce temps, les râles avaient à peu près disparu, et la respiration était devenue presque normale. Elle n'est point revenue à Soultzmatt, aussi est-il probable que le mieux se sera maintenu. (A.)

OBSERVATION. — Mlle de V., âgée de trente-deux ans, fut atteinte, il y a quelques années, d'une bronchite grave, qui bientôt se changea en pneumonie double. Un traitement énergique ne put empêcher la maladie de passer à la suppuration, et l'on put constater deux abcès pulmonaires à la base de chaque poumon (souffle, gargouillement). L'expectoration fut très-abondante pendant deux mois environ; mais la malade échappa à la mort et se remit en conservant un catarrhe pulmonaire. Depuis cette époque, cette malade eut souvent des bronchites aiguës, qui furent graves, mais qui cédèrent assez facilement aux traitements que je mis en usage. Cependant, en 1852, dans une attaque du même genre, les médicaments, qui m'avaient autrefois réussi, n'amenèrent aucune amélioration. La malade commençait à être en proie à la fièvre hectique, des sueurs nocturnes l'épuisaient; on entendait des râles muqueux abondants dans toute la poitrine; l'expectoration était purulente, les nuits étaient sans sommeil. Craignant avec raison une issue funeste, je conseillai à cette demoiselle, à laquelle je portais un vif intérêt, de se rendre à Soultzmatt. Je lui fis boire le petit lait et l'eau de la source, reposée, à la dose de 4 à 6 verres par jour. Dans la journée, elle prenait deux demi-verres d'eau balsamique (cachet rouge), et plus tard deux verres; le soir, de petites doses de morphine. Ce traitement fut continué pendant cinq semaines et eut les meilleurs résultats; car cette malade, que la fièvre minait, qui se traînait avec peine, avait, à l'issue de sa cure, recouvré la force et la santé. Dans les derniers temps de son séjour à Soultzmatt, elle put partager les plaisirs des autres baigneurs. Lorsque je la revis, je fus frappé de sa bonne mine et ne pus assez m'applaudir du bon conseil que je lui avais donné. (B.)

OBSERVATION. — J'eus occasion de traiter, conjointement avec M. CHAUMONT, médecin à Strasbourg, le nommé H., boulanger dans cette ville. D'après les détails qui me furent donnés, le malade était affecté depuis longues années d'un catarrhe chronique contracté dans l'exercice pénible de son état. Agé de cinquante ans tout au plus, il ne vaquait qu'avec peine aux travaux les plus légers; son teint était jaune, son corps amaigri, sa respiration courte et bruyante : ce fut dans cette position qu'il fut atteint d'une pneumonie double à laquelle il échappa. Le traitement de cette maladie intercurrente eut pour effet de diminuer l'intensité de la bronchite; mais, malgré tous les moyens que nous employâmes, il conserva un râle muqueux abondant dans les grosses bronches, des râles plus fins dans les dernières ramifications bronchiques; il y avait absence presque complète de la respiration vésiculaire, si ce n'est aux sommets; dyspnée excessive, expectoration puriforme des plus abondantes, maigreur, pouls petit, fréquent. Nous envoyâmes ce malade à Soultzmatt; il n'y resta que quatre semaines, pour y boire le petit lait, l'eau de la source et l'eau balsamique. Peu à peu, l'expectoration diminua et devint muqueuse, la dyspnée presque nulle, les forces revinrent, le visage prit un aspect moins jaunâtre, et ce malade put faire des promenades dans les montagnes sans être trop essoufflé. Il revint à Strasbourg, où il continua encore pendant quelque temps l'usage de l'eau balsamique. J'ai depuis peu revu cet homme : il continue à jouir d'une assez bonne santé, et son affection chronique n'a pas fait de progrès. (B.)

L'eau balsamique est un remède excellent dans la bronchite chronique des enfants. J'ai exprimé mes idées pratiques à ce sujet dans l'ouvrage qui a été publié sur l'eau balsamique.

«Comme on le sait, chez les enfants cette affection n'est pas rare. Plus irritables, plus sensibles que les adultes aux impressions atmosphériques, surtout par suite de la manière dont on les élève aujourd'hui dans les villes, on voit à chaque instant survenir chez eux des bronchites, des rhumes. Pour peu que ces affections ne soient attaquées au début, ou que l'enfant soit d'une constitution molle ou lymphatique, la bronchite aiguë passe à l'état chronique. On entend alors des râles muqueux dans toute la poitrine; la vie de l'enfant, la plupart du temps, n'est heureusement pas en danger, à moins qu'il ne survienne, comme cela est assez fréquent, une affection inflammatoire intercurrente; mais il pâlit, il maigrit, il devient débile et mou, en un mot, il ne prospère pas, parce qu'il respire mal. Les mères s'effraient, le médecin est consulté : il prescrit un vomitif; le mal disparaît alors comme par enchantement; tous les râles cessent; on croit avoir triomphé; mais le lendemain, auscultez de nouveau le petit malade, et vous retrouverez les mêmes râles que la veille. Que fait-on? On a recours à de nouveaux vomitifs, au kermès, au soufre doré d'antimoine, aux infusions chaudes aromatiques qui, soit dit en passant, fatiguent beaucoup l'estomac, détruisent l'appétit, augmentent la maigreur et finissent par inspirer une telle répugnance, que l'enfant se débat, s'agite et refuse de prendre les médicaments. Vous pourrez facilement vous affranchir de tous ces ennuis en suivant le plan de traitement que je vais indiquer.

«Faites vomir l'enfant, afin de débarrasser ses bronches d'une manière plus prompte, mais ne réitérez pas souvent le vomitif. Le lendemain, commencez à administrer l'eau balsamique (cachet vert), que les enfants supportent parfaitement à la dose de trois cuillerées à bouche trois fois par jour. Une bouteille suffira le plus souvent pour obtenir la guérison.

OBSERVATION. — « Je donnai des soins à un enfant de cinq ans, un peu lymphatique, pour une bronchite chronique dont il était affecté depuis plus de six mois. Cet enfant était tourmenté d'une toux fatigante, surtout vers le soir; le matin, elle était grasse; l'expectoration, que je parvins quelquefois à examiner, était jaune; l'auscultation faisait découvrir dans les deux poumons un râle muqueux abondant. La plupart du temps le malade n'avait point de fièvre; mais la moindre cause d'excitation, le moindre refroidissement faisaient naître l'état fébrile. Je voyais avec chagrin ce petit être, déjà assez frêle, maigrir et s'étioler, devenir triste et perdre l'appétit. Le peu d'effet que j'obtins des vomitifs et des autres préparations d'antimoine me donnèrent l'idée d'employer l'eau balsamique (cachet vert) à la dose de trois cuillerées à bouche le matin et le soir, ayant soin de la faire édulcorer. Il est à remarquer que ce médicament fut pris sans aucune répugnance. Une bouteille suffit pour obtenir la guérison; elle fut durable, car, depuis un an, malgré l'hiver, la toux n'a plus reparu. » (B).

II. DE LA PHTHISIE PULMONAIRE.

L'origine du tubercule, cause première de la phthisie pulmonaire tuberculeuse, est encore fort obscure. Nous connaissons néanmoins la plupart des circonstances dans lesquelles il naît et les conditions qui favorisent son développement. Il est un produit de nouvelle formation, déposé dans nos organes, où il peut rester à l'état de crudité et n'exercer aucune influence fâcheuse sur la constitution ; mais le plus souvent et presque constamment, il est soumis à un travail qui tend à le ramollir et à le liquéfier. M. GENDRIN *(Histoire anatomique des inflammations*, t. II, p. 599), dit : «Si la ma-«tière tuberculeuse est déposée sans inflammation dans nos «organes, la phlegmasie des tissus environnants se remarque «toujours, lorsque le ramollissement des tubercules s'opère, «et ce ramollissement semble dépendre de l'inflammation.» Si l'opinion de cet auteur peut être soumise à quelques exceptions, il n'en est pas moins vrai que la phlegmasie du poumon est fréquente, lorsque le travail d'élimination commence. Une preuve qu'alors une phlegmasie s'est déclarée, c'est qu'on trouve dans le sang une augmentation de fibrine analogue à celle qui caractérise les autres phlegmasies, et qu'il n'est pas rare de rencontrer des pneumonies lobulaires autour des masses tuberculeuses. Nous voyons en effet, lorsque ce travail commence, que les vaisseaux qui environnent le tubercule se congestionnent et deviennent plus nombreux : c'est une espèce de fluxus sanguin circonscrit qui se fait autour du tubercule. Par suite, il se forme le plus souvent une membrane fongueuse molle, friable, que la moindre cause peut rompre ; sa déchirure livre passage à la matière tuberculeuse liquéfiée et mêlée de pus. Si un vaisseau se trouve en rapport avec cette matière, il est usé et donne lieu à des hémoptysies. Le produit cacoplastique une fois rejeté, le phthisique devrait guérir et guérit en effet quelquefois; mais le plus souvent il n'en est pas ainsi, parce qu'il est rare que le travail pathologique que nous venons de décrire ne se répète sur les tubercules environnants, lorsqu'ils existent, d'où résultent d'abord toutes les petites cavités isolées qui, venant à se confondre, forment ces vastes cavernes qu'on rencontre chez les phthisiques. La caverne se tapisse souvent d'une véritable membrane pyogénique, qui sécrète presque toujours du pus de mauvaise nature. Aussi *l'abondance de la sécrétion épuise le malade; ses qualités délétères l'empoisonnent par résorption.* Tous les soins du médecin devront donc tendre :

1º *A empêcher les tubercules de se former;*

2º *Lorsqu'ils sont formés, de les empêcher de se ramollir;*

3º *Lorsqu'ils sont ramollis, de favoriser la cicatrisation.*

Une hygiène bien entendue, certains médicaments, certaines eaux minérales peuvent remplir en partie ces indications.

L'établissement de Soultzmatt, pour le climat que nous habitons, place les malades de ce genre dans les conditions les plus favorables, pour prévenir ou retarder le développement des tubercules pulmonaires, et même quelquefois pour les guérir. Un coteau, abrité du nord, comme le conseille M. CHOMEL et tous les médecins, des exercices doux et modérés, des promenades à âne dans des forêts de sapin, le lait d'ânesse, le lait de chèvre, le petit lait, tout enfin se trouve réuni dans ce bain pour remplir les conditions indispensables que chacun indique et réclame vivement, mais que la nature et le désir d'être utile ont seuls pu grouper sur un même point. Mais Soultzmatt a encore quelque chose de plus : c'est son eau minérale et son eau balsamique dont nous allons apprécier et analyser les bons effets.

Nous avons vu (p. 41) comment les eaux alcalines, modifiant les matières alimentaires qui doivent servir à la nutrition, les rendent propres à être assimilées. Or, faciliter cette assimilation, c'est fortifier l'organisme, c'est empêcher souvent la formation des tubercules, c'est, en un mot, remplir notre première indication.

Tous nos traitements, tous nos soins doivent, lorsque les tubercules existent, tendre, comme nous l'avons dit, à empêcher l'état congestif, l'irritation ou l'inflammation des tissus au sein desquels ils sont déposés. Or, nous avons cherché à démontrer, dans des considérations générales et en parlant de la bronchite, que les eaux gazeuses et alcalines avaient des propriétés hyposthénisantes, qu'elles ralentissaient la circulation et la respiration, qu'elles étaient rafraîchissantes, qu'elles diminuaient la plasticité du sang (voir p. 31 à 33). Ne sont-ce pas là les effets que nous cherchons à obtenir par l'emploi de la plupart de nos médicaments? Mais lorsque le ramollissement commence, qu'il y a déjà des hémoptysies, que des accès de fièvre commencent à se faire sentir, c'est encore le cas d'avoir recours aux eaux de Soultzmatt. Ne pouvant plus enrayer le ramollissement du tubercule, on a encore la chance d'empêcher l'inflammation de se propager aux parties environnantes et de déterminer la fonte d'un plus grand nombre de tubercules, s'ils existent. Souvent on parvient à faire cesser la fièvre qui mine le malade; en un mot, on peut espérer de convertir la phthisie pulmonaire à marche rapide en phthisie à marche plus lente. On obtient ainsi par les eaux de Soultzmatt des effets analogues à ceux de la digitale, du sucre de saturne, de l'alun, de l'eau de laurier cerise à haute dose, de l'émétique, etc., etc. Mais quelle différence entre ces moyens, destinés à arriver au même but! Les uns détériorent promptement les organes digestifs, amènent l'inappétence, la diarrhée, tandis que les autres ne fatiguent pàs l'estomac et réveillent même l'activité digestive. Il nous a semblé que, pour obtenir l'effet dont nous parlons, l'eau de Soultzmatt mérite d'être placée presqu'au premier rang. Elle n'est pas excitante comme les eaux thermales de cette espèce ; puis, ce qui est fort rare, elle ne renferme pas de fer, substance qui est peut-être la plus funeste aux phthisiques. On peut donc, sous ce rapport, la donner en toute sécurité. C'est une eau qui est calmante par excellence, parce qu'elle renferme des éléments hyposthénisants : l'acide carbonique, l'acide borique, sulfurique, la soude, la chaux, la magnésie, la potasse (voir l'analyse de M. BÉCHAMP).

Une autre considération doit encore faire recourir aux eaux de Soultzmatt. Nous avons vu que les alcalis, et surtout le bicarbonate de soude, ont la propriété d'empêcher la sécrétion d'une portion du sucre qui, formé dans le foie, doit être converti en acide carbonique dans le poumon. Le travail de cet organe se trouvant par conséquent bien amoindri, il éprouvera moins de fatigue (voir p. 44).

Ajoutez à l'action des eaux les cures au petit lait, qui, comme nous l'avons dit, ont une manière d'agir à peu près analogue à celle des eaux de Soultzmatt, et vous aurez institué un des traitements les plus rationnels contre la prédisposition à la phthisie et contre la phthisie au premier degré.

Nous conseillons généralement dans cette maladie de mélanger un peu de lait chaud à l'eau de la source, pour la rendre moins froide ; mais nous renonçons à ce mélange, dès que l'eau de la source ne détermine pas la toux. La quantité d'eau que nous faisons prendre est très-variable ; cependant nous évitons de donner des doses trop élevées, rarement plus de 3 à 4 verres, pour ne pas fatiguer les organes digestifs. Il est prudent, dans les premiers jours, de faire boire aux malades de l'eau qui a été puisée la veille à la source ; on la fait placer dans leur chambre pendant la nuit, pour qu'elle soit moins froide et contienne de plus petites quantités d'acide carbonique. Les malades qui prennent en même temps du petit lait doivent le boire de bonne heure; l'eau de la source ne sera alors administrée que dans le cours de la matinée et vers le soir; ils en boiront aussi à table, si elle est bien supportée. Nous proscrivons en général les bains dans les affections pulmonaires.

Mais nous avons hâte de le dire : si les eaux de Soultzmatt enrayent la marche de cette cruelle maladie, aussi bien qu'aucune autre source, comme celles d'Ems, les eaux de Bonnes, elles ne donnent pas la guérison. Tout ce que nous sommes en droit de leur demander, c'est d'aider favorablement le travail de la nature dans l'élimination du tubercule, tout en modérant les effets fâcheux de ce travail sur la constitution. Mais lorsque le tubercule est ramolli, l'établissement de Soultzmatt offre-t-il quelque ressource pour cicatriser ou dessécher la cavité qui a succédé à l'élimination du tubercule?

M. Arnold a été conduit par la voie de l'expérimentation à la découverte d'un médicament qui nous a paru, d'après nos propres observations, être très - avantageux pour combattre la phthisie pulmonaire arrivée au second et au troisième degré : c'est l'eau balsamique. Cette préparation a un effet analogue aux autres substances balsamiques; mais elle a sur elles un immense avantage par la facilité àvec laquelle elle peut être administrée aux malades. Elle a produit des effets réellement remarquables, qui ont été consignés dans l'ouvrage qui a été publié à ce sujet. Depuis cette époque, l'usage de cette eau a pris une grande extension et a souvent répondu à l'attente du médecin, dans l'hémoptysie et dans les cas où il existe des vomiques. Dans l'hémoptysie, l'eau balsamique agit en exerçant sa propriété styptique sur les vaisseaux capillaires entr'ouverts ou sur la membrane fongueuse qui laisse échapper le sang. Son action est analogue, sous certains rapports, à celle de l'élixir acide de Haller, de l'alun, du sucre de saturne; mais elle est plus utile, comme nous l'avons dit ailleurs, parce qu'on peut donner des doses d'eau balsamique comparativement plus fortes ; elle est plus durable, parce qu'elle peut être employée indéfiniment. Nous savons les heureux effets qu'on obtient dans les hémorrhagies externes, par exemple, par l'eau de Pagliari, qui n'est qu'une substance résineuse associée dans certaines proportions à l'alun, et M. le Dr SMITH a publié dans le *Bulletin de thérapeutique* un excellent article sur l'emploi des préparations térébenthinées dans l'hémoptysie ; il prétend, par ces substances, combattre la diathèse hémorrhagique. Mais on peut sans crainte affirmer que tous ces médicaments sont loin d'offrir le même avantage que l'eau balsamique, qui peut être prise impunément et à très-haute dose, sans fatiguer l'estomac ; elle mérite la préférence sous tous les rapports. Je vais en citer deux observations seulement, renvoyant à l'ouvrage sur l'eau balsamique, où se trouvent consignés un grand nombre de faits où elle a été employée.

OBSERVATION. — Je me trouvais l'année dernière à Soultzmatt (1852), lorsque je fus appelé chez un jeune homme atteint de ramollissement tuberculeux ; il venait d'être pris d'un accès d'hémoptysie ; il rendait le sang à gros bouillons par la bouche et par le nez ; je n'avais aucun médicament sous la main : je lui fis boire, dans l'espace d'une heure, un litre d'eau balsamique (cachet vert) ; au second verre, l'hémoptysie était arrêtée. (B.)

Voici un second fait fort intéressant que j'ai consigné dans l'ouvrage sur l'eau balsamique :

«M. Wernick, jeune homme de vingt-cinq ans, employé chez MM. Seltz et Parrot à Strasbourg, marchait d'un pas rapide vers le dernier degré de la phthisie pulmonaire. Né d'un père qui a succombé à cette maladie, il était sur le point d'avoir bientôt le même sort, lorsque ses chefs me prièrent de lui accorder mes soins. Voici quels étaient les symptômes généraux et les signes stéthoscopiques : Amaigris-

sement, pouls à 120, sueurs colliquatives, toux fréquente
et grasse, expectoration abondante, purulente, fétide, ma-
tité sous la clavicule gauche, râle cavernuleux, bon appétit.
(Je lui donnai du sucre de saturne de 10 à 15 centigrammes
par jour.) Ce médicament, qui est continué pendant dix jours,
diminue la fièvre (pouls à 90), et supprime à peu près les
sueurs. Alors j'administrai l'eau balsamique (cachet rouge),
à la dose d'un demi-verre, trois fois par jour. J'en continuai
l'usage pendant deux semaines. Une absence que je fis m'ayant
empêché de voir ce malade, je fus frappé, quand je le revis,
de sa bonne mine et du retour de ses forces. Le pouls était
à 84 ; les sueurs avaient disparu ; l'expectoration avait diminué des deux tiers ; la toux était devenue rare ; la voix
était encore résonnante, mais les râles étaient à peine sensibles. Le malade me dit alors qu'il éprouvait un point douloureux dans la poitrine, et qu'il avait vu quelques stries de
sang dans ses crachats. Le traitement fut continué. Le lendemain matin il me fit appeler ; il venait tout à coup d'avoir
une hémoptysie abondante ; le sang n'était pas arrêté quand
je vins près de lui. Je lui fis boire par verre, d'heure en
heure, l'eau balsamique (cachet rouge). Au premier verre,
l'hémorrhagie était arrêtée ; à ma visite du soir, je lui ordonnai de vider la bouteille pendant la nuit.

« Je le revis le lendemain matin : il venait d'avoir une
nouvelle hémoptysie très-forte ; une poignée de sel dans de
l'eau ne l'avait pas arrêtée. Je fis de nouveau reprendre
l'eau balsamique (cachet vert), à la dose d'une bouteille par
jour, parce qu'il n'y avait pas de fièvre. L'hémorrhagie
s'arrêta de nouveau, et comme le pouls était hémorrhagique,
j'en fis continuer l'usage pendant deux jours encore à ces
doses élevées. J'ai ainsi à la fois obtenu par ce médicament
la cessation complète de ce fâcheux accident, en même
temps que j'ai à peu près supprimé l'expectoration. Ce
jeune homme jouit aujourd'hui d'une bonne santé. » (B.)

Pour arrêter l'hémoptysie, il convient d'employer le cachet vert, qui est plus styptique. Si l'hémorrhagie est peu abondante, j'administre l'eau balsamique par cuillerée à bouche toutes les heures; mais quand, par son abondance, elle inspire des inquiétudes, je ne mets pour ainsi dire point de limites dans la quantité que je fais prendre au malade; une ou deux bouteilles dans les vingt-quatre heures me paraissent alors nécessaires.

L'eau balsamique, dans la phthisie pulmonaire confirmée, présente un autre avantage : c'est d'agir sur la membrane pyogénique, comme nous allons chercher à le démontrer.

La guérison de la phthisie par les seules forces de la nature n'est pas impossible. LAENNEC, et après lui un certain nombre d'auteurs recommandables en citent des exemples : tantôt c'est par la transformation de la membrane qui sécrète du pus en une membrane muqueuse, fibreuse ou cartilagineuse, qui forme la paroi de kystes persistant; tantôt par le retrait de cette membrane, qui donne lieu à de véritables cicatrices. La phthisie pulmonaire, disons - nous (ouv. cit., p. 33), guérirait peut-être bien plus souvent, si la membrane pyogénique avait le temps de se transformer en une membrane d'une autre nature ; mais le malade meurt d'épuisement et de résorption purulente, avant que cette nouvelle organisation, qui est le complément de l'évolution du tubercule, ait eu lieu. Il ne nous paraît pas impossible de hâter, de déterminer ces modifications de la membrane pyogénique, et si un moyen peut amener ce résultat, c'est sans contredit l'emploi de l'eau balsamique à haute dose et longtemps continué.

Car, en étudiant l'action de ce médicament dans le catarrhe pulmonaire, nous avons vu avec quelle rapidité il modifiait l'état morbide de la membrane muqueuse , et supprimait la sécrétion du pus et du mucus. Ce phénomène n'est pas moins constant dans la phthisie pulmonaire que dans le catarrhe. On peut donc regarder l'eau balsamique comme un médicament qui arrête la formation du pus et contribue à convertir la membrane pyogénique en une membrane sécrétant un liquide muqueux de consistance et d'aspect variés. Le pus étant modifié sera moins nuisible à l'économie. De plus il est probable que les vaisseaux absorbants éprouvent, par l'action astrictive de l'eau balsamique, un état de resserrement qui arrête leurs fonctions d'absorption.

Nous nous bornerons à citer deux exemples remarquables de phthisie au troisième degré, guéries par l'eau balsamique, renvoyant à l'ouvrage cité, où se trouvent consignés un grand nombre de faits du même genre.

Observation. — «M. Graff, âgé de trente-quatre ans, fabricant à Stosswihr, vallée de Münster, était arrivé en 1846 au dernier degré de la phthisie pulmonaire. Ce fut au mois de juin de la même année qu'on m'appela pour la première fois. Sa famille et toutes ses connaissances le regardaient comme perdu. Tous les médecins instruits, consultés à ce sujet, avaient déclaré que le mal était incurable. On s'adressa à moi, sans doute, parce que j'avais obtenu dans la vallée de Münster quelques succès dans le traitement de ces maladies.

«J'hésitai, quand je vis le malade, à entreprendre un traitement aussi chanceux; mais, cédant aux supplications qui me furent faites, je donnai à ce malade, qui était dans le dernier degré de marasme, qui rendait un demi-litre de pus par jour, que la fièvre minait, que la diarrhée colliquative épuisait, je lui donnai, dis-je, l'eau balsamique, associée à l'extrait gommeux d'opium. J'étais à six lieues de l'endroit qu'habitait M. Graff, et ne pouvais le voir que tous les quinze jours. La seconde fois que je lui rendis visite, je fus frappé du mieux sensible qui s'était opéré. L'expectoration était moindre, la diarrhée et les sueurs avaient cessé, les

forces commençaient à revenir. Je le vis ainsi ; à des intervalles très-éloignés, jusqu'au mois de mai de l'année 1847.
Alors il n'avait plus de fièvre ; il était redevenu fort et vaquait à ses affaires. Je l'auscultai, il portait une caverne
dans laquelle on entendait un léger gargouillement. Le matin, l'expectoration, qui était à peu près nulle, était muqueuse. En 1851, la maladie a paru vouloir se reproduire ;
j'employai de nouveau le même remède, et j'eus encore le
bonheur de sauver une seconde fois le malade ; le 20 août,
il est venu à notre établissement pour y passer quelques
semaines. On peut toujours constater la présence de la vo-
mique qui était considérable autrefois. Mais jamais, en
voyant cet homme, on ne croirait qu'il a été dans une position aussi fâcheuse. Cependant, je dois le dire, il conserve
de l'expectoration gélatineuse, il est un peu essoufflé quand
il marche, mais, du reste, il se porte bien. (A.)

OBSERVATION. — « M. Meyer, de Balschwiller (Haut-
Rhin), âgé de dix-neuf ans, était atteint de phthisie pulmonaire. Il était arrivé au troisième degré de cette cruelle
maladie. L'expectoration était abondante ; l'auscultation
indiquait une caverne du côté droit au sommet du poumon,
et des tubercules ramollis du côté gauche. Les extrémités
inférieures étaient œdématiées ; une diarrhée colliquative et
tous les symptômes de la fièvre hectique épuisaient le malade. Il recevait à cette époque (1840) les soins de M. le
docteur DEYBER, qui lui-même était affecté de cette maladie, à laquelle il a succombé. Tous deux, lui disait-il, nous
sommes atteints du même mal, et tous deux nous succombe-
rons : pour nous pas d'espoir.

« Ce pronostic fâcheux fut communiqué à un ami dévoué
qui, ayant entendu parler des cures inespérées que j'avais
obtenues, m'adressa ce jeune homme. Il fit mieux : comme il
était de Soultzmatt, il le logea chez lui. Je fus touché de
ce dévouement d'un camarade envers son camarade, et ne

négligeai rien pour concourir à cette bonne action. Je lui prodiguai tous mes soins ; il prit pendant quatre mois consécutifs l'eau balsamique associée à l'extrait gommeux d'opium, par cuillerée·à bouche toutes les deux heures. Ce traitement eut un plein succès, car aujourd'hui ce jeune homme, auquel un médecin instruit ne donnait plus d'espoir, jouit d'une santé florissante. Il a pu reprendre ses études, s'est fait prêtre, et est actuellement vicaire à Altkirch, où il se livre avec ardeur à l'état pénible que sa vocation lui a fait embrasser. » (A.)

Comme dans le traitement du càtarrhe pulmonaire, il nous paraît utile, et même souvent indispensable, d'associer l'eau de Soultzmatt au traitement par l'eau balsamique, pour combattre en même temps l'état fébrile qui accompagne les lésions de ce genre, et pour ne pas obtenir une suppression trop rapide de la sécrétion habituelle. C'est un point sur lequel nous ne pouvons assez insister.

La publication de l'ouvrage sur l'eau balsamique a amené à l'établissement quelques malades qui étaient arrivés à la dernière période de la phthisie pulmonaire, et qui n'avaient plus que quelques jours à vivre. L'eau balsamique, aussi peu que tout autre moyen, n'a pu les sauver. Quelques-uns cependant ont obtenu une certaine amélioration, mais qui n'a été que de très-courte durée.

Il me reste un mot à dire sur l'emploi de l'eau de Soultzmatt dans le dernier degré de la phthisie pulmonaire. Elle ne saurait convenir au malade qui est profondément épuisé par la fièvre, dont le pouls est devenu petit et fréquent, et dont les intestins commencent à se déranger. Il ne s'agit plus ici de combattre l'inflammation, de déprimer le pouls, de ralentir la circulation, tout ce qui abaisse les forces, active la résorption purulente et rend la mort plus rapide. Nous conseillerions plutôt à ces malades les eaux qui peuvent donner de la plasticité au sang, tandis que les eaux de Soultzmatt, rendant le sang plus liquide, pourraient contribuer à faire naître des hémorrhagies qui sont toujours fatales.

CHAPITRE IV.

De l'emploi des eaux de Soultzmatt dans le rhumatisme.

Plusieurs eaux minérales jouissent d'une réputation européenne pour la guérison du rhumatisme ; cependant, si nous examinons leurs éléments minéralisateurs, nous trouvons qu'ils sont à peu près les mêmes, et assez souvent en moindre quantité que ceux que nous rencontrons dans des eaux qui sont loin d'être regardées comme aussi efficaces. Leur puissance provient donc en grande partie de leur thermalité. Mais si cette thermalité offre certains avantages, ce qu'on ne saurait nier, elle a aussi ses inconvénients, car si ces eaux sont résolutives à un haut degré ; elles sont aussi excitantes et peuvent devenir funestes dans plus d'une circonstance. Aussi, plus d'une fois, elles ont ramené l'état aigu des arthrites lorsque l'inflammation n'était pas encore complétement éteinte, et ce qui est plus grave, elles peuvent déterminer des accidents mortels chez des individus prédisposés aux congestions, aux maladies du cœur et des gros vaisseaux. Elles peuvent également devenir funestes dans toutes les maladies organiques par l'excitation qu'elles produisent.

Si les eaux thermales étaient les seules qui aient le pouvoir de guérir le rhumatisme, il n'y aurait pas à hésiter, il faudrait toujours envoyer nos malades aux sources de ce genre. Mais, par des faits et par la théorie, nous allons chercher à démontrer qu'il n'en est pas ainsi. Je dirai plus : il n'y a pas de source renfermant des principes alcalins qui ne puisse compter chaque année des guérisons bien avérées. Et l'hydrothérapie, qui est peut-être appelée à guérir à elle seùle plus de rhumatismes chroniques que les eaux thermales les plus en renom, n'est-elle pas un argumènt des plus puissants contre l'efficacité exclusive de la thermalité.

« Les eaux de Soultzmatt, dit Méglin, ont produit de
« bons effets dans les douleurs rhumatismales et arthritiques.
« M. Gusmann, médecin très-habile et physicien à Ensis-
« heim, a eu la bonté de me marquer au sujet de ces eaux
« qu'il avait observé beaucoup de guérisons par leur usage...
« J'y joindrai encore quelques faits qui sont de la connais-
« sance de mon père[1], parmi lesquels il y en a qui regar-
« dent particulièrement la sixième source[2]. »

Observation. — M. de P., chevalier de Saint-Louis, âgé de cinquante et quelques années, d'un tempérament vif, d'une constitution robuste et d'un embonpoint ordinaire, fut attaqué de rhumatisme universel, qui, au moindre mouvement, lui faisait souffrir les douleurs les plus cruelles; cet état de souffrance dura pendant plusieurs années. Ayant inutilement employé tous les remèdes pharmaceutiques, on l'envoya pour dernière ressource aux eaux de Soultzmatt. Les bains de ces eaux, dont il fit usage pendant trois semaines, le rétablirent, de manière que, depuis six ans qu'il s'en est servi, il n'a eu aucune atteinte de ses rhumatismes.

Observation. — La femme de l'aubergiste de la *Croix blanche* à Cernay était sujette, depuis quatre ans, à des rhumatismes vagues, qui se portaient le plus souvent vers la tête avec des symptômes très-fâcheux. Il survint une perte d'appétit totale, la maigreur devint extrême. Elle but, d'a-

---

1. M. Méglin, père, a pratiqué autrefois avec distinction la médecine à Soultz (Haut-Rhin).

2. Nous avons démontré que toutes les sources de Soultzmatt avaient la même composition ; la distinction que fait M. Méglin est donc sans valeur.

près les conseils de M. Méglin père, de l'eau de la sixième source; elle fit en même temps usage des bains pendant quatre semaines : le rhumatisme disparut, l'appétit, les forces, l'embonpoint revinrent; elle fut enfin rétablie en parfaite santé.

M. Willy, médecin à Mulhouse et associé de l'Académie royale de chirurgie, très-digne à tous égards de la réputation dont il jouit, a bien voulu me faire part de quelques observations sur nos eaux dans une lettre qu'il m'écrivit à ce sujet. Il se met lui-même à la tête de ses observations; il rapporte qu'après avoir été attaqué de douleurs rhumatismales des plus violentes, généralement dans toutes les parties supérieures du corps, accompagnées d'accidents les plus graves, et après avoir employé les remèdes les plus appropriés à son état et administrés par les mains les plus habiles, il se rendit enfin aux eaux de Soultzmatt, aussitôt que son état le permit; il en eut un tel succès que tous les baigneurs furent étonnés d'un rétablissement si prompt et si marqué. Il prit ces eaux pendant deux années consécutives pour mieux assurer sa guérison et pour prévenir les rechutes; depuis ce temps, il jouit d'une santé aussi parfaite qu'il puisse la désirer. Ces trois observations sont extraites de l'ouvrage de Méglin.

Observation. — M. Bleicher, ancien notaire à Soultzmatt, était atteint d'un rhumatisme articulaire chronique, qui avait déterminé le gonflement des articulations des genoux et des pieds, il marchait avec peine et douleur. Chaque changement de temps exaspérait son mal, qu'il attribuait à un séjour prolongé dans une chambre humide qui lui servait de cabinet de travail. Après deux saisons de bains faites en 1836 et en 1837, il obtint une guérison complète. (A.)

Observation. — M. Bresch, de Sondernäh, âgé de vingt-sept ans, était affecté d'un rhumatisme chronique des muscles de la poitrine qui gênait la respiration et les mouvements. Après différents traitements inutiles, il vint à Soultzmatt en 1845, prit 35 bains, but l'eau de la source, et fut guéri. (A.)

OBSERVATION. — M. Huntzinger, de Westhalten, était atteint d'un rhumatisme lombaire (lombago-chronique) qui durait depuis plusieurs années. La douleur était surtout excessive dans la région sacrée; la marche était devenue pénible. Fatigué de traitements inutiles, il vint à Soultzmatt en 1842, prit une saison de bains (boisson, douches, bains) et obtint une guérison complète. (A.)

OBSERVATION. — M. Stœss, propriétaire à Soultz (Haut-Rhin), âgé de quarante ans, souffrait depuis longtemps d'une sciatique qui lui causait de violentes douleurs et gênait la marche. Il usa de divers traitements qui restèrent sans effet. Il vint à Soultzmatt, but l'eau, prit des bains et des douches et guérit parfaitement. (A.)

Les observations que je viens de citer et que je pourrais multiplier bien davantage, prouvent d'une manière irrécusable que le rhumatisme chronique peut être traité avantageusement par les eaux de Soultzmatt : je crois même qu'elles peuvent être très-utiles dans les rhumatismes articulaire et musculaire aigus. Le rhumatisme articulaire aigu surtout est évidemment une affection inflammatoire; la meilleure preuve est l'état couenneux du sang. Chacun sait que le caillot que fournissent les saignées, lorsque le rhumatisme articulaire se trouve parfaitement développé, est ferme, contracté, recouvert d'une couenne qui s'organise rapidement en une sorte de membrane résistante, épaisse de 4, 6, 8 millimètres; les bords du caillot sont ordinairement renversés; il flotte au milieu d'une sérosité parfaitement limpide, jaunâtre ou verdâtre. «Dans le rhumatisme fébrile, dit le «célèbre STOLL, la couenne du sang fut toujours très-inflam-«matoire et si épaisse qu'on apercevait à peine un peu de

«sang ou de partie rouge. Cette couenne était moins con-
«sidérable et moins épaisse dans toutes les autres maladies
«inflammatoires, quelque graves qu'elles fussent. »

Sydenham avait déjà dit que la couenne rhumatismale
ressemble à la couenne pleurétique comme un œuf à un œuf
(*sicut ovum ovo*). Les recherches de M. Andral et Gavarret
sont encore plus explicites. «Il est une maladie, dit M. An-
«dral, qui, à beaucoup d'égards, semble différer des inflam-
«mations ordinaires , et dans laquelle cependant la fibrine
«obéit à la même loi que dans celles-ci, je veux parler du
«rhumatisme articulaire. S'il est aigu, la fibrine augmente
«d'une manière constante, ainsi que me l'a démontré l'ana-
«lyse du sang de quarante-trois saignées : une fois le chiffre
«4, six fois le chiffre 5, quinze fois le chiffe 6, treize fois
«le chiffre 7, trois fois le chiffre 8, trois fois le chiffre 9 et
«deux fois le chiffre 10, tandis qu'à l'état de santé, la pro-
«portion moyenne de la fibrine est de 2 à 5 millièmes. »

Si le rhumatisme articulaire n'est plus que sub-aigu, la
fibrine cesse de s'élever autant, bien qu'elle dépasse généralement la limite supérieure de son état physiologique.

Nous devons encore signaler l'état des urines dans le
rhumatisme articulaire aigu. Dans le cours de la maladie,
elles sont très-colorées et laissent déposer un sédiment briqueté toujours très-considérable ; elles sont rares en général,
et d'autant plus rares que les sueurs ont été abondantes.
Elles se troublent très-peu de temps après leur émission,
sont bourbeuses et rougissent alors très-fortement le papier
de tournesol.

M. Martin Solon (*Mémoire sur l'emploi du nitrate de potasse dans le rhumatisme articulaire aigu, Bull. de thérap.*)
a démontré que les urines étaient très-acides, qu'elles dépo-
saient abondamment de l'acide urique rouge et des urates
mêlés à une petite quantité de mucus.

Après la douleur articulaire et la fièvre, l'état du sang

et des urines dans cette maladie fournit les indications les plus positives. Aussi, toutes les médications les plus en renom tendent toujours à agir soit sur le sang, soit sur les urines, soit sur les sueurs. Que fait-on par la saignée? On diminue la fibrine. Que fait-on par le nitrate de potasse, le tartre stibié, l'iodure de potassium, l'ammoniaque, etc.? On cherche à liquéfier la fibrine et à agir sur les urines ou la transpiration.

Mais le nitrate de potasse, l'ammoniaque, etc., ne sont pas les seuls sels qui liquéfient la fibrine; cette propriété appartient à tous les sels alcalins, surtout à ceux qui ont pour base la soude et la potasse. Le bicarbonate de soude ne le cède guère sous ce rapport au nitrate de potasse ni à aucun autre; j'ai fait quelques essais avec cette substance, mais ils sont trop peu nombreux pour faire autorité. Je vais cependant citer un cas de guérison remarquable obtenu par ce médicament :

OBSERVATION. — M. V., épicier à Strasbourg, fut atteint, il y a quelques mois, d'un rhumatisme articulaire aigu général; toutes les articulations principales furent successivement affectées de la manière la plus douloureuse. L'état fébrile très-prononcé me força à pratiquer plusieurs saignées; toutes les fois, le sang se couvrit d'une couenne inflammatoire épaisse. Les purgatifs, le nitrate de potasse à haute dose amenèrent une amélioration momentanée. Mais bientôt survinrent de nouvelles douleurs et du gonflement des articulations; le mal se concentra surtout sur les deux genoux et le poignet du côté droit. L'état de faiblesse du malade m'empêcha d'avoir recours à de nouvelles saignées; le nitrate de potasse et les purgatifs avaient fatigué les organes digestifs; l'idée me vint alors de donner l'eau de Soultzmatt, dans laquelle je faisais prendre quatre cuillerées à café de bicarbonate de soude. Au bout de cinq jours, ce traitement fit entièrement tomber la fièvre et disparaître les douleurs articulaires ; il fut encore continué pendant dix jours et amena la guérison.

On peut, ce me semble, établir que cette substance doit avoir le même mode d'action que le nitrate de potasse , et qu'elle présente encore sur lui un certain nombre d'avantages, car l'acide carbonique calme, endort les douleurs, provoque la transpiration ; le bicarbonate de soude ralentit la circulation par son acide carbonique et par sa base (la soude); il liquéfie la fibrine du sang ; le bicarbonate de soude agit sur la quantité des urines et sur leur qualité, il les rend alcalines et détruit l'acide urique.

Or, l'acide carbonique, les sels sodiques et potassiques et autres se trouvent en quantité assez notable dans les eaux de Soultzmatt. Le malade trouve donc dans ces eaux nonseulement une boisson rafraîchissante et agréable, mais encore en même temps des principes minéralisateurs qui ont une action puissante contre le rhumatisme. Et si on craint que ces principes ne soient pas en assez grande quantité dans ces eaux pour pouvoir agir d'une manière prompte et efficace, rien n'empêche d'y ajouter des quantités plus ou moins considérables (10 à 15 grammes) de bicarbonate de soude, médicament bien moins dangereux et bien moins désagréable que le nitrate de potasse, qui, au bout de peu de jours, inspire du dégoût et fatigue l'estomac; j'ai plusieurs fois suivi cette pratique, en faisant mettre matin et soir, dans un verre d'eau de Soultzmatt édulcorée, une, deux et même trois cuillerées à café de bicarbonate de soude ; dans le courant de la journée, je faisais boire l'eau sans addition.

Si les eaux de Soultzmatt peuvent être utiles dans le rhumatisme à son plus haut degré d'acuité, à plus forte raison le seront-elles dans les cas où la maladie a cessé d'être douloureuse, sans être entièrement guérie, état qu'on rencontre souvent dans la pratique, et auquel on a donné le nom de rhumatisme articulaire chronique, état dans lequel les articulations restent plus ou moins engorgées, les mouvements gênés et quelquefois un peu douloureux : ce qui, pour le médecin, veut dire que la membrane synoviale, les capsules fibreuses sont encore dans un état d'irritation, ou qu'il y a eu dépôt de matière plastique et de fausses membranes. Si l'irritation est entièrement éteinte, les eaux thermales soit salines, soit sulfureuses, amèneront une guérison plus prompte que les eaux gazeuses alcalines froides; mais malheureusement nous ne pouvons pas toujours nous assurer de ce fait d'une manière certaine, ce qui serait cependant bien important; car l'excitation que déterminent les eaux thermales peut réveiller les douleurs et l'inflammation; les exemples de ce genre sont assez nombreux. Tandis que des eaux plus douces, renfermant les mêmes principes résolutifs que les eaux thermales, peuvent, sous forme de bains, de douches ou de boissons, procurer une guérison plus lente à la vérité, mais plus certaine.

Je voudrais donc ne voir employer les eaux thermales que dans les affections articulaires anciennes, qui n'ont plus aucune tendance à passer à l'état aigu, ou qui ont résisté aux eaux minérales froides, et qu'on n'y eût recours que pour résoudre les anciens produits de l'inflammation chez des sujets qui n'ont aucune prédisposition à la pléthore, à l'apoplexie, aux affections aiguës ou chroniques du système artériel; ce qui est bien rare chez les personnes qui ont des rhumatismes graves.

On ne se borne pas, dans les différents ouvrages de pathologie, à donner le nom de rhumatisme aux maladies articulaires, on l'étend à des affections étrangères aux articulations, et qui paraissent résider dans les muscles et les nerfs. Les rhumatismes de ce genre sont caractérisés par une douleur souvent très-vive, fixe ou erratique, augmentant par la contraction des muscles, souvent même par la simple pression, et jusqu'à un certain point soumise aux influences atmosphériques. L'anatomie pathologique nous fournit peu de données sur cette affection à l'état aigu. Nous n'avons pu l'étudier que par les lésions et les désordres consécutifs qu'elle entraîne. M. Ferrus s'exprime ainsi sur ce sujet : «Dans le rhumatisme chronique, les «faisceaux musculeux s'atrophient et quelquefois se rétrac-«tent; de là, ces difformités qui surviennent dans les mem-«bres des malades en proie depuis longues années à des «douleurs rhumatismales, difformités ou contractions qui «leur ont fait donner le nom de perclus.» Il se fait aussi dans les aréoles cellulaires qui entourent les fibres muscu-laires des dépôts d'une sécrétion gélatiforme jaunâtre, dia-phane, analogue à de la gelée de viande assez consistante.

Certains rhumatismes musculaires affectent parfois la forme aiguë; mais ils ont toujours une assez grande ten-dance à passer à l'état chronique; ce sont ces affections qu'on rencontre surtout chez les anciens militaires, les hom-mes forts et vigoureux, et chez tous ceux qui ont été sou-mis longtemps aux vicissitudes atmosphériques; c'est dans les cas de ce genre qu'on a trouvé les lésions anatomiques dont nous avons parlé.

Il n'y a peut-être de commun entre le rhumatisme mus-culaire et le rhumatisme articulaire que le nom. En effet, comme le dit M. Fleury dans le *Compendium de médecine pratique*, t. VII, p. 406, quoi de plus dissemblable que ces deux maladies; le rhumatisme articulaire est une phlegma-sie aiguë violente, caractérisée par l'accroissement de la fibrine et par tous les symptômes qui appartiennent aux inflammations les plus tranchées. Dans le rhumatisme mus-culaire, on ne trouve point les symptômes généraux et lo-caux qui sont communs à toutes les phlegmasies. On est à se demander, avec M. Roche, si le rhumatisme musculaire n'est pas une névralgie. Les affections que les auteurs ont dé-crites sous le nom de rhumatisme nerveux, telles que le lombago, les douleurs vagues qui occupent les membres dans leur continuité, l'hémicranie, nous paraissent être des affections de nature nerveuse; ce sont des névropathies. Ce qui le prouve, c'est qu'elles ne sont jamais accompagnées de gonflement ni de rougeur, qu'elles ne provoquent aucune réaction sympathique; que la pression, loin de les accroître, les diminue le plus communément; enfin qu'elles sont intermittentes et vagues. Elles ont, en un mot, tous les caractères des névroses, et n'offrent aucun de ceux des phlegmasies. M. Cruveilhier n'hésite pas non plus à considérer cette affection comme une névralgie; il fait remarquer que les douleurs musculaires ont la plus grande analogie avec celles qu'excitent les affections de la moëlle et des rameaux nerveux. La seule différence qui existe entre les douleurs rhumatismales et névralgiques, c'est que celles-ci suivent un trajet bien déterminé, parce que les branches des nerfs sont plus isolées et plus volumineuses, tandis que ce sont les fibrilles nerveuses les plus tenues et s'irradiant dans les muscles qui sont le siége de la douleur dans le rhumatisme.

Pour mon compte, d'après ce que j'ai dit (p. 87, 101), en parlant des congestions, je crois que beaucoup de douleurs que l'on regarde comme rhumatismales tiennent à des congestions artérielles ou veineuses, se faisant vers certains points du système cérébro-spinal et même du système nerveux ganglionaire.

Ces citations, tirées de différents auteurs recommandables, ces opinions que nous avons émises nous-même, donnent à réfléchir sur la nature de certains rhumatismes. Je n'essaierai pas de discuter et de résoudre des questions de ce genre dans cet ouvrage, mais j'ai cru devoir reproduire ces passages, afin d'en tirer une conclusion importante : c'est qu'il reste encore à décider si certains rhumatismes tiennent à un état de phlogose, ou à un état nerveux ou à un état de congestion. Jusqu'à ce que ce point soit jugé, je considérerai comme imprudent d'envoyer certains malades affectés de rhumatisme chronique à des eaux thermales actives, telles que Bourbonne, Baden, Plombière, etc., car, si la maladie tient à un état de phlogose, de congestion ou d'irritation spinale, je préfère des eaux plus douces, ayant une action antiphlogistique et ne pouvant pas amener d'excitation. Si le rhumatisme est une névrose, qu'il dépende d'une simple affection nerveuse, quel traitement sera plus efficace que celui par les eaux gazeuses et alcalines ; ce que j'ai dit au sujet de la gastrite et de la gastralgie est ici également applicable au rhumatisme. Et s'il tient à une congestion soit artérielle, soit veineuse, nous avons démontré (p. 87) les avantages qu'on peut retirer des eaux de Soultzmatt.

Ces considérations, que je ne fais qu'effleurer, sont dignes de l'attention du médecin ; elles ont souvent fait l'objet de mes méditations.

Lorsque les rhumatismes musculaires chroniques fort anciens auront déterminé les lésions anatomiques dont nous avons parlé, sans doute, des eaux thermales seront plus efficaces pour détruire ces produits gélatiniformes et autres ; mais les eaux gazeuses alcalines froides, douches, bains, boissons seront, comme l'expérience l'a démontré, d'une efficacité incontestable, quoique plus lente, pour obtenir la résolution de ces engorgements formés par une lymphe plastique de nouvelle formation (p. 38).

CHAPITRE V.

De l'emploi des eaux de Soultzmatt dans la goutte et la gravelle.

La goutte est une maladie générale, rémittente, aiguë ou chronique, donnant lieu à un travail morbide local qui affecte spécialement les articulations, surtout celles du pied, et ayant pour effet d'y produire de la douleur, du gonflement, de la rougeur, se propageant aux tissus ambiants. Un caractère non moins essentiel de la maladie est celui qui résulte de la sécrétion d'une matière saline qui se dépose au pourtour des jointures.

Quant à la gravelle, elle est caractérisée par la présence de petits graviers de couleur variable, mais le plus souvent rougeâtre, rendus avec les urines ou se déposant bientôt après leur émission, tantôt sous forme pulvérulente, tantôt sous forme cristalline. Dans le premier cas, elle porte le nom de *sable*, dans le second, elle conserve celui de *graviers, calculs*.

Plusieurs pathologistes de nos jours, revenant aux idées des anciens, admettent que la goutte est une maladie constitutionnelle et qu'elle est l'expression d'un vice humoral. Tous les auteurs qui ont écrit sur la goutte attribuent la production de cette maladie à l'abus des boissons stimulantes, au passage d'une vie active à une vie sédentaire et surtout à l'usage d'une nourriture succulente plus copieuse que ne l'exigent les besoins du corps. Ces causes tendent évidemment à établir un état de réplétion, de pléthore générale. Cette doctrine a été développée par M. Roche, qui fait consister le principe arthritique goutteux dans une surabondance de sucs nutritifs, d'où résulte la prédominance dans la masse sanguine de l'acide urique ou au moins des éléments qui tendent à le former. On sait en effet que, plus un individu prend d'aliments azotés , plus il se forme chez lui d'acide urique. Cet excès d'acide peut, pendant quelque temps, être excrété par les urines et la transpiration cutanée, mais il arrive un moment où ces voies d'excrétion, ne pouvant plus suffire, il va, suivant une prédisposition spéciale, se déposer sous forme saline dans les reins, pour former la gravelle ; dans les articulations, pour produire la goutte et les tophus. Aujourd'hui il est généralement admis que la gravelle rouge est formée d'acide urique et que les concrétions arthritiques sont principalement formées d'urates de soude et de chaux. Il est également admis que les sueurs des goutteux sont d'une acidité très-prononcée et que leurs urines, au moment de leur émission, sont très-acides, qu'elles déposent ordinairement un sédiment briqueté , composé d'acide urique. D'après Chélius, l'acide urique augmente dans les urines des goutteux de 69 à 112 millièmes, ce qui fait presque le double. On ne doit donc pas être éloigné d'admettre que la cause prochaine de la diathèse goutteuse puisse résider dans la présence d'un excès d'acide urique dans les liquides de l'organisme.

Mon opinion est qu'il est des substances qui provoquent la goutte, en fournissant au sang les matériaux qui peuvent produire un excès d'urée ou d'acide urique. Qu'il en est d'autres qui la provoquent en mettant les reins dans des conditions telles qu'ils ne peuvent plus éliminer l'urée qui se forme constamment dans l'économie ; tandis que d'autres, facilitant l'excrétion de ces produits, deviennent antigoutteuses. Dans la première catégorie, sont compris tous les aliments et les boissons très-azotés. Dans la seconde, les substances qui diminuent cette excrétion, le café[1], les vins du

---

1. *Quelle est l'action du* CAFÉ? Cette question m'a été si souvent adressée que je crois utile de chercher à la résoudre, d'autant plus qu'elle rentre directement dans le sujet qui m'occupe.

Le café agit sur le système nerveux. En France généralement on le

Midi et peut-être le thé. Dans la troisième, les antigoutteux spécifiques, le colchique d'automne, le vin blanc du Rhin, les feuilles de frêne, le cassis, les bourgeons de sapin, etc.

J'émets ces idées avec la plus grande réserve ; mais si elles étaient vraies, elles pourraient être fertiles en applications pratiques ; ainsi le Dr HENRY DE MANCHESTER a observé qu'une potion renfermant de la térébenthine et de l'opium faisait couler l'acide urique en abondance. De ce fait il résulterait que l'eau balsamique de Soultzmatt serait un puissant moyen pour éliminer la gravelle. Mon attention ne s'est pas jusqu'ici portée sur des expériences de ce genre,

considère comme un excitant, un tonique, un stimulant. Comment, en effet, ne pas admettre cette opinion lorsqu'on voit le café, peu après son ingestion, ranimer, exciter le cerveau, empêcher de dormir, allumer l'imagination, rendre plus agile, plus spirituel, plus éloquent. Cependant ces observations sont, jusqu'à un certain point, sans valeur, car on a négligé de tenir compte des circonstances dans lesquelles on se trouve lorsque le café produit des effets si merveilleux. C'est au sortir d'un repas copieux, largement arrosé de vins forts et généreux qui ont momentanément congestionné le cerveau ; c'est après un travail intellectuel excessif qui a produit sur l'organe encéphalique un effet analogue. Dans ces cas, le cerveau est dans les mêmes conditions que lorsqu'il est sous l'influence de l'opium, c'est-à-dire lorsqu'il est congestionné.

Mais si ces observations portent sur l'homme placé dans des conditions inverses, c'est-à-dire, lorsqu'il est à jeûn, nous remarquons des phénomènes bien différents. Le café, pris le matin, produit à peine une excitation légère qu'il faut en grande partie attribuer au calorique ; bientôt le pouls devient plus lent de quelques pulsations, plus mou et plus ample. Une ou deux heures après l'ingestion du café, les personnes faibles surtout éprouvent une sensation de vide : ce qui a fait dire que le café *creuse*. Ce phénomène est moins tranché si l'individu est vigoureux ou s'il a eu soin d'ajouter au café du lait et du pain. Si on prend une tasse de café au milieu de la journée, lorsqu'on est fatigué par le travail des affaires, et que l'estomac soit vide, on sent aussitôt une lassitude générale, les jambes deviennent tremblantes, les genoux fléchissent, les bras et les poignets restent pendants et tremblants, le pouls faible, et vous éprouvez un état de malaise général qui disparaît après le repas. (*Annales de thérapeutique médicale et chirurgicale*, publiées par le Dr ROGNETTA, t. II, p. 9.)

qu'il serait facile de répéter, et qui donneraient à Soultzmatt un grand avantage sur beaucoup d'autres bains dans
le traitement de la goutte et de la gravelle.

Longtemps avant la découverte de l'acide urique dans
l'urine des goutteux, les alcalis avaient été recommandés
dans le traitement de la goutte par plusieurs médecins.
HOFFMANN, VAN SWIETEN, DEBOIS (de Rochefort) en avaient
reconnu l'utilité; mais ces substances ayant été employées
à l'état de pureté, ne pouvaient être données qu'à faibles
doses, pour ne pas fatiguer l'estomac. COLBORNE, FALCONNET,
médecins anglais, avaient déjà remarqué, vers la fin du

ZIMMERMANN avait fait la même observation sur lui-même. «Lorsque
«je prends, dit-il, plus de deux tasses de café, je me trouve affaibli;
«elles me causent des mouvements hypocondriaques, des tremble-
«ments, des étourdissements et certaine timidité qui m'est insuppor-
«table. Je vois arriver la même chose à ceux qui se portent bien dès
«qu'ils en prennent plus qu'à l'ordinaire.»
Ces faits sont d'une observation facile; chacun peut les répéter.
Mais pénétrons encore plus en avant dans cette question. Nous venons
de voir que le café ralentit le pouls et déprime les forces; mais il a
encore d'autres effets physiologiques que nous allons étudier. L'ingestion du café à haute dose diminue l'appétit, ralentit la digestion et
amène des troubles du côté de la respiration simulant l'asthme; le
nombre des inspirations et la quantité d'acide carbonique exhalé pendant l'expiration sont diminués, la perspiration pulmonaire devient
plus faible, le sang est plus noir dans les veines, et les globules rougissent plus difficilement à l'air. (BOCKER, *Beitræge zur Heilkunde ins-
besondere zum Krankheits-Genus, Mittel- und Arznei-Wirkungslehre;*
1849.) Ouvr. analysé par M. C. BERNARD dans l'*Union médicale,* 1849.
La sécrétion de l'urine est légèrement augmentée ou reste la même,
mais l'urée et l'acide urique y diminuent en quantité notable. (BOCKER,
ouvr. cité.)
Ce ralentissement dans la circulation, dans la respiration et dans
certaines excrétions, fait, comme le dit BOCKER, que la métamorphose
destructive des organes se trouve diminuée, et l'homme qui prend du
café est placé, si je puis m'exprimer ainsi, dans des conditions qui le
rapprochent des animaux hibernants.
De ces faits physiologiques, nous concluons: Que l'homme à jeûn,
ou qui est dans un grand état de faiblesse, voit sa faiblesse augmenter
par l'usage du café; il devient plus nerveux, plus débile, parce que le

siècle dernier, que les alcalis sont d'autant mieux supportés qu'ils sont plus saturés par l'acide carbonique. On conçoit, d'après cela, l'avantage qu'on peut retirer des bicarbonates alcalins, surtout de ceux de potasse et de soude, qui agissent si puissamment sur l'acide urique. Nous avons cherché à donner l'explication de ce fait d'observation (p. 59).

M. Ch. Petit, médecin inspecteur des eaux de Vichy, a publié plusieurs mémoires fort intéressants, où il a établi par des faits l'efficacité des alcalis dans le traitement de la goutte et de la gravelle.

S'il a trouvé beaucoup de contradicteurs, c'est qu'il n'a pas réellement posé la question sur le terrain où elle doit être placée. Nous lui accordons que l'urine, étant rendue al-

cerveau ne reçoit plus assez de sang. — Pour celui qui a fait un repas frugal et peu substantiel, le café est un faux aliment, qui le soutient, parce qu'il rend la métamorphose destructive des organes moins active et que les principes nutritifs sont moins rapidement assimilés. C'est ainsi que les pauvres peuvent tromper la faim qui succède bientôt à un repas insuffisant.

Lorsque le cerveau est congestionné et reçoit trop de sang à la suite de travaux d'esprit ou d'excès de table, l'action dépressive du café dégage le cerveau et rend l'intelligence plus active.

Ceux qui se livrent à la bonne chère et prennent du café pour en atténuer les fâcheux effets commettent une faute qui tôt ou tard tournera à leur détriment. Le repas du pauvre produit peu de principes sucrés, peu d'urée et d'acide urique ; celui du riche, au contraire, en produit beaucoup. Or, le café, ralentissant la métamorphose destructive des organes, il en résulte que le pauvre, outre le plaisir qu'il trouve à prendre cette boisson, retire fructueusement de son repas modeste tous les principes assimilables, tandis que le riche retient dans la masse du sang du sucre, de l'urée et de l'acide urique, que, par ses excès, il y a déposés en abondance, et dont le café contrarie l'élimination : ces principes ainsi retenus dans le sang donnent naissance aux gouttes, aux congestions et à une foule d'incommodités. Pour résumer aussi brièvement que possible tout ce qui précède, nous dirons à ceux qui nous demandent quelle est l'action du café :

Le pauvre y puise un aliment, le savant des idées, l'énervé la faiblesse, le gastronome un poison.

caline, soit capable de dissoudre l'acide urique qui se dépose sous forme de concrétions ou de sable dans les reins et la vessie; mais, pour peu que ces concrétions aient acquis un certain volume, il est à douter que l'urine, quelque alcaline qu'elle soit rendue, ait la propriété de les dissoudre.

Voici, en peu de mots, comment nous comprenons l'action des alcalis dans la goutte et la gravelle rouge. Cette gravelle et certains calculs sont exclusivement formés d'acide urique et d'urates d'ammoniaque. La goutte consiste en un dépôt d'urate de soude qui se fait spécialement dans les articulations. Les calculs le plus souvent se forment d'une manière purement mécanique. Dans le rein, l'acide urique se dépose dans les bassinets; la première action des alcalins est de les désagréger, en dissolvant la matière animale qui en est comme le ciment; le calcul désagrégé est ensuite entraîné par l'urine ou dissous à l'état d'urate basique. Dans la gravelle, à l'état de sable, cette dissolution est immédiate. En effet, les sels alcalins à acides faibles, les carbonates, les borates surtout, même lorsqu'ils sont en dissolution étendue, dissolvent l'acide urique.

Jusqu'ici, ces idées sont, à peu de chose près, celles de M. PETIT; mais, dans notre explication de l'action des alcalis contre la gravelle et la goutte, nous allons plus loin. Nous admettons une action qui est plus importante et plus féconde, c'est celle de prévenir la formation de l'acide urique. Nous nous croyons fondé à l'admettre, parce que l'urée a été trouvée dans le sang, et qu'il est probable que l'acide urique existe dans celui des graveleux et des goutteux; comment, sans cela, pourrait-on expliquer les dépôts d'urate acide de soude qu'on rencontre chez ces derniers? Or, nous avons montré comment l'acide cyanhydrique, dont la molécule existe dans l'acide urique, peut, sous l'influence d'agents divers, se transformer en acide formique et en ammoniaque. C'est donc dans le sang lui-même que les alcalis vont s'attaquer à l'acide urique, s'il est formé, et s'opposent à sa formation, lorsque celui qui y existe a été détruit (p. 59).

Supposons, ce qui est possible, que l'acide urique ne se forme que dans les cas où le rein est irrité ou dans un certain degré d'inflammation, les eaux gazeuses alcalines telles que celles de Soultzmatt, par cette action antiphlogistique et calmante dont nous avons si souvent parlé, les remettront dans des conditions telles que leur sécrétion redeviendra normale, et la maladie se trouvera ainsi attaquée dans sa cause.

Tous les médecins sont loin d'être d'accord sur un point cependant très-important : c'est celui de savoir s'il faut chercher à guérir la goutte par les alcalins. M. Prunelle, médecin inspecteur des eaux de Vichy, croit que ce traitement par les bicarbonates alcalins est très-utile dans la goutte interne; qu'il est inefficace et même nuisible contre la goutte externe. «Il arrive, dit-il, que les eaux de Vichy, «après avoir surexcité vivement les voies digestives, finissent «par allumer une fièvre plus ou moins intense; la goutte «articulaire peut et doit même disparaître alors, mais par «un effet métasyncritique et nullement par la spécificité du «moyen employé. Peu importe au malade comment la chose «arrive : toute la question est de savoir si cette disparition «de la goutte est sans inconvénient. C'est uniquement au «temps qu'il appartient de le décider.»

Ces idées, émises d'une manière assez vague et obscure, nous semblent peu fondées, et la question peut, à notre avis, être résolue de la manière suivante : Il faut toujours chercher à guérir la goutte, mais en évitant de nuire, et on ne nuira jamais en surveillant et dirigeant convenablement l'action des eaux. La plupart des goutteux, comme on le sait, sont prédisposés à la pléthore et, par suite, aux congestions vers différents organes. Or, administrer des doses considérables d'eaux aussi riches en principes minéralisateurs que le sont celles de Vichy, c'est risquer de produire ou de ne pouvoir empêcher des accidents redoutables, retour de l'état aigu, phlogoses internes, etc. Mais si ces accidents ont pu se présenter à Vichy, nous n'en croyons pas moins, d'après ce que nous avons dit précédemment, que les eaux gazeuses alcalines seront toujours utiles et nullement dangereuses dans la goutte et la gravelle (p. 58), à la condition qu'elles ne soient pas trop chargées de principes minéralisateurs, qu'elles agissent lentement et qu'elles soient froides.

Il n'y a qu'un cas où l'eau thermale devra être préférée, à la condition toutefois de ne pas être nuisible sous d'autres rapports, c'est celui où il s'agira de détruire l'engorgement chronique des articulations et les dépôts d'urate de chaux et de soude. Mais encore combien de fois arrivera-t-on à ce résultat? Ne sera-t-on pas toujours exposé à réveiller les douleurs?

Ces considérations doivent engager les médecins prudents à conseiller aux goutteux des eaux gazeuses alcalines froides, analogues à celles de Soultzmatt. Prises en boisson ou sous forme de bains et de douches, à une température qu'il sera toujours facile de graduer suivant la susceptibilité du sujet, elles seront très-efficaces.

Le but principal étant d'introduire dans l'économie une assez grande quantité de principes alcalins, les eaux devront être prises à des doses plus élevées que dans la plupart des autres affections : 10 à 15 verres dans le courant de la matinée peuvent être permis au malade, à la condition qu'il laisse échapper le gaz acide carbonique, qui déterminerait l'ébriété. Dans cette maladie, on fera bien de boire de l'eau minérale même aux repas, et de prendre des bains.

Nous donnons comme dernier conseil aux goutteux d'être plus sobres à table que les autres baigneurs, et de vouloir bien, de temps en temps, se rappeler qu'un médecin anglais, Lobbe, dans une dissertation qui a pour titre : *Probabilitas curandi podagram per alimenta*, cite les exemples de quatre goutteux qui sont parvenus à faire cesser leurs accès violents en adoptant le régime végétal, et en s'interdisant l'usage de la viande et des boissons alcooliques. Voici une observation qu'on devrait citer à tous les goutteux : Lieutaud rapporte l'histoire d'un goutteux, âgé d'environ soixante ans, qui, après s'être livré sans réserve à tous les plaisirs de la vie, était devenu perclus de ses pieds et de ses mains ; il crut, dans un bon moment, qu'il était temps de penser à l'avenir et de réparer par une vie mortifiée et pénitente les fautes de sa jeunesse. Dans ce pieux dessein, il se condamna à un régime très-austère et ne se permit pour toute nourriture que des haricots cuits sans assaisonnement, du pain et de l'eau. Son goût, blasé par la bonne chère, souffrit, comme on le pense, beaucoup de ce changement ; son estomac même refusait absolument cette nourriture insipide ; il ne s'en mit pas en peine et attendit avec beaucoup de courage la faim qui lui fit trouver assez bon ce qui lui avait d'abord paru détestable ; il s'accoutuma insensiblement à son nouveau régime, et il eut dans la suite la double satisfaction d'avoir apaisé les troubles de sa conscience et d'avoir guéri radicalement, sans y avoir pensé, une goutte ancienne et cruelle, recouvrant même l'usage des pieds et des mains comme dans la parfaite santé.

On place toujours les eaux de Contrexéville en première ligne pour combattre la gravelle ; nous sommes loin de vouloir nier leur efficacité, car chaque année nous y envoyons un certain nombre de malades atteints de cette affection. Mais nous attribuons à ces eaux une action autre que celle des eaux de Vichy. Nous présumons que les eaux de Contrexéville guérissent la gravelle d'une manière toute différente, parce qu'elles favorisent la séparation de l'acide urique, ce qu'elles doivent aux principes qu'elles renferment, et surtout à la grande quantité d'eau qu'on fait boire aux malades. De plus, quelques auteurs, CIVIALE entre autres, ont attribué la formation de l'acide urique à une irritation légère du rein; n'est-il pas possible que les eaux de Contrexéville placent ces organes dans cette condition? J'ai recueilli dans ma pratique deux faits qui semblent confirmer cette manière de voir.

OBSERVATION. — Un jeune homme des environs de Colmar vint me consulter pour une affection des voies urinaires caractérisée par une douleur dans la région des reins et par des dépôts de matière muqueuse dans les urines ; il n'avait aucune sensibilité de la vessie ; jamais il n'avait rendu de sable. Je l'envoyai à Contrexéville d'où il revint guéri ; mais il me rapporta une grande quantité de sable fin rougeâtre qui n'était que de l'acide urique qu'il avait rendu pendant son traitement.

OBSERVATION. — M. X., sanguin, puissant, vivant bien, se rendit à Contrexéville pour des raisons autres qu'un état maladif. Il lui vint en idée de prendre ces eaux ; jusqu'alors. ses urines avaient été parfaitement claires. Dès les premiers jours du traitement, il rendit du sable, et il en trouva dans ses urines tant qu'il continua la cure.

Le sable ayant été rendu chez ces malades en poudre très-fine, je me crois en droit de conclure qu'il ne provenait pas d'un dépôt ancien qui se serait produit dans le rein. Si ces faits, qui sont trop peu nombreux, se présentent souvent à ce bain, ne pourrait-on pas en inférer que les eaux de Contrexéville conviennent bien plus dans la goutte que dans la gravelle.

Ce qu'il y a de certain, c'est que nous voyons ceux qui prennent les eaux de Contrexéville pour l'une ou l'autre de ces maladies rejeter une grande quantité de gravelle ou de sable pendant leur traitement. Mais malheureusement ce n'est pas toujours de l'acide urique à l'état pulvérulent qui est expulsé avec les urines, ce sont souvent des graviers et même de petits calculs qui, franchissant les uretères avec difficulté, donnent lieu à des coliques néphrétiques atroces.

Les malades, à la vérité, sont généralement très-satisfaits de ce résultat, parce qu'ils sont débarrassés *d'un calcul*. Mais l'effet que l'on se propose d'obtenir par les eaux de Vichy et de Soultzmatt n'est-il pas préférable? Ces eaux peuvent empêcher la formation de l'acide urique, désagréger les concrétions dont le mucus est le ciment, et enfin dissoudre en partie au moins l'acide urique qui existe dans les reins. Je ne veux pas refuser à Contrexéville d'avoir aussi les mêmes propriétés jusqu'à un certain point; mais les principes minéralisateurs capables de produire ces effets sont en tous cas autres, plus faibles et bien moins abondants que dans les eaux de Soultzmatt.

Si je voulais établir un parallèle entre Vichy, Soultzmatt et Contrexéville, je dirais que Vichy est plus actif pour dissoudre la gravelle et l'empêcher de se produire, Contrexéville pour l'expulser, et que Soultzmatt, par ses principes minéralisateurs, possède à la fois, mais à un degré moindre, les propriétés des deux autres.

Je terminerai par quelques observations qui prouveront l'efficacité des eaux de Soultzmatt contre la goutte et la gravelle.

OBSERVATION (extraite de l'ouvrage de MÉGLIN). — M. N., major de hussards, sujet à la goutte, souffre dans ses accès en même temps beaucoup de la gravelle; il se sert ordinairement des eaux de Soultzmatt, qui le soulagent aussitôt, en expulsant une grande quantité de gravier par les urines.

OBSERVATION (extraite de l'ouvrage de MÉGLIN). — La femme d'un particulier d'Orschwir a éprouvé les bons effets de ces eaux dans la néphrétique; cette femme était sujette à cette maladie depuis plusieurs années; les symptômes dans les accès étaient violents; elle éprouvait des douleurs

extrêmement vives, une fièvre considérable, des vomissc-
ments, etc. Tous ces accidents ne se terminaient que par la
sortie de quelques graviers plus ou moins gros ; elle prit
l'année dernière les eaux de Soultzmatt, et depuis deux ans
elle n'a eu aucune attaque.

OBSERVATION. — M. Hechinger, maire à B. (Haut-
Rhin), grand chasseur, était atteint de la goutte. Elle se
manifestait le plus souvent au gros orteil du pied droit ;
quelquefois elle envahissait d'autres articulations. Chaque
année il avait deux ou trois atteintes de gouttes très-douloureuses, qui le clouaient sur son fauteuil pendant quatre
à cinq semaines. Il vint à Soultzmatt en 1836 et 1837, y
fit chaque fois une saison de trois semaines, pendant laquelle il buvait l'eau à haute dose, et prenait des bains.
Les attaques de goutte ont depuis cette époque presque entièrement cessé. (A.)

OBSERVATION. — M. T., colonel en retraite, venait à
Soultzmatt pour combattre des accès de goutte dont il avait
beaucoup souffert. Les eaux mitigèrent considérablement
cette affection. Mais, comme la plupart des goutteux, il
avait la gravelle rouge, qui, le plus souvent, était rejetée
sous forme de sable. De temps en temps aussi, il rendait des graviers qui donnaient lieu à des coliques néphrétiques violentes. Les eaux de Soultzmatt firent entièrement
cesser ce dernier accident ; vers la fin de la saison, qu'il
prolongeait au delà de trois semaines, ses urines cessaient
de déposer du sable et devenaient parfaitement claires. Cette
amélioration se continuait encore pendant un certain temps
après son départ du bain, mais, vers l'hiver, la gravelle
reparaissait ; l'été le ramenait à Soultzmatt, dont il eut toujours à se louer ; toujours aussi il fut fidèle à notre établissement. (A.)

OBSERVATION. — M. X., employé retraité d'une administration, souffrait depuis longues années de douleurs né-

phrétiques , qui se reproduisaient fréquemment ; ses urines étaient toujours chargées de sable et contenaient de temps en temps de petits calculs ; il éprouvait constamment une pesanteur dans la région répondant aux reins. Son médecin l'envoya à Niederbronn ; il n'en retira aucun effet. Depuis plusieurs années, il vient à Soultzmatt, prétendant qu'aucun bain ne saurait lui être plus utile. Dès les premiers jours, la douleur des reins disparaît, le sable coule en abondance, et il se trouve dégagé sans avoir de coliques néphrétiques. Vers la fin de la saison, les urines deviennent claires, et il repart, n'éprouvant plus aucun des accidents qui l'amènent à Soultzmatt. Le sable se montre encore de temps en temps, mais il n'est plus sujet aux coliques néphrétiques. En un mot, son état est tellement amélioré, qu'il ne vient plus guère à notre bain que par reconnaissance. (B.)

CHAPITRE VI.

De l'emploi de l'eau de Soultzmatt et de l'eau balsamique dans le catarrhe vésical.

Le catarrhe vésical ou cystite muqueuse est ordinairement le résultat d'une inflammation aiguë de la membrane muqueuse de la vessie passée à l'état chronique. Cette maladie est caractérisée par la présence d'un mucus plus ou moins épais et abondant dans les urines. Cet état pathologique de la vessie s'établit de deux manières différentes : ou il paraît subitement et sans aucun prodrome, ou , au contraire, il commence par des symptômes très-légers, qui, pendant un temps variable, vont chaque jour en augmentant de gravité. Dans les premiers cas, les phénomènes inflammatoires sont ordinairement assez intenses, au moins dans le début, et la maladie parcourt brièvement toutes ses périodes ; c'est le catarrhe vésical aigu. Dans l'autre cas, la maladie présente dès son invasion un défaut d'activité, une langueur qui peut faire présager son état chronique, quoiqu'il ne soit pas rare de voir, pendant sa longue durée, quelques exacerbations passagères. (FERRUS.)

Hors la période d'acuité, comme je l'ai dit autre part[1], le catarrhe vésical assez souvent n'est pas une maladie très-douloureuse : il peut exister des années sans compromettre l'existence des individus; cependant il est peut-être une des affections les plus pénibles et les plus désagréables; il exerce une fâcheuse influence sur le moral, comme presque toutes les maladies des organes génito-urinaires, il engendre chez le malade la tristesse, la propension à penser à son mal, ou à en parler; ce qui tient à ce qu'il y a toujours là quelque chose pour le lui rappeler. Mais cela est-il étonnant? Tantôt ce sont des pesanteurs au périnée, des douleurs vagues ou assez vives dans la région hypogastrique, augmentant et devenant très-intenses souvent par une cause légère. Tantôt le besoin plus ou moins fréquent d'uriner, soit pendant le jour, soit pendant la nuit; ce besoin, qui peut se reproduire à des époques très-rapprochées, et qu'il faut satisfaire promptement, force les malades à fuir la société, surtout celle des femmes, et à renoncer quelquefois à des positions avantageuses. Ce qui tourmente généralement beaucoup, c'est la présence des mucosités contenues dans les urines; voyez ces pauvres catarrheux, avec quel soin, quelle persévérance, ils examinent à chaque instant du jour le dépôt qui se forme au fond du vase, pour savoir s'il augmente, s'il change de couleur, etc...; ils s'étudient avec le plus grand soin, pour trouver toutes les causes hygiéniques qui peuvent leur nuire ou leur être utiles : autre supplice de leur vie, car alors ils renoncent à une foule de plaisirs auxquels ils étaient accoutumés, parce qu'ils savent par ex-

---

1. *Considérations pratiques sur l'emploi de l'eau balsamique.*

périence que, le plus souvent, ces plaisirs n'ont pas été étrangers au mal qui les tourmente. Malgré ce soin, des circonstances qu'il est à peu près impossible d'éviter, ramènent l'état aigu, de véritables cystites qui cèdent ordinairement aux traitements, mais qui ont l'inconvénient de laisser à la membrane muqueuse un degré plus profond d'altération; ainsi, l'on peut dire que toutes les fois que des accidents de ce genre se développent, le catarrhe chronique a fait des progrès. Après des années passées dans ce triste état de santé, le malade s'affaiblit, sa constitution se détériore, il maigrit, son teint s'altère, la fièvre hectique le mine; les urines deviennent fétides; tantôt il ne peut les retenir, tantôt on est obligé d'avoir recours à la sonde. Cette position, comme on le conçoit, ne peut durer longtemps, elle entraîne la mort.

Les causes du catarrhe vésical sont très-variées; tantôt elles sont internes et générales (rhumatismes, éruptions cutanées, suppression d'un écoulement), tantôt elles tiennent à la présence de corps étrangers dans la vessie (calculs, corps venus du dehors), tantôt à un obstacle mécanique, dont le siége est dans l'urètre (engorgement de la prostate, retrécissements).

On peut affirmer que l'inflammation est presque toujours le point de départ de cette affection, et en groupant, en analysant les différentes causes qui peuvent la produire, nous serons toujours amené à admettre que l'inflammation, soit primitivement, soit secondairement, n'y est jamais étrangère, quelles que soient les différentes transformations anatomo-pathologiques qu'aient subies la muqueuse.

L'urine, dans cette maladie, acquiert des caractères spéciaux; elle perd de sa transparence et prend des couleurs très-variables; ainsi, chez le plus grand nombre des malades, elle se montre d'abord d'une couleur lactescente, puis elle passe chez quelques-uns à la couleur fauve ou orangée, quelquefois aussi elle contient du sang ; mais, dans un temps plus avancé de la maladie, elle reprend chez tous les individus sa couleur naturelle, seulement elle est un peu moins limpide. Mise dans un vase et refroidie, elle donne promptement une forte odeur ammoniacale, et bientôt, surtout si la température est un peu élevée, elle devient légèrement acide. Pendant le refroidissement, la totalité du liquide se sépare en deux parties : l'une gélatineuse et souvent puriforme, gagne le fond du vase ; l'autre, en plus grande quantité, reste au-dessus ; mais, au bout de vingt-quatre à trente-six heures, il se fait dans l'intérieur de la première partie un dégagement de gaz, qui, en la rendant d'une pesanteur spécifique moindre, en fait surnager une portion. Cette humeur muqueuse est, par ses propriétés chimiques, à peu près la même que dans toutes les autres affections catarrhales, mais son aspect en diffère singulièrement. Dans l'état chronique, ce mucus a une analogie apparente avec l'albumine de l'œuf ; cependant les réactifs m'ont prouvé que le mucus de la vessie ne renferme pas d'albumine.

Faisant abstraction de certaines causes mécaniques (calculs, rétrécissements) qui réclament les secours chirurgicaux, tout traitement rationnel du catarrhe vésical repose sur trois indications principales :

1° Calmer l'irritation ou l'inflammation de la muqueuse ;

2° Agir sur la quantité et la qualité des urines ;

3° Dissoudre le mucus, empêcher sa reproduction.

Nous avons si souvent démontré que les éléments minéralisateurs renfermés dans les eaux de Soultzmatt combattent l'irritation et l'inflammation, qu'ils peuvent calmer les douleurs et par conséquent le ténesme et la sensibilité de la vessie, qu'il devient superflu d'insister sur ce point (p. 30 et 36).

Dans les cas où l'inflammation chronique aura produit un certain degré d'altération de la muqueuse, des eaux minérales du genre de celles de Soultzmatt seront capables de les modifier et de les guérir (p. 38).

Les sources de Soultzmatt, on le sait, jouissent de propriétés diurétiques très-prononcées. Il est impossible de boire quelques verres de cette eau, sans éprouver le besoin d'uriner abondamment; on conçoit les avantages qu'on peut retirer de cette action puissante qu'elles exercent sur les reins dans le traitement du catarrhe vésical. La vessie, en effet, recevra une urine claire, limpide et peu excitante (p. 30, 53), qui, se reproduisant incessamment, tiendra le mucus en suspension, le dissoudra même en grande partie et l'entraînera au dehors.

Mais si l'urine est modifiée dans sa quantité, elle l'est encore plus dans sa qualité. Ce liquide, comme la chimie le prouve, est à réaction franchement acide, et conserve ce caractère longtemps après son émission. C'est au bout de quelques jours seulement qu'elle acquiert une odeur ammoniacale, qu'elle réagit à la manière des alcalis, et se couvre d'une pellicule mucilagineuse blanche, dans laquelle, aussi bien que sur la paroi externe du vase, se déposent de petits cristaux qui sont du phosphate ammoniaco-magnésien.

Notre urine, à l'état physiologique, est acide; chez quelques herbivores elle est alcaline. Nous pouvons amener cette dernière réaction chez l'homme, en le plaçant dans certaines conditions spéciales.

M. Claude Bernard a démontré, comme nous l'avons dit (p. 53), en parlant de la circulation hépato-rénale, que, du moment où le sang des veines rénales est porté vers les reins, l'urine est claire, albumineuse et alcaline. Nous avons encore un autre moyen certain d'obtenir l'alcalinité : c'est de soumettre les individus aux préparations alcalines, ou mieux encore de leur faire boire des eaux de cette nature. Pour confirmer cette expérience, je fis prendre de l'eau de Soultzmatt à plusieurs personnes, leur recommandant de ne pas boire d'autre eau ; les urines qui furent recueillies avaient une réaction fortement alcaline. J'insiste sur ce point, car il est important pour le sujet qui nous occupe, parce que le mucus vésical se comporte d'une manière bien différente avec les urines, suivant qu'elles sont alcalines ou acides.

Le mucus est un produit qui n'a pas encore été assez étudié, ce qui tient à ce qu'il est de nature très-variable. Tous les mucus ne sont pas solubles dans l'eau ; cependant celui de la vessie, d'après mes recherches, s'y dissout presque complétement. FOURCROY et VAUQUELIN disent que le mucus des narines est soluble dans les acides, celui de la vésicule du fiel l'est dans les alcalis, d'où les acides le séparent. Le mucus vésical et des organes génitaux n'est pas soluble dans les urines acides, mais il l'est dans les urines alcalines, d'où les acides le séparent. On peut donc déjà admettre théoriquement que le mucus vésical doit être dissous par les eaux de Soultzmatt. L'expérimentation directe vient confirmer cette manière de voir. Ayant recueilli plusieurs grammes de mucus vésical filant chez un de mes malades affecté de catarrhe vésical très-intense, je le versai dans un verre d'eau de Soultzmatt : le liquide fut troublé, mais les 7/8 du mucus furent dissous. Au fond du vase se déposèrent quelques flocons, qui furent coagulés par l'acide acétique. Ce précipité fut placé sous le microscope : il était formé de débris de cellules épithéliales, de mucus, et surtout de sels qui étaient simplement agglomérés.

Il n'était pas suffisant de démontrer que le mucus vésical se dissout dans les eaux de Soultzmatt, il fallait encore prouver que ce mucus est dissous dans l'urine de ceux qui font usage de cette eau. Un de mes malades me servit parfaitement pour cette expérience. Je traitais un jeune homme affecté d'un catarrhe vésical, survenu à la suite d'une cystite aiguë, le mucus, qui se déposait au fond du vase était peu abondant, pour le tarir, j'avais employé les balsamiques, qui étaient restés sans grand effet : d'après les idées que je viens d'émettre, je lui fis boire de l'eau de Soultzmatt ; jusqu'alors ses urines qui avaient donné une réaction acide devinrent alcalines, le mucus, dès le second jour, ne se déposa plus au fond du vase ; mais ce ne fut que quelques jours après l'administration de cette eau minérale que les urines restèrent entièrement claires. Ce sujet était précieux pour ce genre d'expérimentation ; car il est certain que, si j'avais fait mes recherches sur un malade ayant un catarrhe vésical très-intense, je n'aurais pu qu'à la longue juger de l'effet des eaux de Soultzmatt et n'obtenir peut-être qu'un résultat douteux. Lorsqu'on donne les eaux alcalines contre les catarrhes de la vessie, il faut en faire un usage permanent, car l'alcalinité dans les urines ne persiste qu'à cette condition ; au bout de quelques heures, comme je l'ai constaté, elles redeviennent acides. On conçoit d'après cela que ce n'est pas un séjour de trois à quatre semaines à des eaux minérales alcalines qui pourront amener la guérison d'un catarrhe vésical, pour peu qu'il ait un certain degré-d'intensité. Il n'y a de guérison possible par ce moyen qu'en se résignant à boire ces eaux pendant plusieurs mois. Or, une eau minérale très-active ne pouvant être continuée fort longtemps, on sera obligé, en pareil cas, de choisir parmi celles que leurs qualités rendent propres à servir de boisson habituelle. Il en est peu qui remplissent aussi bien ces conditions que les eaux de Soultzmatt.

De ce que les urines restent quelquefois longtemps troubles pendant l'emploi de l'eau minérale, il ne faut pas conclure trop promptement que ce moyen soit inefficace, car il est démontré que certains mucus, dont jusqu'ici on n'a pas pu apprécier parfaitement la nature, sont capables de troubler l'eau, en quelque minime quantité qu'ils y soient mêlés. Ce n'est donc pas d'après le trouble des urines qu'il faut se guider, mais d'après le dépôt qui se forme au fond du vase où les urines ont séjourné pendant un certain temps.

On peut se demander s'il n'y a aucun inconvénient pour la vessie à recevoir constamment des urines alcalines : c'est un point qui n'est pas encore bien décidé; je crois, pour mon compte, que, si les urines avaient toujours une alcalinité très-prononcée, la vessie pourrait en souffrir. J'ai eu occasion de soigner une dame qui éprouvait des douleurs dans la vessie dès que je lui administrais du bicarbonate de soude, pour combattre une affection du foie; il est vrai de dire que cette malade souffrait de la gravelle. La vessie, étant ainsi accoutumée depuis longtemps à la présence d'une urine très-acide, avait sans doute de la peine à supporter sans être irritée une urine devenue alcaline.

Les faits de catarrhe vésical guéris par le seul usage des eaux alcalines sont assez rares; j'en possède cependant quelques exemples : celui que je citerai a été recueilli à Soultz-matt.

OBSERVATION. — M. S., du département de la Moselle, âgé de soixante-cinq ans, était affecté depuis plusieurs années d'un catarrhe vésical, survenu à la suite d'une cystite aiguë. Il avait inutilement employé un grand nombre de médicaments. L'affection n'était pas très-douloureuse, mais elle commençait à l'épuiser; ses urines contenaient un mucus abondant. Ce fut dans ces conditions qu'il vint à Soultzmatt; il y resta pendant quatre semaines, but l'eau de la source à la dose de 6 à 10 verres par jour, et prit des bains. Ses urines, qui étaient fétides, ne tardèrent pas à devenir claires et inodores, le dépôt diminua petit à petit et finit par disparaître entièrement. Le malade n'est plus revenu à Soultzmatt; nous ignorons si sa guérison s'est maintenue. (A.)

Ce n'est pas tout de modifier le produit morbide, en agissant pour ainsi dire chimiquement sur lui, il faut encore chercher à changer le mode de vitalité de la membrane muqueuse. Cet effet, comme nous l'avons dit, peut quelquefois être obtenu par les eaux alcalines, mais le plus souvent il faut avoir recours à une action plus puissante en s'adressant plus directement à la muqueuse. Soultzmatt est parvenu à remplir cette indication de la manière la plus heureuse par la découverte de son eau balsamique. Et chaque année elle peut se flatter d'enregistrer des résultats qu'on chercherait en vain ailleurs.

Après avoir souvent réfléchi à l'insuffisance des nombreux moyens indiqués dans nos ouvrages de médecine pour combattre cette maladie, après avoir apprécié la nomenclature d'un grand nombre de substances qui, tour à tour, ont eu de la vogue et sont tombées plus tard en discrédit, nous nous sommes convaincu que, de tous les médicaments qui méritent quelque confiance, les substances balsamiques doivent occuper le premier rang ; ainsi le cachou, la gomme kino, le beaume de la Mecque, le styrax, sont donnés en pilules ou en potions : l'on en obtient d'assez bons effets, mais ce sont des médicaments qui ne tardent pas à fatiguer l'estomac. La térébenthine est généralement regardée comme une des substances les plus efficaces dans le traitement de cette maladie, mais souvent il faut la donner à la dose de dix jusqu'à quarante-huit grammes par jour pour obtenir la guérison ; encore échoue-t-on la plupart du temps, parce qu'il est indispensable d'en continuer longtemps l'usage ; il est assez rare, comme il est facile de le concevoir, de trouver un malade qui puisse pendant plusieurs jours continuer un semblable médicament, fût-il même masqué de la manière la plus ingénieuse ; l'estomac se révolte, il survient des indigestions, des vomissements, de la diarrhée, et l'on se voit forcé de renoncer à une substance qui ne peut réussir qu'à la condition d'être employée pendant un certain temps ; on a aussi conseillé la térébenthine en lavements, en frictions, en vapeurs; mais on conçoit qu'on ne peut guère compter sur de pareils moyens. Aussi, dès que j'eus connaissance de la composition de l'eau balsamique, je jugeai *a priori* qu'elle devait remplacer avantageusement toutes ces substances et rendre des services signalés dans les affections catarrhales de la vessie, du moment où il n'y aurait pas d'inflammation prononcée. J'engageai l'établissement à faire tous ses efforts pour obtenir une préparation fortement chargée en principes balsamiques, m'engageant à lui fournir les premiers malades qui seraient soumis à son usage. Lorsque l'on eut satisfait à mes désirs, j'envoyai à Soultzmatt un jeune homme atteint de catarrhe vésical, jeune homme auquel je portais un vif intérêt; j'avais un si grand espoir dans la réussite de ce moyen, que je n'hésitai pas à l'engager à se rendre à Soultzmatt. Mes prévisions se réalisèrent, et il obtint une guérison complète. Dès qu'il apprit que je me proposais de publier un travail sur ce sujet, il eut hâte de me remettre son observation; je la transcris ici telle qu'il a bien voulu me la communiquer.

«M. R...., âgé de vingt-un ans, ressentit en 1844, à la suite d'une course forcée, une douleur sourde à la vessie et de fréquentes envies d'uriner, suivies d'inflammation et de catarrhe de la vessie; il fut soumis à un traitement convenable, et quatre mois après il était rétabli. L'année suivante, en automne, à la suite de la jaunisse, ses urines devinrent âcres et chargées; le besoin d'uriner était fréquent, douloureux, brûlant, et une nouvelle inflammation se manifesta, mais fut de courte durée; à cette époque, on le sonda, pour s'assurer si l'inflammation n'était pas occasionnée par la présence d'un calcul; cette cause n'existait pas, mais il y avait un engorgement de la prostate, qu'aucun traitement ne fit céder. En 1848, il se fixa à Strasbourg : son état paraissait s'améliorer; il pouvait vaquer à ses occupations. Au mois de juillet de la même année, après avoir bu un verre de vin de Bourgogne, il fut pris d'un besoin d'uriner qu'il ne put satisfaire qu'avec peine et des efforts douloureux; il éprouvait comme une crampe de la vessie, et était obligé de prendre toutes sortes de positions pour uriner. .Il consulta M. le docteur BACH, qui lui passa une bougie; dès cette époque, il s'habitua à se sonder lui-même deux fois par jour, pour faciliter l'émission de l'urine et combattre les spasmes; mais l'introduction des bougies entretenait une irritation continuelle, et il n'en obtenait pas le résultat voulu. Enfin, le 1ᵉʳ mai 1850, son état était tel, qu'il dût garder le lit; il ne rendait plus l'urine que goutte à goutte et tous les quarts-d'heure; les spasmes étaient si violents, que la sonde ne passait plus; les douleurs étaient atroces et la difficulté d'uriner telle, qu'il était obligé de chercher toutes les positions pour accomplir cette fonction. Malgré les boissons émollientes, l'urine était brûlante et laissait un dépôt de trois à quatre centimètres d'épaisseur dans le vase. Enfin, il était pâle, amaigri, extrêmement faible; le sommeil avait disparu, et quand parfois il s'assoupissait, il était obsédé de cauchemars affreux; éveillé, il était en proie au désespoir, et désirait qu'une mort prochaine vînt mettre un terme à ses souffrances.

«Un traitement énergique, habilement dirigé et très-rigoureusement suivi, n'eut pas de résultat; les organes malades étaient rebelles à toute espèce de médication. Le médecin lui prescrivit l'usage des eaux de Soultzmatt et de l'eau balsamique; il commença à boire de l'eau balsamique le 5 août, d'abord à petites doses, ensuite en augmentant graduellement. Dès le premier jour, il cessa l'emploi des bougies; le huitième, le catarrhe avait disparu; les urines étaient claires, à part un léger nuage en suspension; les spasmes avaient cessé, et il n'éprouvait de temps en temps qu'une douleur vague et de peu de durée. Le douzième jour, une circonstance impérieuse le força de quitter les bains ; néanmoins, pendant un an, cette amélioration s'est à peu près soutenue.

« Il revint aux bains dans le courant de cette année (1851), et de toute cette affection douloureuse il ne lui reste plus qu'un besoin d'uriner un peu fréquent. Quoi qu'il en soit, me dit ce malade en terminant sa lettre, dût ma guérison s'arrêter à ce point, je ne la considérerais pas moins comme remarquable, en ce qu'elle est due uniquement à l'effet de l'eau de Soultzmatt, et surtout à l'eau balsamique qui m'a été administrée et dont elle a fait ressortir les propriétés merveilleuses. »

Je vois très-souvent ce malade : il est depuis entièrement guéri de l'affection qui le rendait si malheureux.

OBSERVATION. — M..G...., de Colmar, âgé d'environ cinquante ans, venait depuis deux ans aux bains de Soultzmatt ; j'ignorais quelles étaient ses infirmités ; il ne me consultait pas. Cette année, il revint à l'établissement, et pendant la première huitaine il ne me parla point ; il se contentait de boire l'eau de la source et de prendre des bains. Un jour il m'accosta, et me raconta que depuis six ans il était tourmenté par un catarrhe de la vessie ; que chaque matin les urines avaient un dépôt muqueux, abondant, que leur émission était souvent pénible ; je n'osais questionner M. G.... sur la cause première de cette infirmité, qui avait miné ses forces et affaibli sa constitution au point qu'il ne pouvait faire la moindre promenade sans se fatiguer promptement. Je me hâtai de lui conseiller l'emploi de l'eau balsamique (cachet vert) ; il commença par en prendre un verre, puis deux, puis trois verres par jour ; chaque jour aussi je lui fis prendre un bain prolongé et boire de petites quantités d'eau de la source ; je pus constater à chaque visite une diminution notable dans la sécrétion anormale ; au bout de dix jours cette sécrétion avait disparu et les urines étaient parfaitement claires. Les forces revinrent promptement, et ce malade, qui marchait avec peine, put faire, sans se fatiguer, une promenade aux carrières d'Ossenbach, qui sont dans la montagne et distantes de près de cinq kilomètres de l'établissement. Ses affaires l'ayant forcé de quitter les bains, je lui conseillai de continuer pendant quelque temps l'emploi de l'eau balsamique. En me quittant, il ne put s'empêcher de me dire avec une expression de reconnaissance : L'eau balsamique est la plus belle découverte qu'on ait pu faire pour ceux qui sont affectés de catarrhes de la vessie. (A.)

CHAPITRE VII.

De l'emploi de l'eau de Soultzmatt et de l'eau balsamique dans les maladies de l'utérus et de ses annexes.

Si nous envisageons d'une manière très-générale les causes de la plupart des maladies de l'utérus, nous sommes conduit à admettre :

1° Que les lésions de la menstruation et les hémorrhagies utérines tiennent à un défaut d'équilibre entre la plasticité du sang et la perméabilité du tissu utérin (aménorrhées, dysménorrhées, métrorrhagies);

2° Que l'afflux de sang vers la matrice, qu'il soit actif ou passif, amène, s'il est permanent, ou la stase du sang ou l'inflammation de cet organe; qu'à ces deux états pathologiques succèdent les engorgements, les ulcères et les dégénérescences.

Ces deux propositions pourront paraître trop absolues, et ma manière de traduire des phénomènes vitaux trop mécanique; mais j'espère pouvoir en démontrer la justesse par des faits pratiques et en déduire des considérations de nature à expliquer l'action de certains traitements et surtout de certaines eaux minérales, dans les affections de l'utérus, spécialement dans la dysménorrhée, l'aménorrhée, les métrorrhagies et les engorgements, etc.

I. DE L'AMÉNORRHÉE ET DE LA DYSMÉNORRHÉE.

L'aménorrhée est constituée par l'absence, la diminution ou la suppression des règles ; la dysménorrhée, par leur écoulement difficile ou laborieux. Ces deux affections se montrent non-seulement à l'époque de la puberté, mais encore elles peuvent, sous l'influence de causes diverses, se présenter chez la femme adulte et même chez celle qui approche de l'âge du retour.

L'aménorrhée donne quelquefois lieu à des symptômes soit généraux, soit locaux : mais il arrive aussi que ces symptômes manquent complétement, tandis que dans la dysménorrhée, ils sont toujours plus ou moins évidents.

LISFRANC en a tracé le fidèle tableau : «Lassitude spon-«tanée, frissons, douleurs de tête et des lombes, ver-«tiges, épistaxis, oppression, toux, hémoptysie, coliques, «cardialgie, nausées, vomissements, hystérie, lipothymies, «chlorose, douleurs utérines inflammatoires ou nerveuses. «Ces symptômes et ces maladies peuvent se prolonger plus ou «moins longtemps. Dans la plupart des cas, on les observe «seulement aux époques. J'ai vu un très-grand nombre de «femmes éprouver des douleurs atroces, qui leur faisaient «pousser des cris ; elles occasionnaient de violentes convul-«sions, à la suite desquelles survenait une syncope dont la «durée était effrayante. Ces malheureuses femmes étaient «obligées de garder le lit plusieurs jours ; elles attendaient «leurs règles avec une grande anxiété et une véritable ter-«reur. Quand la matrice a été soumise pendant longtemps «à de pareilles crises, dans lesquelles les malades disent que «cet organe semble s'agiter, se mouvoir dans le bassin, re-

«monter du côté du ventre au-dessus du pubis, comme s'il
«voulait traverser la paroi antérieure de l'abdomen, il est
«rare qu'il ne soit pas tôt ou tard affecté d'engorgement.

«Si nous remontons à la cause première de ces accidents,
«nous trouvons qu'ils sont le plus souvent dûs à une con-
«gestion sanguine trop développée ou à une grande exalta-
«tion de l'innervation siégeant sur l'utérus et causant un
«excès d'irritation qui s'oppose à l'exercice des fonctions
«de cet organe.»

Pour résumer ces idées et être plus explicite, je les tra-
duirai ainsi : le sang qui congestionne l'utérus ne peut le
traverser, parce qu'il y a défaut d'équilibre entre la plasticité du sang et la perméabilité de l'utérus, perméabilité
qui est enrayée soit par l'altération des tissus, soit par
celle du système nerveux. C'est ce qui explique comment
des accidents pour ainsi dire identiques s'observent tantôt
chez des femmes pléthoriques et nerveuses, ayant l'apparence de la santé, tantôt chez des femmes pour ainsi dire
anémiques, faibles et délicates.

J'ai déjà plusieurs fois parlé de la plasticité du sang
comme cause de l'aménorrhée et de la dysménorrhée; mais
peut-on bien invoquer cette cause, alors que des auteurs
ont nié que le sang des règles renfermât de la fibrine. Cette
opinion est une erreur. La présence de la fibrine a été cons-
tatée dans le sang menstruel par DENIS et BOUCHARDAT,
et sa coagulation n'est plus aujourd'hui un fait douteux
dans la science. Mais la quantité de fibrine qu'il renferme
doit varier, comme celle de la masse générale du sang, suivant une foule de circonstances tenant à la constitution, au
régime alimentaire et à l'état de santé de l'individu. S'il est
riche en fibrine, l'écoulement menstruel sera généralement
moins abondant. Les femmes taillées en force, grandes,
vigoureuses, sont en général moins réglées que les femmes délicates ; car toute cause qui amène l'augmentation de

la fibrine dans le sang diminue l'écoulement menstruel, à moins que l'utérus ne soit placé dans certaines conditions spéciales qui accroissent sa perméabilité. Tout ce qui diminue la fibrine, la saignée par exemple, tend à rendre les règles plus abondantes. Je pourrais citer nombre de faits à l'appui de ce que j'avance.

Si un sang menstruel riche en fibrine transsude d'une matrice qui n'a pas une grande susceptibilité nerveuse, cet écoulement n'aura d'autre inconvénient que d'être peu abondant, il ne sera pas douloureux et ne produira d'autre accident que ceux que peut amener la pléthore générale ; mais si la matrice est d'une susceptibilité nerveuse exquise, si elle est engorgée ou hypertrophiée, la femme éprouvera de violentes douleurs, et le sang traversant mal les vaisseaux sanguins, la congestion et l'engorgement de l'utérus devront augmenter à chaque époque menstruelle.

C'est dans le but de combattre les accidents dépendant de cette trop grande abondance de fibrine dans le sang, qu'ont été institués des traitements efficaces, sans qu'on se soit peut-être toujours bien rendu compte des motifs qui les faisaient réussir.

La saignée, rangée avec raison en première ligne, pourra suffire seule pour rendre l'écoulement des règles facile, surtout lorsqu'elle sera pratiquée peu de temps avant leur apparition. C'est le traitement conseillé par LISFRANC, qui employait la saignée *spoliative* dans les cas où il voulait enlever beaucoup de fibrine au sang, et la saignée *dérivative* dans les cas où il se proposait seulement de détourner le sang de la matrice. Je dois avouer que je n'ai jamais bien compris la valeur de cette distinction, quoique j'aie un grand nombre de fois employé ce traitement. Je m'explique d'une autre manière l'action efficace de la saignée dérivative.

A mon avis, elle agit absolument de la même manière que les saignées spoliatives. J'ai remarqué qu'elle produisait peu d'effet sur les personnes fortes, et qu'elle agissait d'autant mieux qu'elle était pratiquée sur des femmes délicates ou déjà affaiblies par la maladie. Quoique chez ces dernières le sang ne soit pas très-riche en fibrine, il l'est encore trop pour l'organe qu'il doit traverser; chez elles, une petite saignée est suffisante pour l'appauvrir considérablement et le rendre apte à traverser le tissu utérin, sans exalter sa sensibilité nerveuse. Cette médication, il faut l'avouer, n'est pas sans inconvénient et n'atteint pas toujours le but. Il arrive plus d'une fois qu'on détériore ainsi la constitution, sans détruire la maladie. Le mercure et l'iode sont des médicaments qui sont généralement employés pour liquéfier le sang : ils agissent à la manière de la saignée; mais nous savons tous combien leur usage peut entraîner d'inconvénients.

Ne voulant ou ne pouvant plus agir sur le sang, on cherche, comme dernière ressource, à agir sur le système nerveux utérin. Vient alors la série des antispasmodiques, des narcotiques, dont le moindre inconvénient est de n'avoir qu'une action temporaire. Joignez à cela les injections de différentes espèces, les frictions, les cataplasmes, les bains de bras, les pédiluves, les bains, les lavements, et vous aurez épuisé tous les moyens conseillés et employés en pareil cas.

D'après ces considérations, quelle que soit la médication adoptée, si elle est rationnelle, elle aura pour but, suivant les cas :

1° D'augmenter ou de diminuer la plasticité du sang;

2° D'agir sur l'organe utérin, soit en ramenant le tissu de la matrice à son état normal, soit en stimulant ou en calmant l'élément nerveux.

Voyons jusqu'à quel point certaines eaux minérales, et surtout celles de Soultzmatt, peuvent remplir ces indications.

Les eaux gazeuses alcalines ferrugineuses conviennent

parfaitement pour la jeune fille anémique dont le sang est pauvre en fibrine et en globules sanguins. Elles donneront à tout l'organisme, et spécialement aux organes digestifs, une énergie vitale, qui s'étendra jusqu'à l'utérus. C'est ainsi que nous comprenons leur action dans l'aménorrhée, particulière aux jeunes filles. Griesbach, Rippolsau, Soultzbach sont appelés dans ces cas à rendre des services signalés, tandis que Soultzmatt pourrait non-seulement être inefficace, mais même devenir dangereux. Les eaux de Soultzmatt sont au contraire bien plus avantageuses dans la plupart des cas de dysménorrhée, car dans cette affection, comme nous l'avons dit, il s'agit presque toujours de diminuer la plasticité du sang, de calmer la susceptibilité nerveuse de l'utérus, de diminuer son état congestif, son inflammation ou son engorgement. Or, nous savons que ces eaux rendent le sang plus liquide, en agissant sur sa fibrine, qu'elles n'augmentent pas les globules du sang, qu'en même temps elles imprègnent le corps d'une plus grande masse de liquide, comme toutes les autres eaux minérales. Le sang, ainsi modifié, sera plus apte à traverser l'utérus (p. 36).

L'acide carbonique, l'acide borique, les alcalis, surtout la soude, calmant le système circulatoire et le système nerveux, détruiront, endormiront la susceptibilité de l'utérus ; le sang pourra alors affluer vers cet organe sans réveiller la douleur, et si la matrice, à la suite des causes que nous avons indiquées, est dans un état d'inflammation chronique ou d'engorgement, les eaux de Soultzmatt, soit en boissons, soit en bains ou en injections, ont la propriété de résoudre les produits nouveaux qui se seront déposés dans les mailles de son tissu. Ainsi, sous l'influence de ces principes minéralisateurs, le sang étant rendu plus liquide, la matrice étant revenue à son état normal, l'équilibre se trouve rétabli entre la plasticité du sang et la perméabilité du tissu utérin ; les règles reparaissent et cessent d'être douloureuses.

Je citerai quelques observations recueillies dans ma pratique et aux bains de Soultzmatt, à l'appui des idées que je viens d'émettre sur l'action de ces eaux.

Observation. — Mlle M., âgée de vingt-deux ans, d'une bonne constitution, forte, sanguine, haute en couleur, éprouvait des douleurs violentes à chaque époque menstruelle ; le sang était peu abondant et très-coloré. Après avoir suivi différents traitements qui tous avaient pour but de fortifier la constitution, et pris par conséquent des préparations ferrugineuses, elle vint me consulter. Sa figure, quoique rouge, exprimait la souffrance, et elle commençait à éprouver quelques-uns de ces symptômes que nous avons décrits en parlant de la pseudo-chlorose ; elle avait de la gastralgie, une grande excitabilité nerveuse, le pouls assez plein et fréquent ; il ne me fut point possible d'examiner l'utérus. Je conseillai à cette jeune personne de se rendre à Soultzmatt, de boire l'eau, de prendre des bains presque frais, de faire de grandes promenades à pied et surtout à âne ; elle suivit mon conseil, passa six semaines à Soultzmatt ; elle eut ses règles pendant son séjour au bain : elles furent à peine douloureuses.

Je vis cette jeune fille à son retour, et lui donnai le conseil de continuer encore longtemps l'eau de Soultzmatt, de prendre des bains presque frais avec de la soude. J'ai à différentes reprises pu me convaincre de l'efficacité durable du traitement que je lui avais conseillé. J'ai attribué le succès obtenu à ce que les eaux de Soultzmatt avaient diminué la plasticité du sang et calmé la susceptibilité nerveuse de l'utérus. (B.)

Observation. — Mad. R., âgée de trente ans, douée d'une grande sensibilité nerveuse, d'un tempérament sanguin assez prononcé, jouissant habituellement d'une bonne santé, éprouvait des douleurs extrêmement vives à chaque époque menstruelle ; ces douleurs, dans les deux premiers jours, étaient à leur apogée et allaient en diminuant jusqu'à la cessation de l'écoulément. La malade était obligée de garder le lit, et aucun moyen n'était parvenu à la calmer. Il n'y avait point d'engorgement de l'utérus, mais cet organe était doué d'une sensibilité très-grande, que le mariage avait été loin de diminuer. Quoique mariée depuis plusieurs années, cette dame n'avait jamais eu d'enfants. Quelques saignées pratiquées avant l'apparition des règles avaient un peu mitigé les douleurs; mais un semblable moyen longtemps continué me paraissant de nature à augmenter la susceptibilité nerveuse déjà si prononcée, je fis prendre à cette malade l'eau de Soultzmatt et du bicarbonate de soude à la dose de deux cuillerées à café par jour. Je lui prescrivis des bains de soude. Ce traitement, continué pendant tout un été, amena la guérison. (B.)

Observation. — Mad. B., de Rouffach, âgée de trente-trois ans, d'une assez bonne constitution, avait, depuis plusieurs années, des époques menstruelles très-orageuses et abondantes. Je pus constater un engorgement du col utérin. Elle vint à Soultzmatt pendant plusieurs années, et obtint la guérison de l'engorgement et la disparition des douleurs qui se présentaient à chaque période. Elle buvait l'eau, prenait des bains prolongés et faisait des injections émollientes et narcotiques. (A.)

Observation. — La femme d'un juif de Soultz, âgée de vingt-deux ans, d'un tempérament vif et fort sensible, éprouvait depuis trois ans des suppressions de règles; par intervalle, les suppressions étaient accompagnées d'accès de vapeurs les plus violents et d'une fièvre continue avec redoublement; les pertes succédaient alternativement aux suppressions; elle rendait des caillots avec des douleurs semblables à celles qu'on éprouve pour accoucher; elle avait fait usage sans succès de tous les remèdes que d'habiles médecins lui avaient ordonnés; le teint devint plombé, la bouffissure survint, en un mot, la cachexie était déjà parvenue à un degré très-considérable, lorsqu'on lui ordonna de prendre les bains de Soultzmatt et de boire l'eau de la 6ᵉ source. Quatre semaines de l'usage de ces eaux la rétablit au mieux (tirée de l'ouvrage de Méglin).

Je citerai une dernière observation, extraite de l'ouvrage de Méglin, qui prouve, comme nous l'avons dit ailleurs, que l'aménorrhée, tenant à la chlorose, peut, dans certains cas, être fort bien guérie à Soultzmatt.

Observation. — Mˡˡᵉ B., d'Altkirch, âgée de dix-huit ans, eut l'évacuation menstruelle pendant trois ans, mais très-irrégulièrement; elle devint chlorotique, il y avait lassitude, difficulté de respirer en montant les escaliers, suffocations, battements de cœur, syncopes, maux de tête insupportables, bouffissure, etc. La cachexie était déjà si avancée qu'on craignait pour la vie; elle prit pour dernier remède les bains de Soultzmatt et but de l'eau de la 6ᵉ source. Au bout de vingt-six jours, tous les accidents disparurent, les digestions se rétablirent, et elle fut remise parfaitement.

II. DE LA MÉTRORRHAGIE.

Dans la métrorrhagie se rangent tous les écoulements sanguins anormaux fournis par la matrice, soit aux époques menstruelles, soit hors le temps de la menstruation, soit enfin pendant la gestation ou après l'accouchement, et même après l'âge de retour. On voit que je prends cette dénomination dans sa plus grande extension. L'utérus qui, à l'état normal, est un des organes les moins riches en vaisseaux sanguins, étant placé dans de certaines conditions ou sous l'influence de certaines maladies, acquiert une grande vascularité; on conçoit ainsi comment, dans ces différents états, il est sujet à fournir tant de sang. Mais, à côté de cette disposition dont l'organe est le siége, il en est une autre qui est digne d'attirer notre attention : c'est l'état du sang, non qu'il nous soit donné, d'après nos connaissances actuelles, de juger d'une manière certaine, par l'examen du sang, de la disposition à l'hémorrhagie, mais, dans la pratique, nous parvenons assez souvent, d'après certains symptômes généraux que présente la constitution, à décider si l'hémorrhagie peut être attribuée à la richesse ou à la pauvreté du sang, si elle est active ou passive. Il est des cas où cette distinction est facile ; mais souvent il nous est impossible de l'établir, et nous n'arrivons que par le tâtonnement à résoudre la question. Elle est cependant d'une grande importance pratique pour l'application de certaines médications ou pour l'emploi de certaines eaux minérales : ainsi, les eaux de Soultzmatt, qui sont très-avantageuses dans les cas où l'hémorrhagie utérine tient à l'exubérance d'activité et richesse du sang, seront très-nuisibles dans les cas où le sang s'écoule des vaisseaux, parce qu'il est trop liquide, et qu'il est dans les conditions de celui des chlorotiques.

Deux faits pratiques, observés aux bains de Soultzmatt, rendront évidente et palpable l'importance de la distinction que je cherche à établir.

OBSERVATION. — Mad. X, de Strasbourg, âgée de trente-cinq ans, mère de plusieurs enfants, d'un tempérament sanguin, d'une bonne et forte constitution, avait, jusqu'à l'âge de trente-deux ans, joui d'une santé parfaite ; elle se plaignait cependant d'être tourmentée par le sang. Ses règles étaient abondantes et duraient pendant six jours. Sans cause connue, si ce n'est des grossesses et quelques fausses couches, elle commença à éprouver de la pesanteur dans le bas-ventre, des douleurs dans la région lombaire, les époques menstruelles se prolongeaient pendant quinze jours et même pendant trois semaines, de manière à ce qu'il existait à peine huit jours d'intervalle entre chaque période ; de plus, elle avait des pertes blanches.

Je fus consulté ; le toucher et l'examen au speculum me firent découvrir un léger engorgement de l'utérus, surtout du col, sur lequel je constatai une petite érosion. Quelques cautérisations avec le nitrate acide de mercure, des saignées spoliatives et dérivatives, des injections émollientes froides, des bains, l'iodure de potassium à l'intérieur firent disparaître l'ulcération et l'engorgement de la matrice ; mais tous mes efforts furent inutiles pour diminuer notablement l'abondance des règles ; elles duraient toujours plus de dix jours, et l'écoulement leucorrhéique ne fut pas supprimé.

Craignant avec raison que cette exubérance d'activité et de richesse du sang ne ramenât les accidents dont j'avais triomphé, et ne me souciant pas de continuer l'emploi des saignées, j'envoyai cette malade à Soultzmatt, lui conseillant de boire de l'eau de la source, de prendre des bains presque frais et de faire des injections avec l'eau minérale. Sous l'influence de ce traitement, qui fut suivi pendant deux saisons, chacune de trois semaines, la tendance aux congestions disparut, les règles ne durèrent plus que six jours et ne furent plus trop abondantes, l'écoulement blanc fut à peu près tari ; l'ulcération ne s'est plus reproduite et cette dame jouit d'une parfaite santé. (B.)

OBSERVATION. — Une jeune fille pâle, maigre, chlorotique, ayant des fleurs blanches abondantes et perdant beaucoup de sang à l'époque menstruelle, fut envoyée à Soultzmatt. Cette eau, prise pendant quinze jours, la jeta dans un grand état de faiblesse, les pertes blanches devinrent plus fortes, l'époque menstruelle vint avant le temps marqué par la nature et fut très-abondante ; la faiblesse devint considérable. Elle fut obligée de renoncer à l'usage des eaux. (B.)

On voit d'après ces deux exemples, choisis entre ceux qui sont à ma connaissance, combien le médecin peut être utile ou combien il peut nuire au malade, suivant qu'il a bien ou mal apprécié la cause et la nature de la maladie, qui déterminent le choix d'une eau minérale.

Soultzmatt sera avantageux dans les hémorrhagies liées à un état de pléthore, de congestion, alors qu'il faudra chercher à rendre le sang plus liquide et à calmer la circulation générale ; ce sera ainsi que ces eaux agiront chez les femmes jeunes, fortes, ayant des engorgements plus ou moins considérables de l'utérus.

OBSERVATION. — Mad. B., de Cernay, âgée de trente ans environ, d'une constitution forte, ayant eu plusieurs enfants, vint à Soultzmatt en 1843, pour des pertes utérines se manifestant hors le moment des époques. Je ne pus l'examiner au speculum ; mais tous les symptômes qu'elle présentait me firent présumer un engorgement de l'utérus. Un séjour de six semaines aux eaux de Soultzmatt amena la disparition complète des accidents qui l'avaient déterminée à se rendre à notre bain. Elle but l'eau à la dose de 6 à 10 verres, et prit chaque jour un bain. (A.)

OBSERVATION. — Mad. H., de Soultzmatt, peu forte, mais d'un tempérament sanguin, ayant eu plusieurs enfants et fait quelques fausses couches, éprouvait de la pesanteur dans le bas-ventre ; elle avait des pertes blanches, assez souvent remplacées par des pertes rouges ; l'utérus était engorgé, il n'y avait point d'ulcération apparente au col. Je lui conseillai de faire usage pendant quelques semaines des eaux de Soultzmatt, qu'elle prit en boisson et en bain ; tous les accidents que nous venons de signaler disparurent entièrement. (A.)

Dans les cas que je viens de citer et que je pourrais multiplier, c'est évidemment aux modifications apportées à la plasticité du sang devenu moins riche et moins excitant pour l'utérus, qu'il faut attribuer la résolution des engorgements et la cessation des hémorrhagies.

Mais il est une autre série d'hémorrhagies utérines pour

lesquelles les eaux de Soultzmatt sont très-avantageuses. Ce sont celles qui tiennent à des congestions presque passives vers cet organe. On les observe assez souvent de l'âge de trente-cinq à cinquante ans, qui est l'époque de la vie où le sang, chez la femme comme chez l'homme, se porte surtout vers le bas-ventre. Les vaisseaux de la matrice ont la même tendance à s'engorger que les vaisseaux du rectum. L'activité que les alcalis impriment à la circulation de la veine-porte (voir p. 44) explique comment les eaux de Soultzmatt peuvent être utiles dans les cas de ce genre. Aussi nous les conseillons aux femmes qui approchent de l'âge de retour, dans le but d'empêcher cette stase du sang veineux, qui exerce sur la matrice une si fâcheuse influence. Car si l'on ne régularise cette circulation abdominale, dans beaucoup de cas, l'utérus se congestionnera, d'où résulteront les engorgements et les hémorrhagies, accidents dont il est souvent difficile de triompher ; si c'est l'hémorrhagie qui survient, ce n'est pas sans une certaine appréhension qu'on cherche à l'arrêter chez les femmes à l'âge critique, et les moyens que nous avons à notre disposition pour atteindre ce but ne sont pas toujours efficaces. C'est donc la tendance à l'hémorrhagie, ou pour mieux dire à la congestion, qu'il faut en pareil cas chercher à détruire de longue main, et je crois que les eaux de Soultzmatt sont de nature à produire cet effet.

OBSERVATION. — Mad. V., de M., vallée de Massevaux, arrivée à l'âge de retour, souffrait depuis plusieurs années d'un engorgement du foie ; elle avait des hémorrhoïdes fluantes ; ses règles étaient régulières, mais leur abondance la fatiguait beaucoup ; elle était alors obligée de garder le lit. Elle vint à Soultzmatt en l'année 1844 pour y prendre les eaux. Sous l'influence de cette cure, le foie se dégorgea ; mais ce qui fut surtout digne d'intérêt pour nous, c'est que ses menstrues devinrent bien moins abondantes, ce qu'elle nous apprit l'année suivante à son retour aux eaux. (A.)

J'ai choisi ce fait, parce qu'il explique bien ce qui se passe chez certaines femmes qui éprouvent des pertes utérines vers l'âge critique, et qu'il nous indique comment, par l'usage d'eaux minérales bien choisies, on peut faire cesser cet état morbide.

Si la nature du sang peut déterminer les pertes utérines, certaines conditions, dans lesquelles se trouve le système nerveux, peuvent aussi les produire : GENDRIN dit qu'on les observe souvent chez les femmes nerveuses, et LISFRANC, lorsqu'il y a excès de sensibilité des organes génitaux. Il sera plus d'une fois fort difficile de bien apprécier si l'exaltation nerveuse est, dans ces cas, cause ou effet ; mais le doute n'entraînera aucun danger, si, au lieu d'abuser des narcotiques et des antispasmodiques, on a recours aux eaux gazeuses alcalines, qui sont un des calmants qu'on peut toujours dans ces cas employer sans nuire aux malades.

L'hémorrhagie utérine peut aussi tenir à un état pathologique de la matrice ou de ses annexes ou de la membrane muqueuse qui la tapisse ; c'est un sujet dont nous nous occuperons plus tard. Quelles que soient les causes de l'hémorrhagie, et quel que soit le traitement mis en usage pour les combattre, il arrive assez souvent dans la pratique que l'on échoue, tantôt parce que les moyens ordinaires sont inopportuns, tantôt parce qu'ils sont insuffisants. On est alors plus d'une fois obligé d'avoir recours à des médicaments qui agissent sur le tissu utérin sans doute en le resserrant, mais dont l'action intime sur la matrice ne nous est pas bien connue.

Notre établissement possède un médicament qui peut être considéré comme un des meilleurs hémostatiques. C'est l'eau balsamique, qui, étant préparée principalement avec le sapin, renferme nécessairement une certaine quantité de térébenthine, et on sait que cette substance est efficace pour arrêter les hémorrhagies, quoique sa manière d'agir soit encore problématique.

Mais, comme nous l'avons déjà dit plusieurs fois, il est impossible de donner longtemps la térébenthine, qui est un médicament fort désagréable, et qui ne tarde pas à fatiguer l'estomac.

Il y a dans la préparation de l'eau balsamique des procédés qui lui donneront toujours un grand avantage d'administration et d'action sur les autres médicaments du même genre. J'ai employé, avant et depuis la publication de l'ouvrage sur l'eau balsamique, cette eau dans les hémorrhagies utérines de différentes espèces. Quelques observations que je vais citer prouveront qu'elle peut être utile pour arrêter les règles trop abondantes, les pertes utérines pendant la grossesse et au moment de l'accouchement et après qu'il a eu lieu.

OBSERVATION. — Mad. E., âgée de trente-deux ans, d'une très-belle constitution, d'un embonpoint prononcé, accoucha, il y a dix ans, sans aucun incident remarquable; deux ans après, nouvelle grossesse suivie, au bout de trois mois, d'un avortement avec perte de sang abondante, qui dura deux mois et fut très-difficile à arrêter. Depuis ce temps, les règles, venant toutes les cinq semaines, s'arrêtent chaque fois très-difficilement, et souvent ne laissent que quelques jours d'intervalle entre deux époques; d'autres fois elles disparaissent pendant deux mois pour revenir avec plus d'impétuosité et d'opiniâtreté que jamais. Un examen souvent répété des parties génitales, tant par le toucher que par le speculum, n'a jamais révélé le moindre dérangement organique, tout au plus croit-on reconnaître un peu de relâchement du col utérin. Les moyens les plus variés furent tour à tour employés; les astringents externes et internes, les fomentations froides, le tamponnement, les injections, la cautérisation du col utérin, l'application par le tampon de poudre et de teintures astringentes, de colophane, de tannin, d'alun; à l'intérieur, le seigle ergoté, les acides minéraux, l'ipécacuanha, la saignée répétée. Quelquefois ces moyens agissaient temporairement, d'autres fois ils restaient complétement inutiles, et plusieurs fois l'hémorrhagie n'a cessé que quand la malade, épuisée de sang, pâle et sans pouls, était dans une demi-syncope permanente. Plusieurs praticiens virent la malade, entre autres M. le professeur STOLTZ. Elle était encore une fois dans cet état au commencement de l'hiver dernier. Depuis six semaines, les règles s'étaient converties en une hémorrhagie permanente; le sang partait tantôt par jets, tantôt en caillots; il traversait les tampons trempés dans une forte solution de tannin; il résistait et à l'emploi des poudres d'ergot et à celui des acides minéraux. Dans cette conjoncture, j'eus l'idée d'administrer l'eau balsamique; la malade prit trois verres par jour (cachet vert), et dès le même jour le sang s'arrêta. On continua l'usage de ce moyen encore durant trois jours, au bout desquels la malade put se lever, quoique très-faible encore. Deux mois après, les règles revinrent, et par précaution, la malade prit d'elle-même quelques verres de cette eau; tout se passa naturellement. Vers le printemps, Mad. E. fit un voyage à Paris; pendant son séjour, elle eut ses règles qui cessèrent au bout de dix jours. Cet été, pendant mon absence au mois de juillet, il y eut une nouvelle disposition à l'hémorrhagie; les règles tendirent à se prolonger, déjà quelques caillots de sang, signes précurseurs, commençaient à paraître : elle prit sur elle de faire usage de l'eau balsamique, qui eut encore pour effet d'arrêter le sang. Depuis elle se porte très-bien. (Observation communiquée par M. le Dr HIRTZ.)

OBSERVATION. — Mad. S., de Strasbourg, avait eu des couches nombreuses et difficiles et avait fait deux fausses couches dans l'espace de six ans. Quoiqu'elle fût d'une bonne constitution, elle avait conservé une certaine faiblesse de la matrice. Elle avait des pertes blanches, et ses règles étaient devenues tellement abondantes qu'elle était obligée de garder le lit. Je lui avais donné des soins dans toutes ses couches, elle me consulta encore pour ces pertes sanguines. Je lui conseillai de boire, deux jours avant les époques, une bouteille d'eau balsamique (cachet vert). J'étais, après ce con-seil, resté longtemps sans la voir. Je fus frappé, quand elle vint me rendre visite, de sa bonne mine; elle me dit que depuis quatre mois elle prenait l'eau que je lui avais or-donnée; que ses règles étaient bien moins abondantes et ne coulaient que pendant trois jours; que l'écoulement blanc avait beaucoup diminué; je l'engageai à continuer un trai-tement qui lui avait été si utile. (B.)

Observation. — Mad. Bloch, de Soultzmatt, âgée de trente-huit ans, mère de six enfants, avait perdu ses règles depuis dix semaines. Tout à coup il parut des caillots de sang; la sage-femme ne put constater l'état de grossesse, mais, dans le doute, je conseillai le repos le plus absolu; l'hémorrhagie cessa, mais se reproduisit à plusieurs reprises. Un jour elle devint tellement abondante, que la malade eut des faiblesses; alors je lui donnai l'eau balsamique à la dose d'une cuillerée à bouche toutes les heures. Elle n'en avait pas pris une bouteille que le sang ne reparut plus. Je la revis quelques semaines plus tard; le ventre s'était déve-loppé, et il me devint facile de constater que cette femme était enceinte de plusieurs mois. (A.)

J'ai retiré de cette eau un excellent effet dans les pertes utérines survenues après l'accouchement; j'en citerai deux cas recueillis dans ma pratique.

Observation. — Louise N...., de Strasbourg, âgée de trente ans, accouchée à peine depuis six jours, avait cru pouvoir, sans inconvénients, reprendre ses occupations, comme elle l'avait fait dans ses couches précédentes. Tout à coup elle fut prise d'une hémorrhagie tellement abondante, qu'elle perdit connaissance. Je ne pus , lorsqu'on m'appela, me rendre immédiatement près d'elle, mais j'ordonnai de lui donner de demi-heure en demi-heure l'eau balsamique (cachet vert), à la dose d'un verre. A mon arrivée, deux heures après, elle me dit qu'après avoir pris le premier verre, le sang s'était arrêtée. Il est vrai de dire qu'en faisant coucher cette femme, on avait peut-être déjà fait cesser une des causes du mal. (B.)

OBSERVATION. — Mad. H. , de Phalsbourg, enceinte pour la quatrième fois, vint me consulter pour savoir comment elle pourrait prévenir des pertes abondantes qui survenaient immédiatement après l'accouchement. C'était avec un sentiment de terreur qu'elle voyait approcher l'époque de la délivrance ; car, dans ses couches précédentes, elle avait failli succomber à des métrorrhagies que ni les astringents , ni le seigle ergoté, ni les applications froides , ni les injections, ni même la compression de l'aorte n'avaient pu faire cesser. Le sang ne s'arrêtait que lorsque le pouls était devenu misérable et que des syncopes presque mortelles et durant pendant plusieurs heures avaient mis sa vie en danger. J'étais fort embarrassé de donner un conseil utile, lorsque l'idée me vint de lui prescrire l'eau balsamique. Voici la manière dont elle en fit usage : Dès que les premières douleurs de l'enfantement se firent sentir, elle commença à boire de l'eau balsamique (cachet vert), un verre environ toutes les demi-heures ; elle la continua après l'accouchement. L'hémorrhagie tant redoutée n'eut pas lieu comme dans les couches précédentes, et cette dame, à laquelle il fallait ordinairement plus de deux mois pour se remettre, était sur pied au bout de dix jours. (B.)

III. MÉTRITE CHRONIQUE. ENGORGEMENTS DE L'UTÉRUS.

La métrite chronique et l'hypertrophie simple de l'utérus sont deux maladies très-fréquentes chez les femmes mariées et surtout chez celles qui ont eu des enfants; elle peut cependant se rencontrer chez les personnes qui ne sont pas dans ces conditions.

«Ces malades, comme le dit LISFRANC, éprouvent des douleurs obscures gravatives dans le bassin; elles se font sentir sympathiquement sur les mamelles; la station debout, sur les tubérosités ischiatiques, la marche, l'équitation, les promenades en voiture, le coït, les augmentent; on observe des écoulements blancs, des pertes rouges plus ou moins abondantes, plus ou moins fréquentes, tantôt continues ou rémittentes, d'autres fois intermittentes; la face devient pâle ou couleur jaune-paille, les malades s'affaiblissent et maigrissent ordinairement beaucoup; dans quelques cas d'exception, elles conservent leur fraîcheur, leur embonpoint et leurs forces; il n'est pas rare de voir l'innervation exaltée.»

On rencontre assez souvent des femmes qui, n'étant plus dans la première période de la jeunesse, n'ont jamais eu leurs règles, ou qui les ont perdues longtemps avant l'époque que la nature a assignée à l'âge de retour. Chez les unes on peut invoquer l'atrophie de la matrice, mais chez la plupart, ce caprice apparent de la nature tient à l'engorgement utérin. Suivant LISFRANC, «l'aménorrhée est souvent un symptôme des affections morbides de l'utérus. Sur douze femmes, dit-il, n'ayant jamais eu leurs règles, nous avons évidemment constaté une augmentation de volume de la matrice et presque toujours un excès de sensibilité de cet organe; toutes présentaient les symptômes qui accompagnent les engorgements utérins.» Ainsi, chez certaines femmes, les règles manqueront ou seront très-douloureuses, parce que la matrice engorgée est devenue imperméable au sang ; mais chez d'autres, l'engorgement de la matrice amène un état tout contraire ; leurs règles deviennent souvent trop abondantes, parce que l'engorgement, principalement formé par la vascularisation de l'organe, le rend plus perméable, et le prédispose ainsi aux hémorrhagies.

Non-seulement les règles, comme nous venons de le dire, peuvent être trop abondantes et douloureuses dans la métrite chronique et l'engorgement, mais encore ces deux maladies peuvent devenir une cause de stérilité ; et lorsque la conception a eu lieu, elles exposent aux fausses couches, et l'on peut même affirmer que c'est de là que proviennent fréquemment les avortements, qui ne dépendent pas d'une cause traumatique. Je pourrais citer un grand nombre d'observations à l'appui de ce que j'avance. Tous les médecins sont d'accord sur ce point, et reconnaissent qu'on ne parvient à faire cesser cette tendance fâcheuse qu'en faisant disparaître préalablement l'affection de l'utérus. C'est dans les cas de ce genre que les eaux minérales bien choisies donnent souvent assez promptement des résultats qu'on n'obtient qu'avec difficulté par des traitements toujours lents et fort pénibles à suivre.

La métrite chronique et l'engorgement ont peu de tendance à marcher spontanément vers la guérison ; ces maladies, lorsqu'elles ne sont pas traitées convenablement, peuvent durer pendant dix et quinze ans, laissant les personnes qui en sont atteintes dans un état de faiblesse et de langueur, jusqu'à ce qu'enfin elles deviennent funestes, en amenant des dégénérescences graves, souvent au-dessus des ressources de l'art.

Nous croyons devoir nous abstenir ici d'énumérer les signes locaux auxquels le médecin, par un examen direct, arrive à reconnaître ces deux affections ; ils sont indiqués dans tous les ouvrages spéciaux sur les maladies de l'utérus. Sans entrer dans de grands détails sur les causes de ces deux maladies, nous pouvons dire que la matrice, dont la vie fonctionnelle est bien plus courte que celle de tous les autres organes, est obligée, pendant sa période d'activité, de racheter, pour ainsi dire, ses deux temps de repos par un travail excessif. Tantôt c'est l'époque menstruelle, tantôt les rapports des deux sexes, bientôt la gestation, puis l'accouchement et les différents accidents qu'ils peuvent entraîner, qui entretiennent cet organe dans un état de fluxion, de congestion pour ainsi dire permanent. Telle est l'origine fréquente de la métrite aiguë et de la métrite chronique et de l'engorgement.

L'engorgement ne procède pas toujours de l'inflammation de la matrice ; il n'est pas une conséquence nécessaire de la métrite chronique, cependant on peut dire que, chez la femme jeune encore, elle en est presque constamment le point de départ. Mais vers l'âge de retour, les choses paraissent souvent se passer différemment, la matrice devient le siége de congestions passives. N'ayant plus ses fonctions organiques à remplir, son tissu se resserre, devient moins perméable au sang ; cependant le sang n'y afflue pas en moindre quantité, surtout dans le système veineux, qui, à cet âge de la vie, prend, comme dans les autres parties du corps, un plus grand développement. Sous cette affluence presque mécanique, l'utérus s'engorge. Assez souvent, à des époques plus ou moins éloignées, il parvient à se dé-barrasser du sang qui le congestionne, et alors surviennent des pertes abondantes, qu'il est quelquefois difficile et souvent dangereux d'arrêter. Si cette voie d'élimination lui manque, et que la nature ou l'art ne lui en fraie aucune autre, la matrice, restant sous le poids de cet état patholo-gique, s'engorge de plus en plus, et alors surviennent, comme dans l'engorgement produit par la métrite chronique,

les dégénérescences de tissu, les produits de nouvelle formation, sur lesquels certaines constitutions, certaines diathèses,
certains vices dans les humeurs exercent une si funeste influence.

Quoique ces produits de l'inflammation chronique des
tissus complexes, tels que la matrice, soient fréquents,
nous manquons de faits pour en déterminer exactement les
caractères anatomiques. Nous ne pouvons établir par quelles
transformations successives a dû passer cet organe, pour
acquérir une augmentation de densité, de ténacité et de pesanteur beaucoup plus grande qu'à l'état sain ; ce n'est
qu'en nous fondant sur les phénomènes qu'on observe dans
les différentes phases de l'inflammation aiguë que nous pouvons les apprécier approximativement.

Tout ce que nous avons dit de l'action des eaux de Soultzmatt, en parlant des inflammations chroniques (p. 36), est
également applicable à la métrite chronique et à l'hypertrophie de l'utérus. Nous avons vu, en parlant de l'aménorrhée, de la dysménorrhée et de la métrorrhagie, comment nous concevions la possibilité d'obtenir par ces eaux
un effet résolutif (p. 205) ; nous croyons donc inutile de nous
étendre plus longuement sur ce sujet.

Il est un point pratique très-important dans le traitement
de ces maladies par les eaux minérales : c'est de savoir
employer avec le plus d'utilité les bains, les bains de siége,
les injections et douches ascendantes.

Les bains d'eau minérale sont généralement très-avantageux dans les affections de l'utérus ; mais ils ne le seront
qu'à la condition d'être employés d'après les indications que
nous allons tracer.

Dans aucun cas, les bains à une température très-élevée
(30 degrés) ne seront convenables, si les personnes sont faibles
ou nerveuses ; ils les exciteraient d'abord et ensuite les affai-
bliraient davantage ; si elles sont pléthoriques, ils détermine-

raient une excitation générale et des congestions locales, qui se font alors de préférence vers la matrice. Le bain froid ou seulement frais est rarement bien supporté; il refoule le sang qui, presque toujours dans ces cas, se portera vers l'utérus; ils ne sont applicables que si la maladie ayant déjà cédé aux traitements antécédents, on n'a plus qu'à calmer le système nerveux par l'acide carbonique et à rendre par le froid du ton à tout l'organisme.

Le bain tiède est celui qui mérite la préférence; il faudra le graduer suivant la susceptibilité individuelle. Lorsque la matrice aura conservé une grande sensibilité soit nerveuse, soit inflammatoire, les eaux minérales devront encore être mitigées par de la gélatine ou de l'amidon. La durée ordinaire du bain est assez difficile à fixer; il est des malades qui ne peuvent y rester plus d'une demi-heure : on peut dire en général que, du moment où le bain ne fatigue pas, il doit être prolongé non seulement pendant une heure, mais même au-delà, en ayant toujours soin de le maintenir à la même température. Si un bain aussi prolongé ne peut être supporté, il sera très-avantageux d'en prendre deux par jour de plus courte durée. C'est ainsi qu'on arrive à calmer souvent, mieux que par tout autre moyen, l'état phlegmasique et nerveux, en imprégnant pour ainsi dire le corps de liquide et en y faisant pénétrer les éléments minéralisateurs des eaux de Soultzmatt. Dans les affections de l'utérus, beaucoup de femmes reprennent leurs règles avec la plus grande facilité, surtout lorsqu'elles sont sujettes à la métrorrhagie; ce n'est pas un motif absolu pour cesser les bains, si les pertes ne sont pas trop abondantes; car il est des cas où le bain pourra les faire cesser, en calmant l'irritation locale et la susceptibilité nerveuse.

Les bains de siége doivent généralement être rejetés; il est trop difficile d'en bien graduer la température, pour qu'ils ne deviennent pas une cause d'afflux direct du sang vers l'utérus. S'ils sont trop chauds, ils congestionnent; s'ils sont trop froids, la réaction qu'ils déterminent amène souvent le même résultat. Les injections surtout, faites à deux ou trois reprises pendant qu'on est dans le bain, sont à recommander aux malades. Je n'en dirai pas autant des douches ascendantes, qui sont, chez la plupart des femmes, la cause d'excitations qui peuvent amener les effets les plus fâcheux.

IV. DE LA LEUCORRHÉE.

Cette maladie est produite soit par une phlegmasie, soit par une irritation, soit enfin par une simple injection de la muqueuse ou bien encore par une fluxion sanguine pouvant siéger en même temps sur la vulve, sur le vagin, sur la face interne de la matrice et des trompes utérines, d'où naît un écoulement blanc désigné sous le nom de *flueurs blanches,* de *pertes blanches.* La leucorrhée se montre le plus souvent sur le vagin; elle est moins commune dans la matrice et sur la vulve; on la voit rarement dans les trompes utérines. Les femmes mariées en sont plus spécialement atteintes; commune à l'âge de la puberté, on l'observe assez peu souvent chez les enfants; elle est assez fréquente chez les vieilles femmes (LISFRANC).

Si nous remontons aux causes premières qui produisent la leucorrhée, nous trouvons qu'elles sont à peu près les mêmes que celles des affections de l'utérus, dont nous venons de parler.

Ainsi la leucorrhée peut tenir à un état de faiblesse générale ou locale, et chez plus d'une jeune fille dont le sang est trop pauvre pour donner lieu à un écoulement rouge, il se produit un écoulement blanc; et cela d'autant plus que l'organe utérin et la muqueuse sont depuis longtemps dans un état d'atonie plus prononcée.

Lorsque la leucorrhée tient à l'inflammation chronique de la matrice ou à son engorgement actif, le sang trop riche se portant avec abondance vers la matrice, l'irrite, et cette irritation réagissant sur la membrane muqueuse utérine détermine les pertes blanches. Vers l'âge de retour, ce n'est souvent ni la faiblesse, ni l'irritation ou l'inflammation, mais une simple stase du sang vers l'organe utérin qui amène cette maladie.

Si la leucorrhée a son siége dans le vagin, elle tient également tantôt à un état anémique primitif ou consécutif, tantôt à un état d'irritation ou d'inflammation.

Cette maladie peut en outre être produite ou entretenue par certaines causes spécifiques, par certaines diathèses : le squirrhe, le cancer, les affections vénériennes, dartreuses, etc., dont nous n'avons pas l'intention de nous occuper ici.

Les eaux de Soultzmatt jouissent d'une grande réputation dans la leucorrhée, comme dans toutes les maladies de l'utérus. «Elles seront, dit MÉGLIN, d'une très-grande utilité dans l'écoulement douloureux des menstruations ou leur suppression totale, qui reconnaît pour cause l'engorgement pituiteux de la matrice, par conséquent dans la stérilité qui en est la suite, dans les pertes mêmes qui sont aussi très-souvent l'effet de l'obstruction de ce viscère, *dans les flueurs blanches* et les pâles couleurs qui naissent encore de la même cause. BACCARA, physicien de Colmar et très-habile praticien de son temps, dit, dans une lettre à M. GUÉRIN, avoir vu de très-bons effets de ces eaux dans les maladies de la matrice, dans les fleurs blanches, etc. »

Si nous résumons les idées des anciens, des modernes, et les nôtres en particulier, nous sommes amené à conclure que la leucorrhée tient ou à un état de faiblesse générale ou locale, ou à une stase sanguine vers l'organe utérin, ou à un état de pléthore ou d'irritation locale. Ces états peuvent se combiner entre eux de différentes manières; ce sera au coup d'œil exercé du médecin qu'il appartiendra de démêler celui qui domine les autres, afin de pouvoir lui appliquer le traitement convenable. Ainsi il est des cas où il s'agira de relever les forces, de tonifier, de rendre au sang les principes qui lui manquent, puis d'agir sur la membrane muqueuse, en lui imprimant une nouvelle activité vitale qui resserre les tissus; on atteindra ce but par les toniques de différentes espèces, par les préparations martiales et surtout par les eaux ferrugineuses, par certains médicaments astringents (élixir de Haller, alun, eau balsamique [cachet vert], etc.); mais si cette action portée sur toute l'économie est insuffisante, le traitement local par les injections toniques et astringentes en deviendra le complément (alun, sulfate de zinc, écorce de chêne, tan, eau balsamique, etc.). S'il y a pléthore générale, irritation ou inflammation locale, tout traitement tendant à diminuer la fibrine et à appauvrir momentanément le sang, trouvera ici son application. La saignée en première ligne, assez rarement applicable, puis les préparations alcalines et surtout les eaux gazeuses alcalines exemptes de fer devront être mises en usage. Les bains ordinaires, les bains alcalins, les injections émollientes et plus tard alcalines resteront rarement sans effet. Ce seront encore les eaux de ce genre qui seront appelées à rendre des services signalés, lorsque la leucorrhée tiendra à des stases sanguines qui, d'après ce que nous avons dit, ne sont pas rares vers l'âge de retour.

C'est ainsi que nous nous rendons compte de l'action des eaux de Soultzmatt dans certaines leucorrhées; quelques observations recueillies à ce bain seront le complément pratique des idées que nous venons d'émettre.

OBSERVATION (extraite de l'ouvrage de MÉGLIN). — Madame U., âgée de quarante ans, d'une constitution délicate, sujette à des accès de vapeurs très-fréquents, exténuée par des pertes blanches très-abondantes depuis plusieurs années, n'avait éprouvé aucun soulagement des remèdes ordinaires les mieux administrés ; le marasme était déjà un symptôme urgent. On lui fit faire usage de nos eaux ; elle prit les bains et pour boisson les eaux coupées avec un sixième de lait, ce qui lui rendit la santé qu'elle conserve encore aujourd'hui.

OBSERVATION. — Mad. Ch., de Colmar, vint à Soultzmatt pour un écoulement blanc très-abondant. Cette dame jouissait d'une bonne constitution ; il nous fut impossible de l'examiner. Notre bain lui fut très-utile, car, après un séjour de quatre semaines, l'écoulement leucorrhéique avait entièrement cessé. (A.)

OBSERVATION. — Mad. B., âgée de trente-cinq ans, ayant eu quelques enfants, avait une leucorrhée très-abondante, qui paraissait tenir à un engorgement de l'utérus. Elle vint à Soultzmatt en 1843, y fit une saison pendant laquelle elle but l'eau, prit des bains et des injections avec l'eau de la source. Elle en obtint le meilleur résultat, car la leucorrhée disparut entièrement. (A.)

L'eau balsamique (cachet vert), prise à l'intérieur et en injections, sera fort utile dans certains cas de leucorrhée tenant à un état de faiblesse et de relâchement des muqueuses, surtout lorsqu'on aura fait cesser, par l'emploi des eaux de Soultzmatt, l'irritation, qui sera toujours une contre-indication pour l'usage de l'eau balsamique. Je me bornerai à citer une seule observation prise parmi celles que je possède.

OBSERVATION. *Leucorrhée, suite de couche, ayant résisté à tous les traitements pendant dix ans. Guérison par l'eau balsamique.*

Madame ...., femme d'un officier, habitant Haguenau, âgée de vingt-huit ans, mariée depuis onze ans, était accouchée naturellement à l'âge de dix-neuf ans. Forte et ayant toujours joui d'une bonne santé jusqu'à cette époque, elle avait cru pouvoir se dispenser de toutes les précautions qu'on prend ordinairement. Elle s'était levée dès les premiers jours, et n'avait pas tardé à reprendre ses occupations. Après le retour des règles, elle remarqua qu'elle conservait de la pesanteur dans le bas-ventre et des douleurs dans la région sacrée ; les rapports sexuels étaient douloureux ; entre chaque époque il y avait un écoulement blanc, abondant ; elle pâlit et maigrit. Après avoir consulté, dans les différentes villes où elle se trouva, plusieurs médecins dont les traitements avaient été inutiles, cette dame réclama mes conseils : je reconnus un engorgement chronique de l'utérus, qui fut combattu par de petites saignées dérivatives avant l'époque menstruelle, des bains généraux, des cataplasmes et des injections émollientes. L'engorgement céda au bout de trois mois ; mais la leucorrhée ayant persisté, elle prit l'eau balsamique de Soultzmatt à la dose de deux verres par jour ; elle en faisait à peine usage depuis dix jours que déjà l'amélioration était notable ; au bout d'un mois, l'écoulement avait cessé. (B.)

V. DE L'HYSTÉRIE.

En plaçant l'hystérie parmi les affections de l'utérus, je ne prétends pas chercher à établir que cette maladie a toujours cet organe pour point de départ. Mais, comme le dit LISFRANC, «il est impossible de nier l'influence très-com-«mune de la matrice sur la production de l'hystérie ; mais «en est-elle la cause constante? Tous les médecins qui vou-«dront observer avec impartialité partageront cette opinion. «L'hystérie est due à l'irritation d'un ou de plusieurs vis-«cères ; elle tient assez souvent à l'innervation exaltée, et «enfin on rencontre un point de départ sur l'axe cérébro-«spinal.»

Quelles que soient les causes qui amènent l'hystérie, il

en est une qui les domine toutes, c'est la susceptibilité nerveuse portée à son apogée, et que la moindre excitation, soit physique soit morale, est capable de réveiller. Lorsqu'on dit que l'hystérie est une névrose de l'utérus, on n'est peut-être pas bien loin de la vérité, non que cette maladie corresponde toujours aux lésions des organes génitaux de la femme, mais l'utérus, doué d'une sensibilité excessive et ayant des sympathies bien établies avec tout le système cérébro-spinal et le système nerveux ganglionaire, est, plus que tout autre viscère, susceptible de déterminer soit primitivement, soit secondairement, des troubles de l'innervation. Or, chez la femme, depuis l'âge de la puberté jusqu'à celui de retour, que de causes réunies pour exalter le système nerveux utérin. Dans la chlorose, c'est un sang appauvri, qui laisse prendre au système nerveux une prédominance qui lui est funeste. Enlevez trop de sang à une personne nerveuse, son système nerveux s'exaltera; aux pertes utérines trop abondantes, que de fois succède l'éclampsie nerveuse. Que des conditions inverses se présentent, qu'un sang trop abondant, trop riche afflue vers l'utérus, le congestionne ou l'engorge, cet organe, doué d'une grande susceptibilité nerveuse soit naturelle, soit acquise, porte par ses sympathies, avec la rapidité de l'éclair, la perturbation dans l'innervation de certains organes, et donne ainsi lieu à tous ces phénomènes si variés et si bizarres que nous observons dans les attaques d'hystérie.

Évitant de parler des différents traitements plus ou moins heureux qu'on a institués contre cette maladie, je me bornerai à faire ressortir les avantages qu'on peut retirer des eaux de Soultzmatt dans une affection pour laquelle les médicaments se sont si souvent montrés impuissants.

L'acide carbonique, l'acide borique, les sels de soude et de potasse exercent sur le système nerveux une action calmante qui ne saurait être contestée; sans doute, cet effet n'est pas immédiat, comme celui de l'opium et de quelques autres préparations qu'on appelle antispasmodiques, mais si les résultats qu'on obtient sont plus lents, ils sont certains et plus durables. Si l'hystérie tient à une grande susceptibilité nerveuse, qui ait l'anémie pour point de départ, ce seront les eaux gazeuses alcalines ferrugineuses qu'il faudra choisir ; mais si cette anémie n'a été que secondaire, qu'elle ait par exemple pour origine une irritation des organes digestifs et surtout de l'estomac, les eaux gazeuses alcalines, telles que celles de Soultzmatt, rétablissant la force de l'assimilation, l'anémie disparaîtra ; le sang redevenu riche dominera la susceptibilité nerveuse de l'utérus, qui avait succédé à l'appauvrissement du sang, et l'hystérie pourra ainsi disparaître.

Si l'innervation, au contraire, est accrue par l'afflux d'un sang trop riche ou par des stases sanguines passives vers l'utérus, l'acide carbonique contenu dans les eaux de Soultzmatt aura pour effet de calmer les nerfs ; les autres principes minéralisateurs qu'elles renferment tendront à liquéfier le sang et à détruire l'engorgement utérin, s'il existe. S'il y a stase dans les veines, le système veineux abdominal étant activé et n'ayant plus à charier qu'un sang débarrassé en grande partie de principes nuisibles et peut-être excitants pour l'organe qu'il imprègne, la matrice se trouvera décongestionnée, le système nerveux rentrera dans le repos, et le calme succèdera à l'exaltation.

Analyse

QUALITATIVE ET QUANTITATIVE

DE

L'EAU MINÉRALE ALCALINE GAZEUSE

DE SOULTZMATT (HAUT-RHIN),

Par M. A. Béchamp,

pharmacien, licencié ès-sciences, professeur agrégé à l'école supérieure
de pharmacie de Strasbourg.

Si l'on connaissait parfaitement toutes les couches de terrain que traverse une eau minérale, avant de surgir à la surface du sol, on pourrait prédire, avec une certitude presque mathématique, la composition de cette eau, je veux dire la nature des substances minéralisantes qu'elle contient, sans rien préjuger d'ailleurs sur leur mode d'arrangement.

L'eau, cet admirable véhicule, peut, en effet, dissoudre presque toutes les substances connues.

On doit admettre que la solubilité et l'insolubilité d'une substance dépendent de la masse du dissolvant.

Observation. — L'excellente et consciencieuse analyse de M. Bé-CHAMP n'était pas entièrement achevée; l'auteur voulait y mettre la dernière main, lorsque des circonstances particulières me forcèrent à livrer mon travail à l'impression. C'est ce qui m'a déterminé, à mon grand regret, à placer ce travail à la fin de l'ouvrage.

La dissolution d'ailleurs n'est pas toujours le fait de l'affinité. Elle tient le milieu entre la cohésion et l'affinité. M. Dumas l'attribue à une force qu'il nomme *force de dissolution*.

Par conséquent, on doit reconnaître que cette force croît avec la masse du liquide qui agit sur une substance donnée.

Tel sel, tel corps n'est réputé insoluble que parce qu'il exige de grandes quantités de liquide pour se maintenir dans l'état de dissolution, pour que *la force de dissolution* l'emporte sur la force de cohésion qui sollicite ses molécules.

Mais indépendamment de la masse du véhicule, la solubilité et l'insolubilité sont encore modifiées par un grand nombre de causes.

La température d'abord ; par exemple, la solubilité du nitrate de potasse est croissante avec la température jusqu'à une certaine limite de saturation ; celle du nitrate d'ammoniaque est indéfiniment croissante ; celle du sulfate de soude croît jusqu'à environ 36°, pour décroître au delà de cette température.

La pression que supporte l'eau, lorsqu'elle vient de grandes profondeurs, fait qu'elle peut contenir beaucoup d'acide carbonique dont l'action modifie d'une manière remarquable le pouvoir dissolvant de l'eau. On peut expliquer ainsi comment certaines eaux donnent des dépôts dès qu'elles viennent à l'air, et ne supportent plus dès lors que la pression atmosphérique.

Il peut se faire qu'en dehors de la présence de l'acide carbonique, la pression fasse varier la force dissolvante de l'eau elle-même.

La présence de substances de nature fort diverse, organiques ou inorganiques, peut modifier profondément le pouvoir dissolvant d'un liquide, sans qu'on puisse dire s'il y a, ou non, action chimique, dans l'acception rigoureuse du mot.

C'est ainsi que l'acétate de peroxyde de fer, l'ammoniaque sous l'influence d'un excès de phosphate de soude, dissolvent, en présence de l'eau, l'arséniate et le phosphate de peroxyde de fer. La présence du phosphate de soude en excès détermine l'insolubilité plus complète du phosphate double de lithine et de soude ; l'hydrochlorate d'ammoniaque diminue la solubilité de l'alumine dans l'ammoniaque, etc.

Ces faits font comprendre comment des substances très-dissemblables de nature et de propriétés peuvent cependant coexister dans une même liqueur, dans une même eau minérale.

L'acide silicique, cet acide si faible en présence de l'eau, que l'acide carbonique, l'acétate de soude et le chlorure de sodium précipitent à l'état gélatineux de ses dissolutions alcalines, cet acide si insoluble dans son état normal peut cependant se trouver dans une eau en présence de l'acide carbonique et du chlorure de sodium.

L'alumine, cette base si faible et si insoluble, qui ne se combine pas avec l'acide carbonique, que les carbonates alcalins précipitent de ses dissolutions, l'alumine peut cependant se trouver dans une eau minérale à côté des carbonates de potasse et de soude.

Les substances les plus insolubles qui constituent les roches de différentes formations peuvent donc exister à l'état de dissolution parfaite dans une eau.

Par conséquent, pour le progrès de l'analyse des eaux minérales, il serait avantageux de connaître avec une précision suffisante la nature des terrains que traversent ces eaux, parce que de la nature des terrains traversés on pourrait conclure celle des corps dissous.

La question de l'arrangement des divers éléments d'une eau minérale est certes une de celles qui mériterait le plus d'être résolue, autant sous le point de vue scientifique pur que sous celui de la thérapeutique.

L'Académie impériale de médecine, a proposé une question de prix, ainsi énoncée :

« Trouver une méthode d'expérimentation chimique propre à faire connaître dans les eaux minérales les corps simples ou composés, tels qu'ils existent réellement à l'état normal. »

Dans l'état actuel de nos connaissances, ce problème me paraît insoluble.

En effet, d'après les réflexions qui précèdent , on voit comment la présence d'un composé donné modifie la force de dissolution de l'eau. Combien le problème devient-il encore plus compliqué lorsque le nombre des substances augmente dans la proportion où elles se trouvent dans les eaux minérales !

Il y a plus, l'ordre de tendance d'une base pour plusieurs acides différents varie avec la quantité d'eau en présence ; par exemple, un mélange fait de nitrate de soude et de chlorure de potassium se transforme en nitrate de potasse et en chlorure de sodium, lorsque la masse d'eau diminue.

D'après cela, en supposant le problème résolu pour une liqueur de concentration donnée, il faudrait recommencer pour un autre état de dilution ; or, il est clair que cet état peut être varié à l'infini.

Enfin, une autre condition pour la solution de ce problème est la suivante, et cette donnée me paraît en réalité la plus importante à connaître :

Supposons une dissolution contenant des bases, des acides et des sels.

Il faudrait trouver moyen de déplacer tel acide non combiné, sans le faire entrer dans une combinaison, sans cela on pourrait dire que le sel obtenu est le résultat d'une double décomposition. Il en est de même d'une base non combinée.

Lorsqu'on a une dissolution saline, on déplace à volonté l'acide par un autre acide , la base par une autre base. Dans ce cas, on est convenu de dire que cette base ou cet acide existait réellement dans la dissolution saline.

Pour affirmer qu'un sel se trouve en effet dans une dissolution où existent en même temps d'autres sels , il faudrait pouvoir déplacer un sel , tel quel, comme on déplace une base ou un acide. Et encore cet ordre de déplacement pourrait varier avec la quantité d'eau, avec la nature des sels en présence, comme il varie pour les acides et pour les bases.

Je suppose qu'on parvienne à trouver, pour tous les cas, une substance sans action chimique, à l'aide de laquelle on précipite à volonté une substance dissoute ; on ne pourra pas toujours affirmer que le corps précipité existait tel quel dans la dissolution, car il aura pu se former en vertu de l'une des lois de Berthollet.

L'alcool, ajouté à une dissolution de biphosphate de chaux détermine la précipitation du phosphate neutre et retient l'acide phosphorique ; dira-t-on que l'acide phosphorique et le phosphate neutre étaient séparés dans la liqueur ?

Mais de ce que ce problème ne peut pas être résolu en général, est-ce à dire que, dans certaines limites, pour des cas particuliers, on ne puisse pas faire des hypothèses très-plausibles et vérifiées par l'expérience ? Non certes , ainsi que nous le verrons à propos de l'analyse de l'eau minérale alcaline gazeuse de Soultzmatt.

ANALYSE CHIMIQUE

DE L'EAU DE SOULTZMATT.

La source de l'eau minérale de Soultzmatt s'écoule d'une masse de grès vosgien au pied du versant méridional de la montagne appelée *Heidenberg*, à 275^m au-dessus du niveau de la mer et à 3^m,57 au-dessous du sol.

PROPRIÉTÉS PHYSIQUES.

Température de l'eau. — Le 6 juin 1852, à 6 heures du matin, la température ambiante étant de 12°,2 C, celle de l'eau à sa sortie des tuyaux était de 10° C. A huit heures du soir, la température de l'air ambiant étant de 14°, celle de l'eau était encore de 10°.

La température de l'eau est donc constante dans ces limites de temps. Il paraît cependant que la température de la source peut varier, car M. Daubrée, doyen de la Faculté des sciences de Strasbourg, a trouvé 11°,5, le 25 juillet 1848.

Limpidité. — La limpidité de l'eau est parfaite; elle ne se trouble pas par le repos. De l'eau conservée pendant six ans par M. le docteur Ehrhardt, de Benfeld, est restée aussi claire que le jour où elle fut recueillie; aussi ne se fait-il jamais de dépôt sur les bords de la source, ni dans les tuyaux.

Odeur, saveur. — L'odeur est nulle ; la saveur aigrelette, agréable. Cette eau est, en effet, fortement gazeuse ; l'acide carbonique s'en dégage avec abondance dès qu'on débouche une bouteille ; sous ce rapport, elle est bien supérieure à l'eau de Seltz, dont on fait une si grande consommation, et l'on pourrait avec de grands avantages la remplacer par celle-là, tant sous le rapport de l'agrément que sous celui de l'économie.

Quantité d'eau fournie. — La source est très-abondante ; elle rend 110 litres par heure, d'une manière presque constante.

Densité. — Après avoir laissé se dégager spontanément tout l'acide carbonique libre, par une exposition prolongée à l'air, la densité prise à la température de 17°,6 C a été trouvée être $\frac{155,580}{155,295} = 1,00183$. Un litre d'eau de Soultz-matt, privée de gaz libre, pèse donc 1001^{gr},83.

PROPRIÉTÉS CHIMIQUES.

ANALYSE QUALITATIVE.

Le papier de tournesol rougi par les acides et le sirop de violettes ne manifestent rien d'abord ; mais bientôt par le dégagement de l'acide carbonique, le premier bleuit et le second verdit.

Il est facile de montrer que l'eau de Soultzmatt contient des carbonates, des sulfates, des chlorures.

On peut aussi faire voir, sans difficulté, la présence de la chaux, de la magnésie, et même celle des alcalis.

Mais, pour éviter les répétitions, je n'en dirai pas davantage relativement à l'analyse qualitative, renvoyant pour les différents corps à ce qui sera dit dans la partie concernant l'analyse quantitative.

Recherche des gaz. — Un ballon et son tube de dégagement, jaugeant ensemble $1^l,426$, a été rempli d'eau au sortir du tuyau. Par l'ébullition prolongée de l'eau dans le ballon, les gaz ont été expulsés et reçus dans un flacon contenant de la potasse caustique. Une très-petite quantité (moins d'un centimètre cube) n'a pas été absorbée.

ANALYSE QUANTITATIVE.

Dosage de l'acide carbonique. — Dans plusieurs flacons, contenant chacun 20 grammes d'une dissolution concentrée de chlorure de calcium et 30 grammes d'ammoniaque exempte de carbonate, on a introduit, le même jour, à la source même, au sortir du tuyau et à l'aide d'une pipette jaugée, 264 centimètres cubes d'eau.

La dissolution de chlorure de calcium ammoniacal, qui était limpide, a immédiatement donné naissance à un abondant dépôt d'une grande blancheur. Les flacons, parfaitement bouchés, ficelés, n'ont été ouverts qu'à Strasbourg.

Les dépôts des divers flacons, recueillis sur des filtres pesés, rapidement lavés, ont été séchés à la température de $100°$, jusqu'à ce qu'ils ne perdissent plus de leur poids. On les a pesés ensuite.

Le 1er flacon, rempli à 6 1/2 heures du matin, a donné. . . . . $1^{gr},889$ de précipité.

Le 2e flacon, rempli à 2 1/2 heures de l'après-midi, a donné . . . . $1^{gr},975$ —

Le 3e flacon, rempli à 9 heures du soir, a donné . . . . $1^{gr},896$ —

———

$5^{gr},760$

Moyenne . . . $1^{gr},920$

264 centimètres cubes donnent donc $1^{gr},920$ de précipité, renfermant tout l'acide carbonique de cette portion

16

d'eau. C'est dans ce précipité que j'ai dosé la quantité totale de l'acide carbonique. Pour effectuer ce dosage, je me suis servi du petit appareil que M. Frésénius a imaginé pour l'analyse des carbonates dont les bases forment des sulfates insolubles. Ce petit appareil, que tout le monde peut facilement construire, ne pèse pas plus de 40 à 50 grammes. J'y ai apporté un petit changement qui écarte toutes les chances d'erreur. En voici la description :

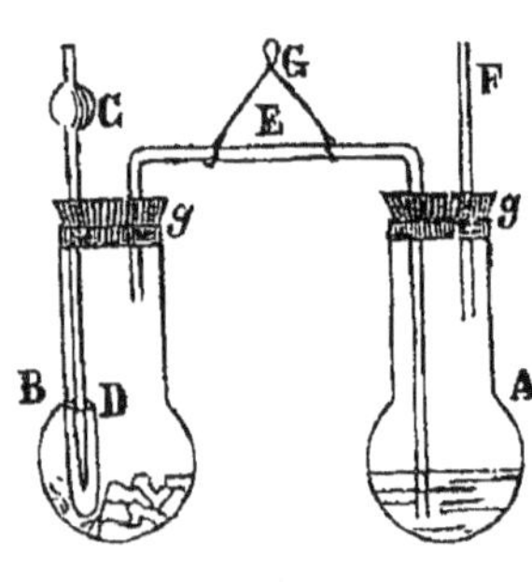

A et B, deux tubes en verre mince, à l'extrémité desquels on a soufflé une boule; chacun de ces tubes contient à peine 40 grammes d'eau ; C, tube droit, muni d'une boule à la partie supérieure et effilé à la partie inférieure ; D, petit tube fermé par un bout que l'on place verticalement dans la boule B, et dans lequel plonge l'effilure du tube C. E, tube abducteur plongeant par la grande branche au fond du tube A. F, tube droit s'ouvrant dans l'air ; gg bouchons en liége fin.

En A on met de l'acide sulfurique monohydraté, en quantité suffisante pour que son niveau dépasse un peu le diamètre horizontal de la boule. En B on introduit, à l'aide d'une carte, un poids connu de la substance à analyser, et quelques gouttes d'eau, pour humecter fortement la poudre ; on place le petit tube D, on remplit le tube C et sa boule d'acide nitrique pur de concentration moyenne ; on bouche l'extrémité de C avec un tampon de cire, et on ferme l'appareil, en ayant soin que, si une goutte d'acide tombe, elle soit reçue dans le petit tube D. On accroche tout l'appareil par le fil de cuivre G au crochet d'une bonne balance, et on tare l'appareil ainsi disposé. La tare étant faite, on ouvre le tube C en enlevant le tampon de cire ; l'acide nitrique s'écoule, remplit le tube D, dé-

borde, et va agir sur le carbonate. On arrête l'écoulement
de l'acide à volonté, en plaçant le tampon de cire sur l'ou-
verture du tube C. Par cette disposition, on voit qu'il est
impossible qu'une seule bulle de gaz puisse s'échapper par
le tube C, et qu'aucune goutte d'acide ne peut réagir sur le
carbonate pendant le petit intervalle de temps nécessaire
pour fermer l'appareil. L'acide carbonique passe par le
tube E, se dessèche dans l'acide sulfurique et s'échappe
enfin par le tube ouvert F. Lorsque le dégagement a cessé,
on chauffe un peu la boule B, on aspire en F pour enlever
l'acide carbonique qui remplit l'appareil et pour le remplacer ainsi par de l'air; on laisse refroidir l'appareil et on
le pèse de la sorte dans les conditions de la première pesée.
— La perte de poids donne la quantité d'acide carbonique
dégagé.

Après avoir mêlé les trois précipités qui avaient été séparément recueillis, quatre expériences, conduites comme il
vient d'être dit, ont donné les résultats suivants :

I. 0^{gr},518 de préc., ac. carb. $= 0^{gr}$,215 p. 0/0 41,506
II. 0^{gr},701   »   » $= 0^{gr}$,288   »   41,084
III. 0^{gr},915   »   » $= 0^{gr}$,373   »   40,760
IV. 0^{gr},9565   »   » $= 0^{gr}$,401   »   41,920

                                            ————————
                                            165,270

                          Moyenne. . . .   41,318

A l'aide de ces données, on trouve qu'un litre d'eau contient 3^{gr},0038 d'acide carbonique ou bien 2^{gr},9983 pour
1000 grammes.

Dosage des matières fixes. — Cette détermination a été
faite en évaporant des quantités variables d'eau, au bain
marie, dans une capsule d'argent. Le poids du résidu a légèrement varié. Si la dessiccation est prolongée pendant une
ou deux heures, à la température de 100°, on observe des
variations notables : ce qui tient d'une part à la volatilisa-

tion d'une petite quantité d'acide borique, ainsi que je le dirai à propos de la recherche de cet acide, et aussi parce que les bicarbonates ne se changent pas assez vite en carbonates.

Voici les résultats de deux dosages :

I.   450^{ccc} lit. d'eau ont donné 0,717 de rés., soit p. 1000^{gr} 1,5904
II.   1 litre   »   1,579   »   »   1,5761
$$\overline{}$$
            3,1665

Moyenne. . . . 1,5832

Le résidu desséché est blanc; lorsqu'il a été chauffé pendant longtemps, il prend un aspect un peu argileux.

Le dépôt qui se fait pendant l'ébullition de l'eau est d'un blanc éclatant; rien n'y fait soupçonner la présence du fer ou d'un métal à oxide coloré.

Ce dépôt, formé par l'ébullition de l'eau, ne contient pas de sulfate, lorsqu'il a été bien lavé, tandis que la dissolution qui a filtré contient tout l'acide sulfurique avec l'acide chlorhydrique à l'état de sulfates et de chlorures.

La liqueur séparée du dépôt après la concentration n'étant formée que de carbonates alcalins, avec les sulfates et les chlorures, il est clair que cette liqueur ne peut plus contenir de bases dont les carbonates sont insolubles; cependant, il y existe encore une trace de magnésie, probablement à l'état de sel double. — On peut y démontrer la présence de cette base, en traitant la liqueur par le phosphate de soude, après avoir sursaturé par l'acide chlorhydrique, saturé lui-même ensuite par l'ammoniaque en excès : il se forme un louche manifeste que, vu l'état de dilution de la liqueur, on ne peut attribuer qu'à la formation du phosphate ammoniaco-magnésien.

Dosage de l'acide sulfurique. — L'eau de Soultzmatt, acidulée par l'acide nitrique, est à peine troublée par le chlorure de baryum.

L'eau rendue acide par l'acide nitrique a été concentrée à une douce chaleur et précipitée par le chlorure de baryum; le sulfate de baryte lavé, desséché et calciné a été pesé avec les cendres provenant de la combustion du filtre. Voici les résultats de deux dosages :

I. 2 litres d'eau ont donné 0,462 de sulfate de baryte.
II. 2   »   0,476   »   »

$$\text{L'acide sulfurique correspondant} = \begin{cases} 0^{gr},159 \\ 0^{gr},164 \end{cases}$$

$$0^{gr},323$$

Moyenne . . . $0^{gr},1615$

Cette moyenne donne $0^{gr},0806$ d'acide sulfurique pour 1000 grammes d'eau.

Acide chlorhydrique. — Ce dosage a été fait en acidulant l'eau par de l'acide nitrique parfaitement exempt d'acide chlorhydrique. La liqueur a été précipitée par le nitrate d'argent en excès, après quoi on a laissé le chlorure se réunir en masse dans un lieu chaud. Le chlorure lavé et desséché a été fondu et pesé, après y avoir réuni le résidu de la combustion du filtre.

Résultats de quatre opérations :

I. 200^{ccc} d'eau ont donné 0,036 de chlorure, soit acide chlorhydrique pour 1000^{gr}. 0,0457

II. 300^{ccc} d'eau ont donné 0,052 de chlorure, soit acide chlorhydrique pour 1000^{gr} 0,0439

III. 500^{ccc} d'eau ont donné 0,085 de chlorure, soit acide chlorhydrique pour 1000^{gr} 0,0431

IV. 100^{gr} d'eau ont donné 0,017 de chlorure, soit acide chlorhydrique pour 1000^{gr} 0,0432

0,1759

Dont la moyenne est. . . 0,0439

Acide silicique. — Pour doser cet acide, l'eau a été évaporée à siccité, après avoir été sursaturée par de l'acide nitrique ; le résidu, légèrement chauffé au bain de sable, a été repris par l'acide chlorhydrique. L'acide silicique, recueilli sur un filtre, a été lavé, desséché, calciné au rouge, réuni aux cendres du filtre et pesé.

Deux expériences ont donné :

I. 1 litre d'eau a fourni 0^{gr},059, soit p. 1000^{gr} 0,0589
II. 600^c »   0^{gr},041,   »   0,0682
                                                                            ⎯⎯⎯⎯⎯⎯
                                                                            0,1271

Moyenne pour 1000^{gr} d'eau. . 0,0635

Recherche et dosage de l'acide borique. — Pendant la concentration de l'eau (celle qui devait servir au dosage de l'acide sulfurique) dans un ballon de verre incliné, dont la tubulure était garantie de la poussière en la recouvrant d'un verre à expérience, je remarquai que les gouttes d'eau condensée, en tombant le long du col du ballon, laissaient en s'évaporant une traînée de substance solide. Je pensai que ce pourrait être de l'acide borique.

Cette substance, recueillie autant que possible, donna en effet une faible coloration verte à la flamme de l'alcool et de l'esprit de bois.

Ceci se passait au mois de juillet 1852.

L'existence de cet acide dans l'eau de Soultzmatt a été mise hors de doute et dosé très-approximativement de la manière suivante, à l'aide de l'ingénieux moyen proposé par M. Rose :

200 grammes de liquide provenant de l'évaporation de 20 litres d'eau réduits à 1770 grammes, ayant été rendus fortement acides par l'acide chlorhydrique, et essayés par le papier de curcuma, d'après la méthode de M. Rose, la coloration rouge-brun caractéristique n'a pas été obtenue. J'ai

alors saturé de nouveau par du carbonate de soude pur en excès et évaporé jusqu'à réduction de moitié. Le résidu sursaturé par beaucoup d'acide chlorhydrique a laissé déposer du chlorure de sodium.

La liqueur acide provenant de ce traitement a été de nouveau essayée par le papier de curcuma. Ce papier, après avoir été desséché à 100°, se colora fortement en rouge-brun.

J'ai essayé comparativement les réactifs que j'avais employés, savoir l'acide chlorhydrique et le carbonate de soude, je n'ai pas obtenu la coloration du curcuma ; mais en ajoutant dans ces substances une goutte d'acide borique en dissolution concentrée, la coloration se produisit.

Les réactifs employés étaient donc exempts d'acide borique.

La même liqueur, mêlée d'alcool, donna des signes non équivoques de coloration verte à la flamme ; mais on pouvait penser que la flamme bleue de l'alcool et la présence du chlorure de sodium détermineraient la production de la teinte verte de la flamme.

Lorsqu'on se sert d'esprit de bois, la même cause d'incertitude n'existe plus. La flamme de cet alcool est blanche en effet ; aussi, la coloration verte fut cette fois si manifeste, qu'une personne non prévenue ne s'y trompa pas.

Je n'ai pas fait de dosage particulier de l'acide borique ; cependant, comme, d'après M. Rose, le célèbre professeur de Berlin, le papier de curcuma indique un millième au moins d'acide borique dans une liqueur, voici comment, très-approximativement, j'ai calculé la quantité de cet acide qui existe dans l'eau de Soultzmatt.

J'ai composé une liqueur artificielle se rapprochant autant que possible de la naturelle, en dissolvant un gramme de borate de soude, $(BoO^3)^2NaO$, $10\,HO$, dans un certain volume d'eau (200 centimètres cubes). Je rendis cette dis-

solution aussi acide que l'autre, et j'y plongeai une bande
de papier de curcuma. La nuance rouge que prit ce papier
était plus foncée que celle obtenue avec la dissolution naturelle.

Pour obtenir une teinte identique, il me fallut étendre la
liqueur artificielle d'une certaine quantité d'eau distillée.
Or, le volume pour lequel la teinte est devenue identique
mesurait 400^{ccc}. Ce volume de liquide contenait un gramme
de borate ou 0^{gr},365 d'acide borique, dont le quart est
0^{gr},0912. Donc, les 100 grammes de liqueur naturelle,
correspondant à 2^l,26 d'eau, contenaient la même quantité d'acide borique.

D'après ce dosage, que je donne sous réserve expresse,
2^l,26 d'eau minérale contiennent 0^{gr},0912 d'acide borique
et 1000^{gr}, 0^{gr},04493. — Mais je crois cette quantité inférieure à celle qui existe réellement, à cause des pertes que
l'on éprouve dans les longues évaporations, et que l'on n'é-
vite pas tout à fait, même en ajoutant un excès de carbonate de soude.

Acide phosphorique, alumine, peroxyde de fer. — Le dépôt
insoluble qui se forme par la concentration de l'eau minérale, ai-je dit plus haut, est d'une parfaite blancheur. 20 litres d'eau ont donné, après avoir été évaporés à moins de
deux litres, 10^{gr},345 de dépôt lavé et desséché à 100°.

De ce résidu, 6^{gr},065 ont été dissous dans l'acide chlorhydrique ; la dissolution ayant été évaporée à siccité, le résultat, après avoir été repris par l'acide chlorhydrique, a
laissé un résidu d'acide silicique.

La liqueur filtrée, acide, a été additionnée d'hydrochlorate d'ammoniaque en excès et traitée dans un flacon bouché par un léger excès d'ammoniaque. De cette manière,
en évitant le contact de l'air, il s'est formé un précipité
d'apparence gélatineuse et *très-légèrement ocreux*. Ce précipité
recueilli, rapidement lavé, desséché, pesait 0^{gr},105 après

incinération du filtre et calcination au rouge. Le résidu a été traité dans la capsule de platine même par de l'acide chlorhydrique ; la dissolution a pris la couleur caractéristique du chlorure ferrique ; il est resté un résidu insoluble , qui était de l'alumine devenue inattaquable par suite de la calcination. ·

La dissolution jaune donna par le cyanoferrure de potassium un précipité bleu franc, et par le sulfocyanure de potassium la coloration caractéristique rouge–sang.

Une autre partie de la dissolution traitée successivement par l'hydrochlorate d'ammoniaque, l'ammoniaque et le sulfate de magnésie donna un trouble blanc non équivoque, que je ne pus attribuer, dans ces circonstances, qu'à du phosphate ammoniaco-magnésien ou à du phosphate ferrique.

Les $0^{gr},105$ correspondent à $11^{l},725$ d'eau minérale ; 1000^{gr} contiennent donc $0^{gr},00893$ d'un mélange de phosphate de fer et d'alumine.

La quantité de fer qui existe dans l'eau de Soultzmatt est si minime, que le mot *trace* exprime encore trop ; il faudrait dire qu'il en existe moins que des traces. Cependant, l'eau avait été évaporée avec précaution dans une bassine d'argent ; le filtre qui a servi avait été lavé à l'acide chlorhydrique.

Pour lever tous les doutes, pour me mettre à l'abri de toute trace de poussière, voici comment je m'y pris : Trois litres d'eau ont été concentrés dans un ballon de verre blanc dont la tubulure était recouverte d'un verre à expérience ; le dépôt et l'eau ont été reçus dans un verre et lavé là, à l'eau distillée, par décantation.

Ce dépôt après avoir été dissous dans le même verre par de l'acide chlorhydrique bien pur, je trouvai que le sulfocyanure donnait la coloration rouge-sang caractéristique. La plus grande partie de la dissolution, séparée par le repos d'un

peu d'acide silicique, a été introduite dans un flacon bouché et traitée successivement par de l'hydrochlorate d'ammoniaque, de l'ammoniaque et de l'hydrosulfate d'ammoniaque; il se forma un précipité gélatineux de couleur verdâtre (alumine salie par du proto-sulfure de fer); ce précipité ayant été recueilli, lavé, desséché, calciné dans une
capsule de platine et dissous dans l'acide chlorhydrique,
donna encore, par le sulfo-cyanure de potassium, la coloration rouge caractéristique.

L'eau de Soultzmatt a donc cela de remarquable sur
toutes les eaux minérales gazeuses, qu'elle renferme moins
que des traces de fer. C'est cette remarque qui m'a fait rechercher ce métal avec quelque insistance.

On peut donc dire, d'après ce qui précède, que l'eau
minérale gazeuse alcaline de Soultzmatt est une eau non
ferrugineuse, et qu'elle peut être utilisée dans toutes les maladies pour lesquelles ce métal est contre-indiqué.

Chaux. — La liqueur d'où l'acide silicique avait été séparé, encore très-acide, a été additionnée d'hydrochlorate
d'ammoniaque, saturée d'ammoniaque en excès et enfin
traitée par l'oxalate neutre de cette base. L'oxalate de chaux,
bien lavé, desséché, calciné à l'air au rouge naissant, s'est
transformé en carbonate de chaux, qui a servi au dosage.
Un autre dosage a été fait en transformant l'oxalate en sulfate :

I.   1 lit. d'eau donne 0^{gr},297 de carb., soit chaux p. 1000^{gr} 0,1666
II. 600^{ccc} »   0^{gr},188   »   »   0,1753
III. 600^{ccc} »   0^{gr},237 de sulfate,   »   0,1622
                                                                    ─────────
                                                                      0,5041

                                          Moyenne . . . , 0,16803

Magnésie. — La liqueur, encore très-ammoniacale, d'où
la chaux avait été séparée, a été traitée par le phosphate
de soude en excès. Le précipité de phosphate ammoniaco-

magnésien, lavé, desséché, transformé par la calcination en pyrophosphate de magnésie, $PO^5 2MgO$, a servi au dosage de la magnésie.

Deux expériences ont donné :

I. 1 lit. d'eau 0,279 de pyrophosph., soit magn. p. 1000ᵍʳ 0,1008
II. 600ᶜᶜᶜ » 0,161 » » 0,0973

—————

0,1981

Moyenne . . . 0,0991

Lithine. — La lithine existe dans l'eau de Soultzmatt.

Pour la découvrir, j'ai fait évaporer 12 litres d'eau. Après avoir séparé le dépôt, j'ai évaporé de nouveau, à siccité, avec un excès de carbonate de soude pur. Le résidu, après avoir été redissous et filtré, a été traité par un excès de phosphate de soude pur. Ayant encore une fois évaporé à siccité, j'ai repris le résidu salin par de l'eau froide contenant un peu de phosphate de soude : tout ne s'est pas dissous ; le résidu était du phosphate de soude et de lithine.

Le phosphate lithico-sodique, à cause de l'isomorphisme des deux bases qui le constituent, peut contenir des quantités variables de soude et de lithine ; il ne peut donc pas servir au dosage de la lithine, d'après l'observation de M. Rammelsberg. Je me suis donc contenté de prouver que j'avais affaire à un sel de lithine, par tous les caractères indiqués dans les auteurs. Je dirai seulement que, l'ayant transformé en sulfate de lithine, j'ai constaté que la flamme de l'esprit de bois, aussi bien que celle de l'alcool, se coloraient en rouge-carmin bien évident.

Mais comme la quantité de phosphate double était très-pondérable, je me suis décidé de doser directement la lithine.

J'ai fait deux dosages : dans l'un, j'ai transformé les bases alcalines en sulfates, après avoir séparé par l'ébullition toutes les parties insolubles. Les sulfates calcinés au rouge, bien exempts de bisulfates, ont été épuisés par de l'alcool à

95ᵉ bouillant. J'ai obtenu du sulfate de lithine, possédant tous les caractères de ce sel.

Treize litres d'eau ont donné 0,044 de sulfate de lithine. Cette quantité ne me paraissant pas d'accord avec celle que j'avais obtenue du phosphate lithico-sodique, j'ai fait un nouveau dosage, en transformant cette fois les bases alcalines en chlorures. Ces chlorures, desséchés et calcinés, ont été épuisés par un mélange d'alcool absolu et d'éther.

$3^l,96$ d'eau ont donné 0,056 de chlorure de lithium, ce qui représente 0,0194 de lithine et pour 1000ᵍʳ, 0ᵍʳ,00489.

Le résidu de l'évaporation de l'alcool éthéré était très-déliquescent, il communiqua à la flamme de l'alcool et à celle de l'esprit de bois une belle couleur rouge-carmin franche; sa dissolution enfin précipitait par le phosphate de soude.

Potasse et soude. — Ces deux bases ont été dosées directement et indirectement.

Dans le premier cas, l'eau a été traitée par un excès de chlorure de baryum, portée à l'ébullition et rendue alcaline par un excès d'eau de baryte. Après filtration, la liqueur a été traitée par un léger excès de carbonate d'ammoniaque. La nouvelle liqueur, séparée du précipité, a été évaporée à siccité dans une capsule de platine, et le résidu calciné au rouge pour chasser le sel ammoniacal. — Ce traitement fournit les chlorures de potassium, de sodium et de lithium, anhydres.

600 centimètres cubes d'eau minérale ont donné 0ᵍʳ,620 de chlorures. Ces chlorures, dissous dans peu d'eau, ont été traités par un excès de bichlorure de platine; le mélange, évaporé au bain marie sans dessécher complétement, a été repris par l'alcool absolu; le chlorure double, lavé à l'alcool sur un filtre pesé, a été séché à 100°. Le chlorure platinico-potassique pesait 0ᵍʳ,255, ce qui représente 0ᵍʳ,04732 de potasse anhydre, et pour 1000ᵍʳ d'eau minérale 0,07872.

Si du poids 0,620 on retranche 0,07488 de chlorure de potassium, équivalent à 0^{gr},245 de chlorure double, il reste 0,54512, qui représente le poids des chlorures de sodium et de lithium, soit 0^{gr},9068 pour 1000^{gr} d'eau ; ce qui, en tenant compte de la lithine dont le poids est connu, donne 0,47723 d'oxyde de sodium pour 1000^{gr} d'eau.

Pour faire le dosage indirect, 1500^{ccc} d'eau ont été traités comme précédemment, et les bases alcalines transformées en sulfates. Ces sulfates, calcinés dans un creuset de platine avec un peu de carbonate d'ammoniaque pour faciliter le départ des dernières traces d'acide sulfurique, pesaient 1^{gr},806. — Dissous et traités par le chlorure de baryum, ils donnèrent 2^{gr},900 de sulfate de baryte calciné au rouge et réuni aux cendres du filtre ; 2,900 de sulfate de baryte contiennent 0^{gr},9963 d'acide sulfurique. Du poids 1,806 ôtant 0,02765, poids du sulfate de lithine, contenu dans 1500^{ccc} d'eau, il reste 1^{gr},7784 mélange de sulfate de potasse et de soude. D'ailleurs 0,02765 de sulfate de lithine contiennent 0,02029 d'acide sulfurique ; 0,9963 — 0,02029 = 0,97601 est donc le poids de l'acide sulfurique combiné avec la potasse et la soude.

Dans l'équation connue

$$\frac{x\,(SO^3)}{SO^3\,KO} + \frac{(p-x)\,SO^3}{SO^3\,NaO} = \pi$$

mettant $p = 1,7784$, $\pi = 0,976$ et pour les symboles chimiques leurs valeurs, on a :

$$\frac{40\,x}{87,1} + \frac{40\,(1,7784 - x)}{71,2} = 0,976$$

d'où $x = 0,2253$ poids du sulfate de potasse et

$p - x = 1,7784 - 0,2253 = 1,5531$ poids du sulfate de

254

soude et pour 1000^{gr} d'eau $\begin{cases} \text{potasse} = 0,08105 \\ \text{soude} = 0,45232 \end{cases}$

$$\text{Potasse} \begin{cases} 0,07872 \\ 0,08105 \end{cases} \qquad \text{Soude} \begin{cases} 0,47723 \\ 0,45232 \end{cases}$$
$$\overline{0,15977} \qquad\qquad \overline{0,92955}$$

La moyenne des deux dosages pour la potasse est 0,07989
 »   » la soude est   0,46478

Je dois dire que j'ai vainement recherché l'iode dans cette eau, malgré les plus grands soins et l'emploi des méthodes les plus sensibles qui ont été indiquées dans ces derniers temps.

L'arsenic n'y existe pas non plus. L'essai à l'appareil de Marsh, fait successivement avec le dépôt formé par l'évaporation de 5 litres d'eau et avec la partie liquide réduite à un petit volume, n'a pas donné trace d'anneau.

Résultat élémentaire de l'analyse quantitative de l'eau de Soultz-matt, source I.

1000 grammes d'eau contiennent :
Gaz non absorbables par la potasse : Traces.

	Grammes.
Acide carbonique	2,99830
« sulfurique	0,08060
« chlorhydrique	0,04390
« silicique	0,06350
« borique	0,04493
« phosphorique, alumine, peroxyde de fer.	0,00890
Magnésie	0,09910
Chaux	0,16803
Lithine	0,00490
Soude	0,46478
Potasse	0,07989

Pour me guider dans l'arrangement qu'il convient de donner à ces divers éléments, j'ai encore fait une expérience qui consiste à chercher combien d'acide carbonique est combiné aux bases alcalines dans l'eau bouillie.

Pour cela, de l'eau a été portée à l'ébullition et réduite à la moitié de son volume. Après avoir filtré, pour séparer le dépôt, et lavé celui-ci, la liqueur réunie aux eaux de lavage a été partagée en deux parties égales. Dans l'une, rendue acide par l'acide nitrique, on a ajouté du nitrate d'argent, afin de doser le chlore qui y existait.

Dans l'autre, on a ajouté de l'acide chlorhydrique en excès, et après avoir évaporé à siccité au bain de sable, on a repris par l'eau, acidulé par de l'acide nitrique et précipité par du nitrate d'argent. Ce second dosage de chlorure donne un nombre plus grand que le premier, d'une quantité proportionnelle à l'acide carbonique qui constituait les carbonates, et qui avait été déplacé par l'acide chlorhydrique.

600^{ccc} de liqueur, provenant de 900^{ccc} d'eau minérale, ont été partagés en deux parties égales. L'une des moitiés a donné 0,0194 d'acide chlorhydrique normal; l'autre moitié, après le traitement par l'acide chlorhydrique, etc., donna $1^{gr},006$ de chlorure d'argent. Dans un second dosage, avec la même quantité d'eau, le poids du chlorure d'argent était $1^{gr},008$. La moyenne des deux nombres est $1^{gr},007$, dont l'équivalent en acide chlorhydrique est 0,2559. La différence $0,2559 - 0,0194 = 0,2365$ représente évidemment l'acide chlorhydrique, qui a déplacé l'acide carbonique des carbonates. La proportion $ClH : CO^2 :: 0,2365 : x = 0,1425$ donne, pour la quantité d'acide carbonique combiné aux alcalis dans 450^{ccc} d'eau minérale, $0^{gr},1425$. Dans 1000^{gr} d'eau, cette quantité d'acide carbonique devient $0^{gr},31610$.

Groupement méthodique des éléments de l'eau de Soultzmatt.

L'eau concentrée par la chaleur se sépare en deux parties : l'une, liquide, qui contient de l'acide carbonique, de l'acide borique, de l'acide sulfurique, de l'acide chlorhydrique, de la potasse, de la soude et de la lithine ; l'autre, solide, renferme l'alumine, la magnésie, la chaux, l'acide silicique et des traces d'acide phosphorique et de fer.

Comme conséquence de l'expérience, on peut admettre que toutes les bases du dépôt préexistaient dans l'eau à l'état de carbonates rendus solubles par l'acide carbonique.

D'autre part, il est clair que, dans la partie liquide, existent des sulfates, des chlorures, des carbonates et des borates. Nous admettrons, ce qui sera vérifié, que l'acide sulfurique est combiné avec la potasse, et le reste de l'acide avec de la soude ; que l'acide chlorhydrique est combiné avec de la soude, et enfin que le reste de la soude avec la lithine sont à l'état de carbonates.

Voici le tableau de cet arrangement, avec les éléments du calcul. Les équivalents adoptés sont ceux dont s'est servi M. R. Weber dans le calcul de ses tables atomiques, pour faire suite au traité d'analyse de M. H. Rose.

Sulfate de potasse . . . . . { potasse . . . . . 0,07989 / acide sulfurique. 0,06784 } = 0,14773

Acide sulfurique pour la soude. { 0,08060 — / 0,06784 } = 0,01276

$$0,01276$$

Sulfate de soude. . . . . . { soude . . . . . . 0,00995 / acide sulfurique. 0,01276 } = 0,02271

Hydrochlorate de soude. { soude . . 0,03752 / acide ClH 0,04390 } = 0,08142

Chlorure de sodium anhydre 0,07060

Borate de soude . . . . . . { soude . . . . . . 0,02008 / acide borique . . 0,04493 } = 0,06501

Somme de la soude employée . . { 0,00995 / 0,03752 / 0,02008 } = 0,06755

$$0,06755$$

Soude pour acide carbonique . { 0,46478 — / 0,06755 } = 0,39723

$$0,39723$$

Carbonate de soude . . . . { soude . . . . . . 0,39723 / acide carbonique 0,28010 } = 0,67733

Carbonate de lithine. . . . { lithine. . . . . . 0,00490 / acide carbonique 0,00743 } = 0,01233

Carbonate de chaux . . . . { chaux. . . . . . 0,16803 / acide carbonique 0,13156 } = 0,29959

Carbonate de magnésie . . { magnésie . . . . 0,09910 / acide carbonique 0,10708 } = 0,20618

Somme de l'acide carb. employé. { 0,28010 / 0,00743 / 0,13156 / 0,10708 } = 0,52617

$$0,52617$$

Acide carbonique libre et à l'état de bicar-bonate { 2,99830 — / 0,52617 } = 2,47213

$$2,47213$$

Acide carbonique uni à la soude 0,28010
»   »   lithine 0,00743

Somme . . . 0,28753

D'après le tableau précédent, l'eau de Soultzmatt contient donc, pour 1000 grammes :

Acide carbonique libre et à l'état de bicarbonate 2,47213
Carbonate de soude 0,67733
    »   de lithine 0,01233
    »   de chaux 0,29959
    »   de magnésie. 0,20618
Sulfate de potasse 0,14773
    »   de soude. 0,02271
Chlorure de sodium 0,07060
Borate de soude. 0,06501
Acide silicique. 0,06350
Acide phosphorique ⎫
Alumine . . . . . ⎬ 0,00890
Peroxyde de fer . . ⎭

               Somme des parties fixes. 1,57388

Autre arrangement, en supposant les carbonates à l'état de bicarbonates.

1000 grammes d'eau contiennent :

Acide carbonique libre 1,94596
Bicarbonate de soude. 0,95743
    »   de lithine 0,01976
    »   de chaux 0,43115
    »   de magnésie. 0,31326
Sulfate de potasse 0,14773
    »   de soude anhydre. 0,02271
Chlorure de sodium 0,07060
Borate de soude anhydre 0,06501
Acide silicique 0,06350
Acide phosphorique ⎫
Alumine . . . . . . ⎬ 0,00890
Peroxyde de fer. . ⎭

Conclusion.

L'eau de Soultzmatt est donc assez gazeuse, puisqu'un litre contient près de 2 grammes d'acide carbonique libre. Le litre d'acide carbonique à $0°$ de température et $0^m,760$ de pression, pèse $1^{gr},9666$ d'après M. Regnault; à la même température et sous la même pression, $1^{gr},94596$ de ce gaz représentent $989^{ccc},81$. A la température de la source, c'est-à-dire à $10°$ et sous $0^m,76$, ce volume devient $1026^{ccc},09$.

L'eau de Soultzmatt, à sa température normale, tient donc en dissolution plus d'un litre d'acide carbonique; aussi voit-on de nmobreuses bulles de gaz se dégager en pétillant, dès qu'on débouche une bouteille qui a séjourné dans un milieu plus chaud.

Vérifications. — Par l'expérience directe, j'ai obtenu, pour la somme des parties fixes. 1,5832

La somme faite des éléments séparément dosés . 1,5739

D'autre part, l'expérience indique que $0^{gr},31610$ d'acide carbonique sont combinés avec les alcalis; mais d'après ce qui a été dit plus haut, il est clair que la soude et la lithine seules existent à l'état de carbonates dans l'eau bouillie. Or, la somme de l'acide carbonique uni à la soude et à la lithine est 0,28753. Il est clair aussi que l'acide chlorhydrique a dû déplacer l'acide borique, comme il a déplacé l'acide carbonique, c'est-à-dire qu'à ce nombre 0,28753 il faut ajouter une quantité d'acide carbonique équivalente à 0,04493 d'acide borique. — Or, 0,04493 d'acide borique représentent dans le borate de soude (BoO^3) ^2NaO, 0,01416 d'acide carbonique. On a donc :

Acide carbonique uni à la potasse et à la lithine 0,28753
Acide borique uni à la soude, exprimé en acide
carbonique 0,01416
                                              0,30169

La légère différence observée vient de ce qu'une petite quantité de magnésie se trouve à l'état de sel double dans la liqueur alcaline, et vient ainsi augmenter le poids de l'acide chlorhydrique dans le dosage total.

Si cela est vrai, on voit bien qu'il fallait, ainsi que je l'ai dit ailleurs, que l'acide sulfurique fût tout entier uni à la potasse.

Le groupement général que j'ai donné est conforme aux faits de l'expérience; mais je ne crois pas que, dans l'eau naturelle, il soit absolument le même. Je suis porté à croire, au contraire, que tous les acides sont indifféremment combinés avec toutes les bases et toutes les bases avec tous les acides. Ainsi je crois que l'eau, dans son état normal, contient de la potasse à l'état de carbonate, de sulfate et de chlorure; mais que par le fait de l'évaporation il s'établit dans l'eau un état d'équilibre tel, que les éléments sont groupés comme je l'ai indiqué.

FLORULE

DES ENVIRONS DE SOULTZMATT

(HAUT-RHIN),

PAR LE PROFESSEUR KIRSCHLEGER.

Peu de contrées présentent une végétation plus curieuse, plus riche en plantes rares que le canton de Rouffach. Les environs de Soultzmatt sont surtout remarquables par le nombre et la variété des végétaux. Dans l'espace de quelques lieues carrées, on trouve les terrains les plus divers. La montagne qui sépare le fond de Soultzmatt du vallon de Soultzbach, se compose de granit, de diorite et de grauwacke; le fond lui-même est couvert par le terrain triasique avec ses trois étages : marnes irisées, muschelkalk et grès bigarré. Entre Wintzfelden et Soultzmatt, le muschelkalk prend la dureté et la consistance du *marbre*; à Osenbach domine le grès bigarré avec ses belles pétrifications, semblables à celles de Soultz-les-Bains. Le grès vosgien constitue les flancs des montagnes des deux vallons situés immédiatement derrière Soultzmatt. A l'Est de Soultzmatt reparaît le muschelkalk et constitue des collines élevées de 340 à 380 mètres d'altitude. A Westhalten et Orschwyhr apparaît le calcaire jurassique ou la molasse calcaréosiliceuse. Ainsi, dans un espace de quatre lieues carrées nous trouvons la végétation des terrains granitiques, arénacés, argileux et calcaires. La superficie est couverte de magnifiques hautes-futaies, dans les terrains d'origine ignée; de vigoureux taillis sur le grès vosgien et sur le muschelkalk. Des pâturages rocailleux se trouvent sur le calcaire jurassique et le muschelkalk; des champs et des vignes sur le grès bigarré et le keuper;

de magnifiques prairies dans le fond des vallons. — C'est à feu M. le docteur Mühlenbeck que nous devons la connaissance des plantes rares de cette contrée. — Nous allons donner la liste des plantes les plus rares qui ornent les bois, les forêts, les pâturages rocailleux et calcaires. Nous commencerons par une herborisation à faire derrière Soultzmatt, au muschelkalk-marbre et aux montagnes granitiques ou dioritiques. Puis, nous passerons au grès vosgien qui occupe la plus grande sur-face aux environs immédiats de Soultzmatt, surtout au Heiden-berg et au Pfingstberg.

L'excursion au Büchsenberg, colline de calcaire jurassique, se fait en allant directement de Soultzmatt à Westhalten; après être sorti de ce village, on prend la route de Rouffach; les rochers abruptes de cette colline surplombent pour ainsi dire la chaussée. C'est là que se trouvent les plantes les plus rares de l'Alsace, par ex. : les *Artemisia corymbosa, Helian-themum Fumana, Trinia vulgaris, Arenaria fasciculata, Stipa pennata, Hutchinsia petræa*, etc.; de là on passe le ruisseau pour aller au Bollenberg, puis à Orschwyhr, d'où l'on retourne à Soultzmatt. C'est une course d'un après-midi. Une autre fois l'on montera sur la colline de muschelkalk, située entre Soultzmatt et Pfaffenheim. On peut continuer la route jusqu'au pèlerinage et à la chapelle de Schauenbourg, situé sur du grès vosgien. On y jouit de la vue la plus admirable. Quant à la végé-tation, elle y est, comme partout sur le grès, d'une désespérante uniformité. Du Schauenbourg on peut passer la montagne et descendre sur Osenbach, pour voir les belles carrières de grès bigarré.

Herborisation à faire derrière Soultzmatt, en se dirigeant vers Wintzfelden ou Osenbach et en suivant le chemin qui conduit à Soultzbach, jusqu'à 800 mètres d'altitude.

Anemone Hepatica.	Forêts.
Ranunculus nemorosus.	Bois du muschelkalk.
Aquilegia vulgaris.	Bois.
Actæa spicata.	Forêts.

Arabis brassicæformis.	Forêts rocailleuses.
— *hirsuta.*	*Idem.*
— *arenosa.*	*Idem.*
— *perfoliata.*	*Idem.*
Cardamine impatiens.	*Idem.*
Dentaria pinnata.	*Idem.*
Thlaspi alpestre.	*Idem.*
Teesdalia nudicaulis.	Champs sablonneux.
Polygala serpillacea.	Bruyères du grès vosgien.
Lychnis Viscaria.	Grès vosgien.
— *sylvatica.*	Forêts humides.
Cerastium brachypetalum.	Lieux secs.
Trifolium alpestre.	Bois gramineux.
Genista pilosa.	Bois rocailleux.
— *sagittalis.*	Pâturages.
Vicia pisiformis.	Forêts et buissons.
— *dumetorum.*	*Idem.*
Orobus tuberosus.	Forêts.
— *niger.*	*Idem.*
Spiræa Aruncus.	*Idem.*
Potentilla micrantha.	Forêts et rocailles.
— *recta.*	*Idem.*
Cotoneaster vulgaris.	*Idem.*
Aronia rotundifolia.	*Idem.*
Sorbus Aria.	*Idem.*
— *torminalis.*	*Idem.*
Prunus Padus.	*Idem.*
Epilobium spicatum.	*Idem.*
— *molle.*	*Idem.*
— *montanum.*	*Idem.*
Sedum reflexum.	*Idem.*
— *Telephium.*	*Idem.*
Ilex Aquifolium.	*Idem.*
Chærophyllum hirsutum.	Ruisseaux.
Doronicum Pardalanches.	Forêts.
Cineraria spathulæfolia.	Bois.
Senecio sylvaticus.	Forêts.
— *sarracenicus.*	*Idem.*
Hypochæris maculata.	Hohstaufen.
Prenanthes purpurea.	Forêts.

Seseli Libanotis.   Bois du muschelkalk, derrière Osenbach.
Laserpitium latifolium.   *Idem.*
Centaurea montana.   Forêts gramineuses.
        — *nigra.*   *Idem.*
Sambucus racemosa.   *Idem.*
Valeriana tripteris.   Rocailles du Hohstaufen.
Campanula Cervicaria.   Forêts.
Galium rotundifolium.   *Idem.*
Phyteuma nigrum.   *Idem.*
Myosotis sylvatica.   *Idem.*
Calamintha officinalis.   Bois et rocailles.
Vinea minor.   *Idem.*
Pyrola minor.   *Idem.*
Atropa Belladonna.   Assez commun dans la forêt, sur le chemin
            qui conduit d'Osenbach à Soultzbach.
Digitalis purpurea.   Forêts.
        — *ochroleuca.*   *Idem.*
        — *lutea.*   *Idem.*
Veronica montana.   *Idem.*
Euphorbia dulcis.   *Idem.*
Epipactis latifolia.   *Idem.*
Neottia Nidus-Avis.   *Idem.*
Orchis maculata.   Forêts humides.
        — *bifolia.*   *Idem.*
Thesium Linophyllum.   Forêts rocailleuses.
Daphne Mezereum.   *Idem.*
Anthericum Liliago.   *Idem.*
        — *ramosum.*   *Idem.*
Lilium Martagon.   Assez commun dans les forêts gramineuses.
Convallaria verticillata.   Forêts.
Luzula maxima.   *Idem.*
Carex maxima.   *Idem.*
Poa sylvatica.   *Idem.*
Festuca sglvatica.   *Idem.*

Nous n'avons cité que les espèces les moins communes, habitant plus spécialement ces régions. Nous recommandons plus particulièrement aux promeneurs botanistes de suivre le chemin d'Osenbach à Soultzbach ; arrivé sur la hauteur, à la Wolfsgrub, de suivre un chemin qui se dirige vers le Nord, ayant la ruine de Hageneck en vue et de marcher directement vers ce château ruiné ; de se diriger vers Soultzbach et de dîner à l'établissement des eaux ; de revenir l'après-midi, en partant à quatre heures, par le grand chemin de la vallée de Wasserbourg et de remonter vers la Wolfsgrub, pour descendre sur Osenbach. — Ou bien d'Osenbach on suivra un sentier qui se dirige vers la ruine du Hohhattstatt ou Truchsess en passant par le Hasenberg. La ruine du Hohhattstatt est un des points les plus curieux de ce chaînon qui du Strohberg se dirige jusqu'à la ruine du Hohlandsberg. On peut encore descendre, dîner à Soultzbach, pour revenir par le chemin sus-indiqué.

Excursion botanique aux collines de calcaire jurassique et de muschelkalk, situées entre Pfaffenheim, Westhalten et Orschwyhr (Bollenberg et Büchsenberg, etc.)

Les noms suivis d'un M. sont celles découvertes par le Dr Mühlenbeck.

Anemone Pulsatilla.	Pâturages.
Papaver hybridum.	Pfaffenheim, vignes.
Corydalis tuberosa.	Vignes.
— *bulbosa.*	*Idem.*
Fumaria Vaillantii.	*Idem.*
Neslia paniculata. M.	Champs du muschelkalk.
Rapistrum rugosum.	*Idem.*
Hutchinsia petræa. M.	Bollenberg, Büchsenberg.
Helianthemum Fumana. M.	Büchsenberg, etc.
— *guttatum.* M.	Grès vosgien.
Arenaria fasciculata. M.	Büchsenberg.
Linum tenuifolium.	Collines.
Althæa hirsuta.	*Idem.*
Geranium sanguineum.	*Idem.*
Dictamnus albus. M.	Büchsenberg.
Medicago minima.	Collines.
Trifolium ochroleucum.	*Idem.*
— *rubens.*	*Idem.*
Coronilla Emerus.	*Idem ;* commun.
Colutea arborescens.	Collines.
Genista pilosa.	*Idem.*

Lathyrus Aphaca.	Champs.
— *hirsutus.*	*Idem.*
— *tuberosus.*	*Idem.*
Fragaria collina.	Collines.
Potentilla recta.	*Idem.*
— *obscura.* M.	Bollenberg.
— *cinerea.* M.	*Idem.*
Rosa pimpinellifolia.	*Idem.*
— *pumila.*	*Idem.*
— *rubiginosa.*	*Idem.*
— *tomentosa.*	*Idem.*
Aronia rotundifolia (l'Amélanchier).	Collines.
Herniaria hirsuta.	Collines calcaires.
Saxifraga granulata.	*Idem.*
Caucalis daucoides.	*Idem.*
Peucedanum alsaticum (Août).	*Idem.*
— *Cervaria* (Août).	*Idem.*
Seseli bienne (Juillet).	*Idem.*
Trinia vulgaris. M.	Bollenberg, Büchsenberg.
Falcaria Rivini (Été).	Collines.
Galium glaucum.	*Idem.*
Asperula cynanchica (Été).	*Idem.*
Scabiosa Columbaria (Juillet).	*Idem.*
Chrysocoma Linosyris (Septembre).	*Idem.*
Inula salicina (Juillet).	*Idem.*
Filago gallica. M. (Juillet).	Champs.
Pyrethrum corymbosum.	Collines boisées.
Anthemis tinctoria (Été).	Champs et vignes.
Achillea nobilis (Été).	Collines.
Artemisia corymbosa. M. (Sept.-oct.)	Colline du Büchsenberg.
Calendala arvensis.	Vignes.
Centaurea paniculata.	Collines.
Barkhausia taraxacifolia.	*Idem.*
Crepis tectorum (Été).	Champs.
Hieracium præaltum.	Collines.
— *præmorsum.*	*Idem.*
Chondrilla juncea (Été).	*Idem.*
Lactuca Scariola (Été).	*Idem.*
Specularia arvensis (Été).	Champs.
Campanula persicifolia.	Collines.

Campanula glomerata (Été).	Collines.
Gentiana cruciata (Été).	*Idem.*
Lithospermum purpuro-cœruleum.	*Idem.*
Physalis Alkekengi (Été).	*Idem.*
Digitalis lutea.	Collines boisées.
Orobanche Galii.	Collines.
— *Teucrii.*	*Idem.*
— *Picridis.*	*Idem.*
Veronica latifolia.	*Idem.*
— *prostrata.*	*Idem.*
Euphrasia lutea (Juillet).	*Idem.*
Salvia Sclarea. M.	Vignes à Westhalten.
Teucrium Chamædrys (Juin).	Collines.
— *montanum* (Été).	*Idem.*
— *Botrys* (Été).	Champs et vignes.
Stachys recta (Été).	Collines.
Melittis Melissophyllum.	Collines boisées.
Brunella grandiflora (Juillet).	*Idem.*
Globularia vulgaris.	*Idem.*
Rumex pulcher (Été).	Westhalten, bord de la route.
Euphorbia verrucosa.	Collines calcaires.
— *dulcis.*	*Idem.*
Stellera Passerina (Été).	Collines et champs.
Orchis hircina.	Collines.
— *fusca.*	*Idem.*
— *cinerea.*	*Idem.*
— *simia.*	*Idem.*
— *pyramidalis.*	*Idem.*
Ophrys myodes.	*Idem.*
— *aranifera.*	*Idem.*
— *arachnites.*	*Idem.*
Spiranthes autumnalis.	*Idem.*
Cephalanthera rubra.	*Idem.*
— *pallens.*	*Idem.*
Epipactis atrorubens.	*Idem.*
Iris germanica.	*Idem.*
Tulipa sylvestris.	Vignes.
Anthericum ramosum.	Collines.
Scilla autumnalis. M.	Collines ; très-commun.
Ornithogalum nutans. M.	Vignes.

Allium olcraceum.	Vignes.
— *vineale.*	*Idem.*
— *sphærocephalum.*	*Idem.*
Luzula vernalis.	Collines boisées.
— *Forsteri.*	*Idem.*
Carex ornithopoda.	Collines.
— *montana.*	*Idem.*
— *humilis.* M.	Bollenberg.
— *glauca.*	Collines ; commun.
Stipa pinnata. M.	Büchsenberg ; rare.
Phleum asperum.	Vignes.
Andropogon Ischæmum (Été).	Collines.
Sesleria cærulea.	Collines calcaires.
Festuca Pseudo-Myurus.	*Idem.*
Melica ciliata.	*Idem.*
Bromus patulus.	Collines et champs.
Poa bulbosa.	*Idem.*
Avena pratensis.	Collines.

Excursion botanique au Ballon de Soultz, en juillet-août.

Ce Ballon, haut de 1400 mètres au-dessus du niveau de la mer, est une des montagnes les plus intéressantes. Pour y arriver, en partant de Soultzmatt, on passe par Saint-Gangolphe à Bühl ou à Luttenbach. On fera bien de prendre un guide-porteur et de se munir de vivres et de vin. Le mieux, c'est de partir à quatre heures du matin, afin d'être à Luttenbach à six heures ; à neuf heures on sera arrivé au Lac du Ballon et vers onze heures à la cime. Nous conseillons de consacrer un second jour à cette course, de passer la nuit à la Belchenhütt, de voir le lever du soleil le lendemain, de se rendre à la ruine du *Freundstein,* puis à celle du *Herrenfluch* ; de descendre dans le vallon de Steinbach ; de là à Cernay où l'on pourra prendre le dernier convoi pour Rouffach. — Jamais excursion botanique n'aura été plus fructueuse et plus riche en plantes alpestres ; nulle part on n'aura joui d'un spectacle plus beau et de sites plus grandioses. Toutefois si l'on ne connaissait pas les localités et si l'on craignait de s'égarer, il faudrait trouver un bon guide à Luttenbach. Néanmoins avec une bonne carte et une boussole on peut très-bien s'en tirer sans guide.

Liste des plantes rares du Ballon de Soultz et des montagnes avoisinantes.

Anemone alpina.   Tête du Ballon, couvrant toute la cîme.
Ranunculus aureus.   Pâturages.
     —   *aconitifolius.* Bords des ruisseaux; rochers humides.
Trollius europæus.   Cîme du Ballon.
Aconitum Lycoctonum.   Rochers et rocailles.
     —   *Napellus.*   *Idem.*
Actæa spicata.   Forêts rocailleuses.
Lunaria rediviva.   Forêts, surtout dans le vallon de Steinbach.
Dentaria pinnata.   Forêts humides.
     —   *digitata.*   Forêts et rocailles, surtout dans les vallons de Rimbach, Jungholz, Freundstein, Steinbach.
Thlaspi alpestre.   Ballon; rocailles.
Arabis Turrita.   Vallée de Steinbach.
Geranium sylvaticum.   Forêts et pâturages.
Hypericum dubium.   *Idem.*
Viola lutea. (La Pensée des Vosges) couvrant tous les pâturages.
     —   *palustris.*   Marais tourbeux.
Polygala serpillacea.   Pâturages.
Drosera rotundifolia.   Marais tourbeux.
Silene rupestris.   Rochers et rocailles.
Dianthus deltoides.   Rocailles et pâturages.
     —   *superbus.*   Pâturages.
Mespilus Cotoneaster.   *Idem.*
Prunus Mahaleb.   Vallon de Steinbach.
Spiræa Aruncus.   Forêts humides.
Potentilla crocea.   Pâturages.
     —   *micrantha.*   Rocailles.
Rubus saxatilis.   *Idem.*
Rosa alpina.   *Idem.*
     —   *rubrifolia.*   *Idem.*
     —   *pimpinellifolia incrmis.*   *Idem.*
Circæa alpina.   Forêts humides.

Sedum annuum.	Rochers.
Saxifraga Aizoon.	Rochers près de la ferme dite Haag ; aux ruines du Freundstein et du Herrenfluch.
— *stellaris.*	Ruisseaux ; rochers humides.
— *cespitosa.*	Rochers entre la montagne de Hartmannsweiler et au Freundstein.
Ribes alpinum.	Forêts rocailleuses.
Meum athamanticum.	Pâturages.
Laserpitium latifolium.	Pâturages rocailleux.
Angelica pyrenœa.	Pâturages humides.
— *montana.*	Escarpements.
Bupleurum longifolium.	Rocailles.
Seseli Libanotis.	Rocailles ; cime du Ballon ; Freundstein et Herrenfluch.
Tussilago alba.	Bords des ruisseaux.
Arnica montana.	Pâturages.
Centaurea montana.	Forêts.
Doronicum Pardalanches.	*Idem.*
Cacalia albifrons.	*Idem.*
Sonchus alpinus.	*Idem.*
— *Plumieri.*	Forêts ; rare, au-dessus du Lac, etc.
Hieracium aurantiacum (Goldblümle).	Vers la cîme du Ballon.
— *blattarioides.*	Storkenkopf.
— *paludosum.*	Bords des ruisseaux.
Hypochœris maculata.	Cîme du Ballon.
Carlina acaulis.	Gustiberg ; pâturages.
Lonicera nigra.	Forêts.
Valeriana tripteris.	Rocailles.
Scobiosa lucida.	*Idem.*
Galium hercynicum.	Pâturages.
— *alpestre.*	Rocailles.
— *rotundifolium.*	Forêts.
— *sylvaticum.*	*Idem.*
Jasione perennis.	Cîme du Ballon.
Phyteuma lanceolatum. Vill.	*Idem.*
Campanula latifolia.	Escarpements et forêts.
— *Cervicaria.*	Forêts derrière Murbach.
Pyrola minor.	Forêts.
— *rotundifolia.*	*Idem.*
— *secunda.*	*Idem.*

Digitalis purpurea.	Forêts.
— *ochroleuca.*	Rocailles.
— *lutea.*	*Idem.*
Linaria striata.	*Idem.*
Melampyrum alpestre.	*Idem.*
Pedicularis foliosa.	Très-rare vers la cîme ; rocailles.
— *sylvatica.*	Marais.
Scrophularia vernalis.	Freundstein ; forêt de Hartmannsweiler.
— *Balbisii.*	Vallée de Steinbach.
— *Ehrhartii.*	Bords des ruisseaux.
Mentha viridis.	*Idem.*
Galeopsis ochroleuca.	Champs sablonneux.
Cynoglossum sylvaticum.	Forêts gramineuses et rocailleuses.
Rumex montanus.	Forêts.
Thesium alpinum.	Rocailles.
Myosotis alpestris.	Cîme du Ballon.
Androsace carnea (Juin).	Cîme du Ballon ; l'une des plus rares plantes des Vosges.
Gentiana lutea (Juillet).	Pâturages.
— *campestris* (Septembre).	*Idem.*
Orchis globosa.	*Idem.*
— *albida.*	*Idem.*
— *viridis.*	*Idem.*
— *sambucina.*	Vallée de Steinbach, etc.
Listera cordata.	Forêts moussues.
Epipogium Gmelini.	Forêts ; très-rare.
Lilium Martagon.	Forêts et pâturages.
Allium Victorialis.	Escarpements du Ballon.
Narcissus Pseudo-Narcissus.	Escarpements et pâturages.
Convallaria verticillata.	Forêts.
Luzula maxima.	*Idem.*
— *nigricans.*	Pâturages.
Juncus uliginosus.	Ruisseaux et marais.
Elymus europœus.	Forêts.
Calamogrostis sylvatica.	*Idem.*
Poa sylvatica.	*Idem.*
Festuca sylvatica.	*Idem.*
Festuca Lachenalii.	Sables granitiques.
Carex pendula.	Forêts.
— *stellulata.*	Pâturages.

Carex leporina.	Pâturages.
— *divulsa.*	Freundstein.
— *pulicaris.*	Bords des ruisseaux.
Blechnum Spicant.	Forêts.
Botrychium Lunaria.	Pâturages.
Asplenium Adianthum nigrum.	Rochers.
— *septentrionale.*	*Idem.*
— *germanicum.*	*Idem.*
Aspidium Oreopteris.	*Idem.*
— *aculeatum.*	Forêts.
— *dilatatum.*	*Idem.*
Allosurus crispus.	Rocailles vers la cîme du Ballon ; très-rare.
Lycopodium clavatum.	Pâturages.
— *annotinum.*	Forêts.
— *Selago.*	Rochers.

BIBLIOGRAPHIE

DES LIVRES ORIGINAUX SUR LES EAUX DE SOULTZMATT.

SCHENCK, *Salivallis Acetosellæ. Mineral-Beschreibung eines mineralischen Sauerbrunnenwassers zu Sultzmatt. Basel*, 1617, in-8°. Ouvrage très-rare, que nous n'avons pu nous procurer.

F. A. GUÉRIN. *Dissertatio de fontibus medicatis Alsatiæ*. Strasbourg, 1769, p. 34-45.

Le chapitre consacré par GUÉRIN aux eaux de Soultzmatt est très-considérable. Très-bonne description topographique et historique des environs et de l'établissement. Qualités des eaux des diverses sources. GUÉRIN fit quelques expériences chimiques et il en conclut que la quantité d'eau se rapporte aux matières minérales comme 640 à 1, et que dans le résidu, l'*alcali minéral* (la soude) se rapporte aux matières terreuses (chaux, magnésie, argile et silice) comme 5 à 1. Puis il passe à la partie thérapeutique et curative. C'est GUÉRIN qui cite déjà les observations de guérisons opérées par les docteurs HOFER de Mulhouse, BACCARA et EHRHART de Colmar, moyennant l'eau de Soultzmatt.

J. A. MÉGLIN, Docteur en médecine. *Analyse des eaux minérales de Soultzmatt en Haute-Alsace*. Strasbourg, 1779.

R. SPIELMANN venait d'analyser les eaux de Rippoldsau. C'est sous la direction de ce célèbre professeur de l'Université de Strasbourg que MÉGLIN entreprit, en 1777, l'analyse des eaux acidules de Soultzmatt. Elle a été faite sous l'influence des doctrines de l'école chimique de STAHL. Néanmoins il est très-étonnant qu'avec les moyens d'analyse que l'on possédait en 1778 on ait pu arriver aux résultats obtenus par MÉGLIN. Ce savant médecin indique longuement tous les procédés qu'il a suivis dans cette analyse ; il conclut à la fin que l'eau de Soultzmatt renferme 1° du gaz méphytique (acide carbonique) qui donne le goût aigrelet ; 2° du *sel alkali minéral* qui en forme la base (carbonate de soude) ; 3° une terre absorbante de nature calcaire (carbonate de chaux et de magnésie) ; 4° de la sélénite (sulfate de chaux) ; 5° de la terre vitrifiable (silice) ; 6° un vestige de matière bitumineuse. Ainsi, il y a 80 ans, avant la révolution opérée en chimie par LAVOISIER, MÉGLIN est parvenu à découvrir les principes essentiels de l'eau de Soultzmatt ! Dans la 6ᵉ source de Soultzmatt MÉGLIN a constaté la présence du *fer* dissous dans du gaz méphytique. L'auteur insiste très-spécialement sur la présence du fer dans cette source, connue sous le nom vulgaire de *Goldwasser*. MÉGLIN indique à la page 35 les moyens par lesquels il est parvenu à constater le fer. Après avoir traité de l'analyse, l'auteur passe aux propriétés thérapeutiques ; à la manière de prendre les eaux et les bains. Résultats curatifs obtenus par SCHENCK ; ceux que le docteur HOFER de Mulhouse constate dans une lettre à GUÉRIN ; les heureuses cures signalées à MÉGLIN par les docteurs BACCARA et EHRHART de Colmar, WILLI de Mulhouse, GASMANN d'Ensisheim. Enfin notre auteur termine par la narration de plusieurs guérisons remarquables qu'il a observées lui-même à Soultzmatt. Ce mémoire sur les eaux de Soultzmatt est un véritable chef-d'œuvre, quand on pense à l'époque où il fut écrit ; il est un des plus remarquables de cette époque où la chimie analytique commençait à naître seulement.

Notice sur les eaux minérales de Soultzmatt, par le docteur RAMEAUX. Strasbourg, 1838.

Cette notice est due à la plume élégante et spirituelle d'un des plus savants professeurs de la Faculté de Strasbourg. — Après une introduction dans laquelle l'auteur insiste sur la

.préférence à donner aux eaux minérales naturelles, il passe à la topographie de l'établissement des bains de Soultzmatt. Il décrit la contrée avec les couleurs les plus suaves et les plus délicates. — Dans le chapitre qui traite de l'analyse de l'eau, M. RAMEAUX rappelle les travaux de MÉGLIN et objecte que le savant docteur y a trouvé du fer, du soufre et du bitume. La 6ᵉ source ayant été nettoyée, on n'y aurait plus retrouvé le fer. Puis vient l'analyse de MM. COZE et PERSOZ déjà indiquée dans le travail de M. BÉCHAMP. Ces Messieurs ont trouvé des substances minéralisatrices échappées à MÉGLIN; des chlorures; des sels de potasse et de magnésie. La notice de M. RAMEAUX se termine par des considérations thérapeutiques très-ingénieuses. Remarquons néanmoins que MM. COZE, PERSOZ et RAMEAUX insistent principalement sur l'absence totale ou absolue du fer dans les eaux de Soultzmatt. Or cette absence n'est pas absolue; car MM. CHEVALIER et SCHÆUFFELE et M. BÉCHAMP l'y ont trouvé à des doses *infinitésimales*. MM. CHEVALIER et SCHÆUFFELE y ont même constaté des traces arsénicales.

FIN.